Atualização em
Endoscopia Digestiva

Terapêutica Endoscópica no Esôfago

Sociedade Brasileira de Endoscopia Digestiva
Gestão 2013-2014
Presidente – JOÃO CARLOS ANDREOLI
Vice-Presidente – RAMIRO R. F. MASCARENHAS
Primeiro-Secretário – JAIRO SILVA ALVES
Segundo-Secretário – SILVANA DAGOSTIM
Primeiro-Tesoureiro – DALTON MARQUES CHAVES
Segundo-Tesoureiro – LUÍS FERNANDO TÚLIO

Títulos da Série
Março 2014 – Hemorragia Digestiva
Novembro 2014 – Terapêutica Endoscópica no Esôfago
Maio 2015 – Terapêutica Endoscópica no Estômago e Delgado
Novembro 2015 – Terapêutica Endoscópica nos Cólons e Reto

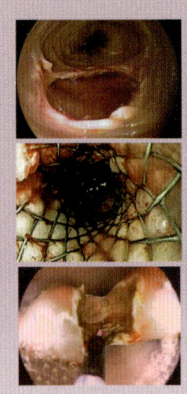

Atualização em Endoscopia Digestiva

Terapêutica Endoscópica no Esôfago

Ano 1 – Volume 2/2014

Editor
Luiz Leite Luna

Coeditores
Cleber Vargas
Alexandre Pelosi

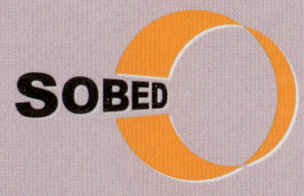

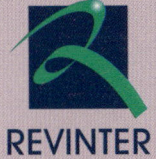

Atualização em Endoscopia Digestiva –
Terapêutica Endoscópica no Esôfago, Ano 1/Volume 2

Copyright © 2015 by Livraria e Editora Revinter Ltda.

ISBN 978-85-372-0620-1

Todos os direitos reservados.
É expressamente proibida a reprodução
deste livro, no seu todo ou em parte,
por quaisquer meios, sem o consentimento,
por escrito, da Editora.

Contato com os autores:
lluna@openlink.com.br

CIP-BRASIL. CATALOGAÇÃO NA FONTE
SINDICATO NACIONAL DOS EDITORES DE LIVROS, RJ

L983t

    Luna, Luiz Leite
        Terapêutica endoscópica no esôfago / Luiz Leite Luna. - 1. ed. - Rio de Janeiro : Revinter, 2015.
        : il.   (Atualização em endoscopia digestiva ; 2)

    Inclui bibliografia e índice
    ISBN 978-85-372-0620-1

        1. Endoscopia digestiva. 2. Aparelho digestivo - Doenças - Diagnóstico. 3. Aparelho digestivo - Doenças - Tratamento. I. Título. II. Série.

    14-16852   CDD: 616.3307545
                                                CDU: 616-072.1

A precisão das indicações, as reações adversas e as relações de dosagem para as drogas citadas nesta obra podem sofrer alterações.
Solicitamos que o leitor reveja a farmacologia dos medicamentos aqui mencionados. A responsabilidade civil e criminal, perante terceiros e perante a Editora Revinter, sobre o conteúdo total desta obra, incluindo as ilustrações e autorizações/créditos correspondentes, é do(s) autor(es) da mesma.

Livraria e Editora REVINTER Ltda.
Rua do Matoso, 170 – Tijuca
20270-135 – Rio de Janeiro – RJ
Tel.: (21) 2563-9700 – Fax: (21) 2563-9701
livraria@revinter.com.br – www.revinter.com.br

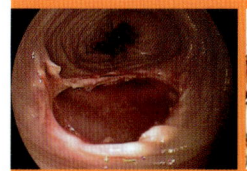 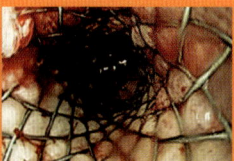 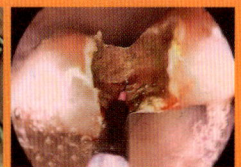

PREFÁCIO

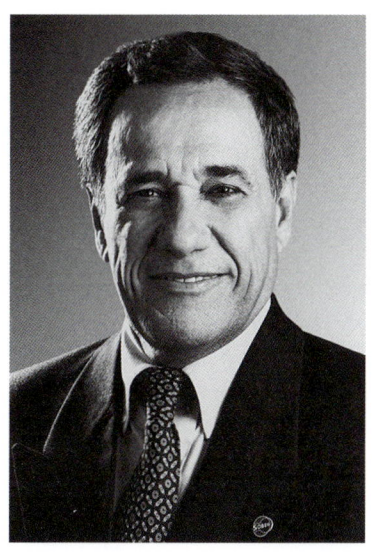

Neste Número 1, Volume 2 de *Atualização em Endoscopia Digestiva* abordaremos vários temas de *Terapêutica Endoscópica no Esôfago*.

O esôfago é um órgão ímpar no trato digestório, no sentido de que sua grande função é a transmissão do bolo alimentar da faringe para o estômago e, secundariamente, impedir o refluxo gastroesofágico. Certamente, é o órgão que com mais frequência é submetido à investigação endoscópica e pelo qual todo endoscopista neófito se inicia. É sede de inúmeras patologias, quer motoras ou orgânicas, como os distúrbios motores do EES e EEI e do corpo esofagiano, causando disfagias, Divertículo de Zenker, refluxo gastroesofágico com as consequentes esofagites de refluxo não erosivas e erosivas, o Esôfago de Barrett, que pode evoluir para lesões displásicas, e o adenocarcinoma do esôfago, patologia maligna que mais cresce no Ocidente. As estenoses originadas pela DRGE, pela ingestão de produtos cáusticos, pelos anéis e membranas e pela esofagite eosinofílica são bastante prevalentes como também as secundárias às estenoses malignas. Os tumores benignos e o carcinoma epidermoide do esôfago são patologias com as quais os endoscopistas se envolvem frequentemente.

Várias destas doenças são passíveis de tratamento endoscópico de maneira mais fácil e simples que as técnicas cirúrgicas clássicas, que, embora honradas pelo tempo causam mais sofrimento aos pacientes, requerem maior tempo de internação, pós-operatórios complicados por vezes em UTIs e maiores gastos. Entretanto, trabalhos prospectivos controlados e com peso estatístico que eventualmente mostrem vantagens das técnicas endoscópicas sobre as cirúrgicas são escassos, embora desejados. Muitos pacientes portadores destas patologias são idosos, nos quais uma cirurgia menos invasiva é aconselhável. Por exemplo, um paciente idoso com uma estenose maligna avançada no esôfago, submetido à colocação endoscópica de uma prótese esofagiana autoexpansível, já no dia seguinte ao procedimento volta ao convívio familiar com uma ingesta oral perto da normalidade, evitando tratamentos prolongados que muito diminuem a qualidade de vida no pouco tempo de vida que ainda lhe resta. Os casos complicados com fístulas, patologias de difícil tratamento, podem ser igualmente controlados com estas próteses revestidas ou outras técnicas endoscópicas.

A acalasia e o megaesôfago, patologias que no Brasil são de origem idiopática ou secundária à Doença de Chagas, são passíveis de tratamento por dilatação pneumática, pelo uso de Botox e, mais recentemente, com o procedimento endoscópico POEM (**P**er**O**ral **E**ndoscopic **M**iotomy), já realizado em nosso país por alguns colegas, e de forma pioneira pelo Dr. Antonio Conrado, do Recife, Pernambuco, que já realizou até a presente data 99 procedimentos, dos quais 38% em chagásicos, sendo o restante em acalasia idiopática. Nesta quase uma centena de procedimentos não houve mortalidade e somente (tendo em vista a curva de aprendizado) quatro complicações graves (um pneumotórax hipertensivo, dois sangramentos no túnel submucoso e uma recidiva de AVC no pós-operatório, todos evoluindo satisfatoriamente) (informação pessoal). Estas técnicas são discutidas e comparadas com a Cardiomiotomia Laparoscópica associada à fundoplicatura.

As várias técnicas de dilatação das estenoses esofagianas, talvez o procedimento terapêutico mais antigo realizado no esôfago, são revistas e atualizadas. O valor do uso das próteses autoexpansíveis para as estenoses benignas refratárias aos métodos clássicos de dilatações também é discutido.

A DRGE é muito prevalente no Brasil, sendo efetivamente controlada em sua maioria com o uso dos medicamentos inibidores da bomba de prótons. As cirurgias corretivas do RGE são indicadas em várias situações. Há muito são investigados os métodos endoscópicos intermediários entre o tratamento clínico farmacológico e o cirúrgico. Incontáveis técnicas endoscópicas descritas na literatura médica já foram estudadas e quase todas abandonadas por falta de evidências de eficácia. Este tema é discutido de maneira equilibrada e prudente.

O Divertículo de Zenker, patologia não muito frequente, mas com a qual eventualmente todo endoscopista se confronta e que muito reduz a qualidade de vida de seus portadores, pode ser tratado com técnicas cirúrgicas clássicas abertas por via per oral com grampeadores ou por septotomias com videoscópios flexíveis, técnica muito usada por nós endoscopistas digestivos, com a qual os colegas de São Paulo, Professores Paulo Sakai e Shinichi Ishioka, foram pioneiros no mundo. Sua indicação é discutida com a escolha da técnica mais conveniente nas várias situações clínicas.

O Esôfago de Barrett é outra patologia frequente dentro do capítulo da DRGE. A maioria destes pacientes evolui sem malignização e são tratados semelhantemente à DRGE. Entretanto, alguns seguem uma carcinogênese que evolui para as displasias de baixo grau, alto grau, mono ou multifocais, adenocarcinoma precoce e adenocarcinoma invasivo. A indicação de intervenção endoscópica (vários tipos de ablação, mucossectomia, ressecção por meio de dissecção das submucosas e associação de ablação-ressecção) é revista e atualizada.

As indicações e técnicas endoscópicas usadas para o tratamento dos carcinomas epidermoides do esôfago são igualmente discutidas.

Os corpos estranhos no trato digestório alto frequentemente trazem pacientes para as emergências hospitalares que são tratados eficientemente com métodos endoscópicos. As várias apresentações, a urgência, as técnicas e os truques usados pelo endoscopista para resolver esta ocorrência são revistos.

As perfurações esofagianas espontâneas ou instrumentais estão associadas à alta morbidade e mortalidade. São discutidos os cuidados para se evitar esta complicação durante as endoscopias diagnósticas ou terapêuticas, como diagnosticá-las precocemente antes das contaminações que em muito aumentam a gravidade e as situações que podem ser tratadas endoscopicamente ou devem ser enviadas para cirurgia.

Os sangramentos digestivos altos originados no esôfago são predominantemente secundários à ruptura das varizes, sendo responsáveis por aproximadamente 20-25% das hemorragias digestivas altas. Este tema foi exaustivamente discutido no *Atualização em Endoscopia Digestiva – Hemorragia Digestiva, Volume 1, Número 1,* publicado em março de 2014, razão pela qual não o abordaremos.

Esperamos que este volume seja útil tanto para os endoscopistas experientes atualizarem seus conhecimentos no assunto, como também para que os iniciantes tomem conhecimento das várias técnicas e se estimulem a procurar centros de ensino e treinamento onde sejam iniciados nestas inúmeras terapêuticas que aliviam o sofrimento dos nossos pacientes, razão principal da nossa profissão.

Boa leitura!

Luiz Leite Luna
Editor

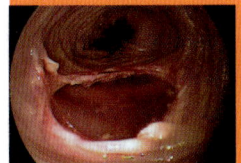 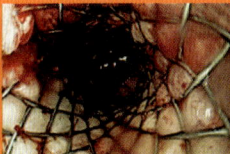 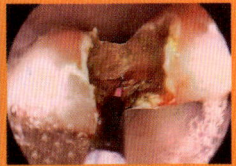

COLABORADORES

ALEXANDRE PELOSI
Membro Titular Especialista da SOBED
Médico do Serviço de Endoscopia Digestiva do Hospital Federal de Ipanema – Rio de Janeiro, RJ
Médico da Seção de Endoscopia do Hospital do Câncer I do Instituto Nacional de Câncer (INCA) – Rio de Janeiro, RJ
Médico do Serviço de Endoscopia Digestiva do Hospital São Vicente de Paulo – Rio de Janeiro, RJ

CARLOS ALBERTO CAPPELLANES
Médico-Assistente do Serviço de Endoscopia Digestiva do Hospital Sírio-Libanês – São Paulo, SP
Médico Coordenador do Serviço de Endoscopia Digestiva do Hospital Santa Catarina – São Paulo, SP
Presidente da SOBED (2009-2010)

CARLOS ALBERTO DA SILVA BARROS
Médico-Gastroenterologista e Endoscopista do Aparelho Digestivo
Membro Titular da SOBED
Médico-Endoscopista do Serviço de Endoscopia da Unimed-BH, da Gastren e da Santa Casa de Misericórdia de Belo Horizonte, MG

DIOGO TURIANI HOURNEAUX DE MOURA
Médico do Serviço de Endoscopia Gastrointestinal do Hospital de Clínicas da Faculdade de Medicina da Universidade de São Paulo

EDUARDO GUIMARÃES HOURNEAUX DE MOURA
Professor Livre-Docente do Departamento de Gastroenterologia da Faculdade de Medicina da Universidade de São Paulo
Diretor do Serviço de Endoscopia Gastrointestinal do Hospital de Clínicas da Faculdade de Medicina da Universidade de São Paulo

COLABORADORES

EDUARDO TURIANI HOURNEAUX DE MOURA
Médico do Serviço de Endoscopia Gastrointestinal do Hospital de Clínicas da Faculdade de Medicina da Universidade de São Paulo

FERNANDO PAVINATO MARSON
Médico-Assistente do Serviço de Endoscopia do Hopistal Sírio-Libanês – São Paulo, SP

GILDO BARREIRA FURTADO
Membro Titular da SOBED
Membro Titular da FBG
Coordenador da Residência e do CET em Endoscopia Digestiva do Serviço de Endoscopia do Hospital Geral de Fortaleza, CE

GUSTAVO MELLO
Médico da Seção de Endoscopia do Hospital do Câncer I do Instituto Nacional de Câncer (INCA) – Rio de Janeiro, RJ
Mestrando em Oncologia no INCA – Rio de Janeiro, RJ
Membro Titular Especialista da SOBED

JAIRO SILVA ALVES
Médico-Endoscopista do IAG-UFMG e da Servescopy
Doutorado em Gastroenterologia pela FM-UFMG
Membro da SOBED (Gestão 2013-2014)

JOSÉ DAYLTON ARAÚJO XIMENES
Medico-Residente do Serviço de Endoscopia Digestiva e do CET em Endoscopia Digestiva do Hospital Geral de Fortaleza, CE

JOSÉ WILSON DA CUNHA PARENTE JUNIOR
Médico-Assistente do Serviço de Endoscopia Digestiva e Colaborador do CET em Endoscopia Digestiva do Hospital Geral de Fortaleza, CE

LUIZ J. ABRAHÃO JR.
Professor Adjunto do Departamento de Clínica Médica da Universidade Federal do Rio de Janeiro
Membro Titular da SOBED e da FBG
Membro da *International Society for Gastrointestinal Endoscopy*

LUIZ LEITE LUNA
Membro Titular Especialista Fundador e Honorário da SOBED
Membro Titular Especialista da Federação Brasileira de Gastroenterologia (FBG)
Fellow em Gastroenterologia da *Lahey Clinic Foundation* – Boston, EUA
Médico do Serviço de Endoscopia Digestiva do Hospital São Vicente de Paulo – Rio de Janeiro, RJ

MARIA DE FÁTIMA MASIERO BITTENCOURT
Médica-Gastroenterologista e Endoscopista do Aparelho Digestivo
Membro Titular da SOBED
Diretora Clinica da Servescopy

MARINA DODSWORTH DE BARROS
Fellow em Endoscopia Digestiva do Hospital do Câncer I do Instituto Nacional de Câncer (INCA) – Rio de Janeiro, RJ
Residência em Gastroenterologia pelo Hospital Naval Marcílio Dias – Rio de Janeiro, RJ

MATHIEU PIOCHE
Médico da Unidade de Endoscopia do Hospital Universitário Edouard Herriot – Lyon, França

PATRÍCIA ABRANTES LUNA
Membro Titular Especialista da SOBED
Membro Titular Especialista da FBG
Médica do Serviço de Endoscopia Digestiva do Hospital Federal de Bonsucesso – Rio de Janeiro, RJ
Médica do Serviço de Endoscopia Digestiva do Hospital São Vicente de Paulo – Rio de Janeiro, RJ
Médica do Serviço de Endoscopia Digestiva II do Instituto Nacional de Câncer – Rio de Janeiro, RJ

PAULO SAKAI
Professor-Associado do Departamento de Gastroenterologia da Faculdade de Medicina da Universidade de São Paulo
Coordenador do Serviço de Endoscopia Gastrointestinal do Hospital de Clínicas da Faculdade de Medicina da Universidade de São Paulo

RAFAEL GURGEL
Fellow em Endoscopia Digestiva do Hospital do Câncer I do Instituto Nacional de Câncer – Rio de Janeiro, RJ

RAPHAEL TEIXEIRA LOIOLA
Médico-Residente do Serviço de Endoscopia Digestiva e do
CET em Endoscopia Digestiva do Hospital Geral de Fortaleza, CE

RENATO ABRANTES LUNA
Membro Titular do Colégio Brasileiro de Cirurgiões (CBC)
Médico do Serviço de Cirurgia Geral II do Hospital Federal dos
Servidores do Estado do Rio de Janeiro, RJ
Mestrado em Técnicas Videolaparoscópicas pela Universidade Federal do
Estado do Rio de Janeiro, RJ
Fellow em Cirurgia Minimamente Invasiva, Oregon Health And Sciency University –
Portland, Oregon, EUA

RICARDO SATO UEMURA
Médico-Assistente do Instituto do Câncer do Estado de São Paulo

THIAGO ANTUNES FERRARI
Médico-Cirurgião do Aparelho Digestivo e
Residente em Endoscopia Digestiva do IAG-UFMG

THIERRY PONCHON
Chefe da Unidade de Endoscopia do Hospital Universitário Edouard Herriot –
Liyon, França

TIAGO RABELO CUNHA
Médico Especialista pela SOBED
Endoscopista do Hospital Santa Helena – São José do Rio Preto, SP

VITOR ARANTES
Professor Adjunto da Faculdade de Medicina da UFMG
Mestrado e Doutorado em Gastroenterologia pela UFMG
Membro Titular da SOBED
Coordenador do Serviço de Endoscopia Digestiva do Hospital das Clínicas da
UFMG (Instituto Alfa de Gastroenterologia) e do Hospital Mater Dei Contorno –
Belo Horizonte, MG

WAGNER COLAIACOVO
Médico Especialista e Titular da SOBED
Ex-Assistente Estrangeiro do Centre Hospitalier –
(Universitaire de Bicêtre Université), Paris, França
Diretor do Centro de Endoscopia Avançada Rio Preto, SP

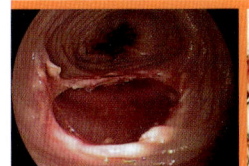
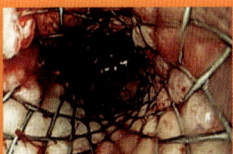
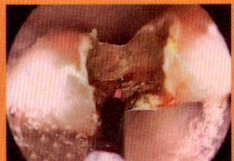

SUMÁRIO

1 Tratamento Endoscópico das Estenoses Esofagianas Benignas 1
Gildo Barreira Furtado ■ José Wilson da Cunha Parente Junior
José Daylton Araujo Ximenes ■ Raphael Teixeira Loiola

2 Próteses nas Doenças Benignas do Esôfago 49
Carlos Alberto Cappellanes ■ Fernando Pavinato Marson

3 Botox nas Doenças do Esôfago 61
Luiz J. Abrahão Jr.

4 Acalasia da Cárdia – Dilatação Pneumática vs. Cardiomiotomia Laparoscópica 71
Jairo Silva Alves ■ Thiago Antunes Ferrari
Maria de Fátima Masiero Bittencourt ■ Carlos Alberto da Silva Barros

5 Tratamento Endoscópico da Doença do Refluxo Gastroesofágico 89
Eduardo Guimarães Hourneaux de Moura
Eduardo Turiani Hourneaux de Moura
Diogo Turiani Hourneaux de Moura

6 Corpo Estranho no Trato Digestório Alto 125
Alexandre Pelosi ■ Patrícia Abrantes Luna ■ Luiz Leite Luna

7 Divertículo de Zenker (Divertículo Faringoesofagiano de Pulsão) 161
Luiz Leite Luna ■ Renato Abrantes Luna ■ Patrícia Abrantes Luna
Alexandre Pelosi

8 Tratamento Endoscópico do Câncer Precoce do Esôfago – Mucossectomia e Dissecção Endoscópica Submucosa 193
Vitor Arantes

9 Próteses Endoscópicas nas Doenças Malignas do Esôfago 211
Wagner Colaiacovo ▪ Tiago Rabelo Cunha

10 Conduta na Perfuração Iatrogênica e Espontânea do Esôfago 231
Alexandre Pelosi ▪ Gustavo Mello ▪ Marina Dodsworth de Barros
Rafael Gurgel ▪ Luiz Leite Luna

11 POEM – Miotomia Endoscópica Peroral 249
Ricardo Sato Uemura ▪ Paulo Sakai

12 Tratamento Endoscópico do Esôfago de Barrett – Indicações, Métodos, Resultados e Complicações 259
Mathieu Pioche ▪ Thierry Ponchon
Tradução e Adaptação: Luiz Leite Luna – Editor

Índice Remissivo 287

Atualização em
Endoscopia Digestiva

Terapêutica Endoscópica no Esôfago

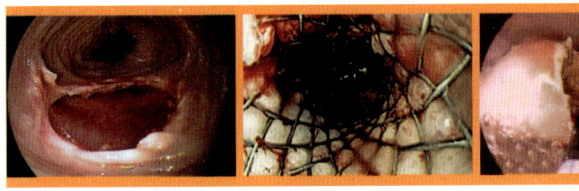

Tratamento Endoscópico das Estenoses Esofagianas Benignas

Gildo Barreira Furtado
José Wilson da Cunha Parente Junior
José Daylton Araujo Ximenes
Raphael Teixeira Loiola

INTRODUÇÃO

As estenoses esofagianas benignas (EEBs) têm como causas mais comuns as lesões de origem pépticas, os anéis fibrocicatriciais de Schatzki, as membranas do esôfago cervical, as estenoses actínicas e cáusticas, as estenoses por anastomoses cirúrgicas e por esofagite eosinofílica (EEo).[1-3] Outras causas menos comuns incluem estenoses associadas à terapia endoscópica de varizes esofágicas, escleroterapia (ET) e ligadura elástica (LE), e associadas às terapias endoscópicas do esôfago de Barrett e de neoplasias esofagianas precoces. Existem ainda as estenoses secundárias às doenças dermatológicas, como pênfigo e epidermólise bolhosa.

O papel da endoscopia no diagnóstico, na caracterização e na condução terapêutica das estenoses esofágicas é fundamental. A terapia endoscópica representa a primeira opção para maioria das estenoses benignas que não respondem satisfatoriamente a tratamentos medicamentosos, como pode ocorrer com estenoses associadas à doença do refluxo gastroesofágico (DRGE) e à EEo.

As estenoses benignas do esôfago podem ser classificadas a partir dos achados do esofagograma e do exame endoscópico em estenoses simples ou complexas.[1]

Estenoses simples são focais, retilíneas, curtas (< 2 cm) e têm diâmetros que, em geral, permitem a passagem de endoscópios com diâmetros entre 9 e

9,8 mm. Exemplos de estenoses simples são os anéis de Schatzki, membranas do esôfago proximal e casos discretos de estenoses pépticas.

Estenoses complexas são longas (> 2 cm), podem ser tortuosas ou anguladas, únicas ou múltiplas e têm diâmetros que não permitem a passagem de endoscópios diagnósticos. Têm como principais exemplos a maioria das estenoses cáusticas e actínicas, estenoses de anastomoses cirúrgicas, longas estenoses pépticas e alguns casos de estenoses secundárias a terapias endoscópicas do esôfago de Barrett ou de neoplasias precoces.

As estenoses simples respondem mais facilmente ao tratamento endoscópico. Alguns estudos mostram que entre 1 e 3 sessões de dilatação com velas ou balões, associadas ao uso de inibidores de bomba de prótons (IBP), são suficientes para restituir a deglutição para sólidos aos seus portadores, embora sejam assinalados altos índices de recorrência (30 a 40% em 1 ano).[2,4]

Nos casos de estenoses complexas, as recorrências são ainda mais comuns.[5,6] Não é raro que seus portadores se tornem frequentadores assíduos dos serviços de endoscopia, seja porque múltiplas sessões terapêuticas são necessárias até a obtenção de diâmetros compatíveis com uma deglutição satisfatória, seja porque ocorrem recidivas precoces ou porque suas lesões se enquadrem na condição de estenoses refratárias.[1,2] É para este grupo de pacientes que algo mais além de dilatações mecânicas ou balonadas, tal como injeções de corticosteroides, incisoterapia com eletrocautério e tratamento com *stents* autoexpansíveis se tornam necessários.

Neste capítulo, abordaremos as opções de terapias endoscópicas disponíveis para os diversos tipos de estenoses esofágicas benignas, suas indicações, vantagens, desvantagens, potenciais complicações e resultados.

AVALIAÇÃO PRÉ-ABORDAGEM ENDOSCÓPICA DAS EEBs

Disfagia, regurgitação, dor torácica e outros sintomas que podem-se associar às estenoses benignas do esôfago, são igualmente manifestações de outras condições clínicas como DRGE, distúrbios motores, infecções, parasitoses, doença do colágeno, neoplasias etc. Portanto, é necessário que, diante desses sintomas, uma ampla investigação diagnóstica seja feita, previamente ou paralelamente à abordagem endoscópica.

Uma anamnese completa, que contemple aspectos demográficos, duração e características dos sintomas, repercussão sobre estado nutricional do paciente, antecedentes patológicos e familiares, assim como eventuais tratamentos já realizados, será fundamental para as tomadas de decisões subsequentes.

É sabido que o exame clínico pouco ajuda em relação às patologias esofágicas, contudo uma avaliação focada na região cervical, no tórax e no abdome superior, poderá fornecer dados relevantes, como adenomegalias, deformidades esqueléticas, comprometimento cardiopulmonar ou visceromegalias que, independentemente de terem correlações com lesões esofágicas, poderão influenciar na condução terapêutica.

Uma avaliação laboratorial com base em dados da anamnese e do exame físico, deverá ser suficiente para evidenciar condições clínicas subjacentes que possam interferir na abordagem endoscópica. Em especial, é importante pesquisar sorologicamente a doença de Chagas, patologia endêmica entre nós, cujo sintoma cardinal é a disfagia e que, principalmente em fases iniciais, pode gerar dificuldade diagnóstica.

Dentre os exames complementares, o esofagograma, teste simples, barato e bastante disponível, representa um grande auxílio na avaliação inicial das disfagias, não apenas para o diagnóstico diferencial entre suas diversas causas, mas também para classificação das estenoses. O esofagograma realizado com atenção especial ao tempo de deglutição é um excelente método para diagnosticar e caracterizar as membranas do esôfago cervical e para identificar o divertículo de Zenker, patologia cuja terapia foge ao objetivo deste capítulo, mas que deve sempre ser lembrada na diferenciação das disfagias altas.

A endoscopia digestiva alta (EDA), por sua grande disponibilidade, tornou-se o primeiro exame solicitado para avaliação de grande parte dos sintomas do trato digestório superior. Em relação à disfagia, a EDA tem sido empregada como primeira opção, a despeito da recomendação antiga de sempre iniciar a investigação deste sintoma pelo exame radiológico contrastado. Essa recomendação se justificava porque informações detalhadas sobre calibre, contornos e relações das lesões esofágicas com estruturas vizinhas são, em geral, mais bem definidas radiologicamente do que endoscopicamente e, por razões de segurança, já que a obtenção de um bom detalhamento anatômico poderia reduzir iatrogenias endoscópicas, como perfurações.[7] Atualmente, contudo, observa-se certo relaxamento na rigidez deste preceito e se admite iniciar pelo exame endoscópico a abordagem de muitos casos de lesões esofágicas. Esta mudança de conduta ocorreu em virtude da modernização dos equipamentos endoscópicos, mais finos e com excelentes recursos de iluminação e de imagem, que contribuiu sobremaneira para reduzir os riscos de acidentes endoscópicos.[8]

Outra conduta frequente nos dias atuais é que, simultaneamente com a avaliação diagnóstica, procedimentos terapêuticos possam ser realizados. Muitas vezes com intuito de definir a natureza, a extensão e os limites de uma estenose esofágica e também a fim de visualizar o esôfago distal, estômago e duodeno, o endoscopista lance mão de uma dilatação preliminar, suficiente para transpor o endoscópio. Esta dilatação pode ser efetuada com o próprio endoscópio, se for possível, ou com velas ou balões sobre fio-guia. Procedimentos como esses, contudo, exigem experiência e sensibilidade tátil do profissional e devem ser declinados se qualquer resistência acima do razoável for percebida. Antes de assumir riscos desnecessários, é preciso considerar outras alternativas, como usar um endoscópio de fino calibre, ou mesmo considerar a conduta clássica de solicitar um esofagograma prévio.

DILATAÇÃO ENDOSCÓPICA DAS ESTENOSES ESOFAGIANAS BENIGNAS

O tratamento de primeira escolha para as diversas causas de EEB é, quase sempre, a dilatação endoscópica, que objetiva aliviar a disfagia e prevenir as recorrências das lesões estenóticas. Melhores resultados terapêuticos com menos efeitos adversos vêm sendo obtidos graças a melhores equipamentos e acessórios e à observância, pelos endoscopistas, de preceitos técnicos básicos, como *p. ex.*, a "regra dos três".[9]

O alívio da disfagia no caso das EEBs é obtido basicamente pelo aumento do lúmen do segmento estreitado. Isto, por vezes, pode ser obtido apenas pela ação de medicamentos que diminuem processos inflamatórios ativos. Como ocorre em estenoses eosinofílicas, tratadas com corticosteroides e estenoses pépticas tratadas com inibidores de bomba de prótons (IBP).[10] Contudo, na prática, a dilação endoscópica quase sempre é necessária porque estenoses remodeladas, isto é, fibrosas, às vezes não respondem satisfatoriamente à terapia medicamentosa isolada.[1,11]

TIPOS DE DILATADORES

Ao longo dos anos, os endoscopistas têm utilizado diversos tipos de dilatadores que podem ser enquadrados em duas categorias: dilatadores mecânicos e dilatadores balonados. Ambos causam aumento do lúmen do segmento estreitado por alongamento circunferencial e/ou ruptura da estenose, através de mecanismos ainda pouco elucidados.

Dentre os dilatadores mecânicos que permanecem em uso, temos as velas de Maloney, Hurst, Savary-Gilliard e Americanas. Maloney e Hurst, mais antigas, são velas de borracha, preenchidas por mercúrio ou tungstênio. Não têm orifício central para fio-guia e são introduzidas às cegas sem auxílio endoscópico. As velas de Maloney têm afilamento distal em ponta de lápis, e as de Hurst têm ponta romba semiesférica. A insinuação de suas extremidades no segmento estreitado é favorecida pela gravidade em virtude do peso de seus conteúdos metálicos (muitas vezes, estes dilatadores são passados com os pacientes sentados). São estes dilatadores, especialmente o de Maloney, os mais utilizados para autodilatação de estenoses simples (ver tópico subsequente).

As velas de Savary-Gilliard e Americanas são de polivinil, têm extremidades afiladas, orifício central para fio-guia e são radiopacas. São fabricadas em diâmetros progressivos, com incrementos de 1 mm (3 Fr) do menor diâmetro para o diâmetro subsequente. O estojo completo das velas Americanas, p. ex., tem 16 unidades, com diâmetros de 15 a 60 Fr., isto é, de 5 a 20 mm (Savary-Gilliard® or American, Wilson-Cook Medical, Inc., Winston-Salem, N.C., USA) (Fig. 1-1).

Recentemente, foi desenvolvido um dilatador mecânico que apresenta três incrementos de diâmetro em uma mesma vela de polivinil transparente. Ele é acoplado ao endoscópio para permitir que o endoscopista visualize o momento da dilatação e que não perca a sensação tátil de resistência à passagem da vela pela estenose. Sua vantagem é propiciar uma dilatação com incremento de

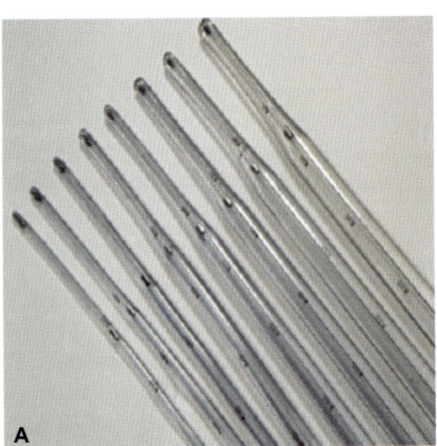

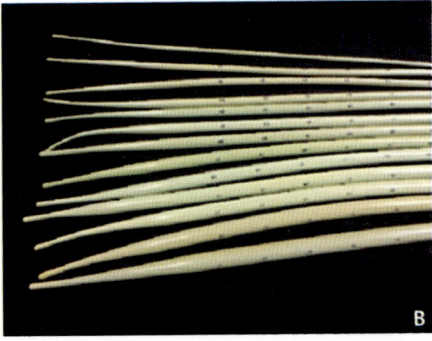

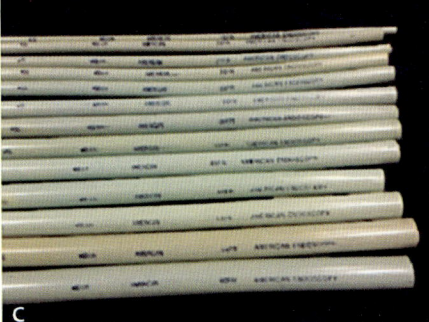

Fig. 1-1. Dilatadores mecânicos. (A) Velas de Savary-Guilliard, têm orifício central para fio-guia, ponta afilada de 15 cm, marcas radiopacas na extremidade distal e início do segmento cilíndrico e diâmetros progressivos com incrementos de 1 mm; (B e C) velas americanas, diferem das velas de Savary-Guilliard por serem inteiramente radiopacas.

três diâmetros, sob visão direta e a uma só passagem do endoscópio. O método está em fase de testes.[12]

A outra classe é a dos dilatadores balonados. São balões cilíndricos de polietileno, montados sobre hastes ou cateteres, com grande variedade de tamanho e diâmetro. Existem os TTSs *(trough-the-scope)*, designados para introdução através do canal de trabalho do endoscópio, que são passados através das estenoses sob visão direta do endoscopista, e existem os OTWs *(over-the-wire)*, que são introduzidos, em geral, sob visão fluoroscópica e sobre fio-guia, previamente posicionado endoscopicamente através das estenoses. Os balões são muitos resistentes e se mantêm indeformáveis e com diâmetros constantes, quando insuflados com ar, água ou contraste, às pressões pré-estabelecidas. Insufladores acoplados a manômetros disponibilizam a medição da tensão de insuflação em *atm* (pressão atmosférica) e psi (*pound force per square inch* – libra por polegada quadrada) (Fig. 1-2).

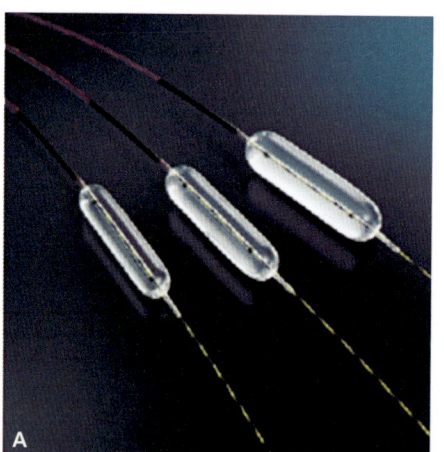

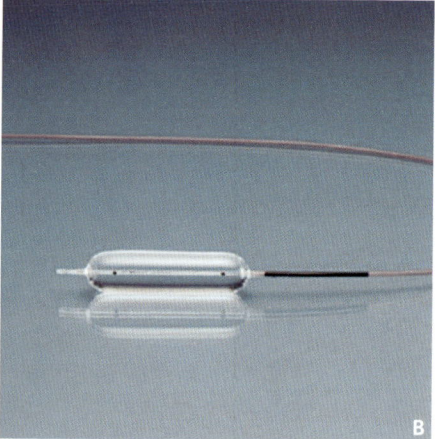

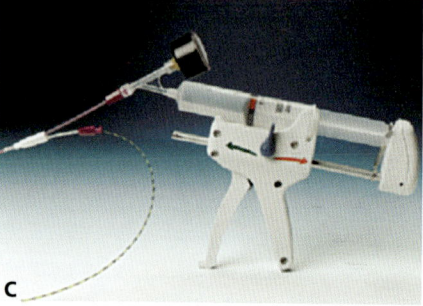

Fig. 1-2. Dilatadores balonados são fabricados em diversos tamanhos e diâmetros, possuem marcas radiopacas em suas extremidades e são introduzidos através do canal de trabalho do endoscópio. (**A**) Balões montados sobre cateteres para passagem sobre fio-guia; (**B**) balões montados sobre haste metálica, sem orifício central para fio-guia; (**C**) sistema insuflador com manômetro. (Imagens extraídas do *site* www.bostonscientific.com).

Os dilatadores mecânicos exercem força longitudinal e radial no segmento estreitado, dilatando-o progressivamente de sua margem proximal para a distal. Já os balões, liberam sua força apenas radialmente em toda a extensão da estenose, com menor risco de cisalhamento.[13] Embora do ponto de vista teórico pareça haver vantagem dos balões sobre as velas, na prática, os estudos comparativos não demonstraram diferenças estatísticas entre os dois métodos.[14-17]

PREPARO DOS PACIENTES PARA DILATAÇÕES ESOFÁGICAS

O momento para realização da dilatação deve ser adequado. Há situações, como a de pacientes que sofreram perfurações recentes, nas quais é mais prudente postergar o tratamento dilatador. É importante avaliar se o risco potencial de complicações da dilatação não será maior do que seu possível benefício, como pode ser o caso em pacientes com distúrbios de coagulação, doenças pulmonares, cardiovasculares, hepáticas ou renais graves. Uma dilatação deve também ser postergada ou conduzida com extrema cautela em pacientes com deformidade faríngea ou cervical, cirurgia esofágica recente, grandes aneurismas torácicos, bolo alimentar impactado e esofagite eosinofílica.[18]

As dilatações esofágicas são geralmente realizadas ambulatoriamente após jejum de 6 horas para sólidos e de 2 horas para líquidos claros.[19] Em situações de estases mais volumosas por estenoses serradas, pode ser necessário aspiração prévia com sonda de Faucher. Habitualmente, as dilatações podem ser efetuadas sob sedação endovenosa moderada, porém sedação profunda ou mesmo anestesia geral, podem ser indicadas para procedimentos com previsão de duração prolongada, assim como para casos com comorbidades significativas, em crianças e em pacientes não cooperativos.[20]

Sangramentos sempre ocorrem durante as dilatações esofágicas, o que normalmente não configura complicação. Porém, cuidados específicos para evitar sangramentos graves devem ser adotados nas coagulopatias associadas a doenças hematológicas, hepáticas, renais, neoplásicas etc., ou naquelas induzidas medicamentosamente. Pode ser necessário a reposição prévia de derivados sanguíneos, como plasma ou plaquetas, ou a suspensão/substituição de anticoagulante por heparina. Varfarina (Marevan®) ou tienopiridina (Plavixl®) devem ser suspensos previamente por 5 a 7 dias e por 7 a 10 dias, respectivamente. Em pacientes de alto risco para tromboembolismo, os anticoagulantes devem ser substituídos por heparina, a qual será suspensa 6 horas antes do procedimento (terapia de ponte).

O risco para endocardite infecciosa induzido por dilatações esofágicas é extremamente baixo, apesar das taxas de bacteremia pós-dilatações serem de

12 a 22%. Por isso, a Associação Americana de Cardiologia e a Sociedade Americana de Endoscopia Gastrointestinal não recomendam profilaxia antibiótica.[21,22]

ASPECTOS TÉCNICOS DAS DILATAÇÕES ESOFÁGICAS

Estudos demonstram que o alívio da disfagia para sólidos é obtido quando a dilatação da estenose propicia alargamentos a diâmetros entre 13 e 15 mm.[23] Isto pode ser avaliado objetivamente quando o paciente é capaz de deglutir um comprimido baritado de 12 mm.[24] Em geral, a estes graus de dilatação, recidivas em um ano são pouco frequentes.[25] Em casos, nos quais há persistência da disfagia, apesar de se ter atingido os diâmetros supracitados, deve-se suspeitar de associação com distúrbios neuromusculares. Noutras situações, notadamente em estenoses muito extensas e complexas, é impossível ou muito arriscado atingir-se os diâmetros desejados. Persiste, então, certo grau de disfagia para sólidos. Duas opções podem ser tomadas nestas situações. A primeira é sensibilizar o paciente para se adaptar à nova situação através de hábitos de mastigação mais efetivos e pela escolha de alimentos mais adequados, lembrando-se que o mais importante é que o estado nutricional não seja comprometido. A segunda opção é prosseguir o tratamento associando-se às dilatações mecânicas ou balonadas, métodos complementares, como injeções de corticosteroides, estenotomias por eletrocautério ou aposição de *stents*.

Dependendo do tipo de estenose e da condição do paciente, as dilatações podem ser realizadas com ou sem endoscópio, com ou sem fluoroscopia e com ou sem fio-guia. A seleção do tipo de dilatador e a maneira como este será empregado, depende das características da estenose e da experiência e familiaridade do endoscopista com os acessórios disponíveis. Para reduzir a incidência de eventos adversos, notadamente as perfurações, alguns cuidados devem sempre ser adotados. O principal é a "regra dos três", que consiste na utilização máxima de três dilatadores com diâmetros progressivamente maiores em uma mesma sessão.[4,9] Cada incremento de diâmetro do dilatador deve ser de 1 mm. O procedimento é finalizado quando uma resistência moderada à progressão do dilatador através da estenose é percebida pelo operador (isto pode ocorrer mesmo antes da passagem do terceiro dilatador). Outro cuidado consiste em reavaliar endoscopicamente o segmento estreitado após a passagem de cada um dos dilatadores usados, ou seja, após a retirada da primeira vela utilizada, reintroduz-se o endoscópio, avalia-se a presença de sangramento e a profundidade de lacerações ocorridas, e, então, se decide se há necessidade e se é seguro progredir com dilatações adicionais. Esta conduta adotada e preconizada pelo Dr. Admar Borges, de Pernambuco (comunicação pessoal), embora implique em aumento do tempo de procedimento, confere muita segurança e efetividade às dilatações esofágicas.

Com o uso dos balões, a efetividade da dilatação pode ser avaliada por visão direta do endoscopista, no caso dos balões TTSs, ou por fluoroscopia, no caso dos balões introduzidos sobre fio-guia. Pela fluoroscopia, pode-se identificar uma "cintura no balão", que corresponde à área de maior estreitamento da estenose. Quando esta cintura se desfaz pela insuflação progressiva do balão é sinal que a estenose foi dilatada efetivamente. A "regra dos três" não se aplica aos balões, contudo, semelhantemente a esta, foram idealizados os dilatadores balonados tipo CRE *(Controlled Radial Expansion),* que em um só balão, três diâmetros progressivos, com incrementos de 1 mm de um para o outro, podem ser atingidos. Isto é possível através do controle da insuflação, pela aplicação de pressões pré-estabelecidas para cada um dos três diâmetros progressivos (CRE™, Controlled Radial Expansion, Boston Scientific Cork Ltd, Cork, Ireland, and Eclipse® Wire Guided Balloon Dilators Cook Ireland Ltd, Limerick, Ireland) (Fig. 1-3).

Poucas vezes, se atinge o diâmetro desejado de 13 a 15 mm apenas com uma sessão de dilatação. Isto, porém, não dispensa uma avaliação subsequente tanto para conferir a efetividade do tratamento como averiguar a necessidade de uma nova dilatação. É comum que múltiplas sessões, repetidas a intervalos de 7 a 14 dias, sejam necessárias até que se consiga passar com facilidade dilatadores ≥ 14 mm. Em praticamente todas de causas de EEB, a associação de IBP em dose dobrada por até um ano após as dilatações é recomendada para prevenir recidivas.[25,26] Em casos de estenoses simples em pacientes hígidos e bem orientados, é possível realizar dilatações com velas de Maloney, passadas às cegas, sem visão endoscópica. Após avaliação inicial, o endoscópio é retirado e, com paciente em decúbito lateral esquerdo ou sentado, os dilatadores escolhidos são introduzidos, sempre respeitando-se a "regra dos três".[27] Alguns destes pacientes, com recidivas precoces, podem ser estimulados a praticarem a

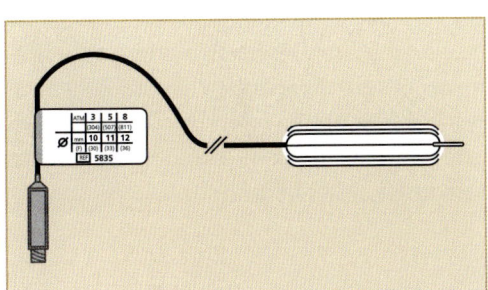

Fig. 1-3. Dilatador balonado tipo CRE. (Imagem extraída do *site* www.bostonscientific.com).

autodilatação.[28] Após sessões de treinamento com o endoscopista, o próprio paciente realizará suas dilatações. Primeiro sob supervisão e depois sozinho, em seu domicílio. Isto, além de favorecer a melhoria de sua qualidade de vida, pode contribuir para diminuir as recidivas, pois ele poderá efetuar a autodilatação tão logo sinta necessidade.

Velas guiadas por fio-guia, podem ou não ser introduzidas sob fluoroscopia. Nas estenoses simples ou complexas curtas, quando for possível a progressão do fio-guia juntamente com o endoscópio até o antro gástrico, a fluoroscopia pode ser dispensada. Nas situações de estenoses que não permitem a passagem do endoscópio, mas que permitem a progressão do fio-guia, às cegas, por ≥ 15 cm, sem a percepção de qualquer resistência, também é admissível a realização de dilatações com velas ou balões sem fluoroscopia. É importante que, nesses casos, não se aplique sedação excessiva ao paciente, a fim de que se preserve reflexos dolorosos que poderão alertar e evitar possíveis iatrogenias, como falsos trajetos. Embora não haja comprovação em estudos controlados de que a fluoroscopia reduza complicações ou melhore a efetividade do tratamento dilatador, seu uso é recomendado para abordagem de estenoses complexas longas, muito estreitas, com desvio de eixo, com divertículos ou grandes hérnias hiatais associadas.[23,29-31]

O emprego de fio-guia também tem detalhes a serem observados. Introduzido através do canal de trabalho do endoscópio, o fio-guia é posicionado no antro gástrico ou no duodeno. Em seguida, o endoscópio é retirado sincronicamente com o avanço do fio, atentando-se sempre para que sua extremidade distal se mantenha fixa na posição inicial. Esta pode ser confirmada periodicamente com fluoroscopia ou pela rigorosa sincronia de avanço do fio e retirada do endoscópio. Com o fio-guia bem posicionado pode-se iniciar as dilatações.

Sobre o fio-guia passa-se a primeira vela, cujo calibre é escolhido com base no diâmetro da estenose previamente conhecido ou estimado. A estimativa do diâmetro da estenose se faz por comparações com o calibre conhecido do endoscópio ou por comparação com o tamanho de uma pinça de biópsia aberta (Fig. 1-4). Normalmente, inicia-se com uma vela de diâmetro igual ao diâmetro estimado da estenose. Avança-se o dilatador sempre com leves movimentos de rotação horária e anti-horária, avaliando o grau de resistência à progressão. Pela marcação centimétrica da vela pode-se conferir sua passagem completa através da estenose. Após retirar a primeira vela, repete-se o mesmo processo com a segunda, 1 mm (3 Fr.) mais calibrosa e, subsequentemente, com a terceira, que fecha a "regra dos três" e encerra a sessão de dilatação.

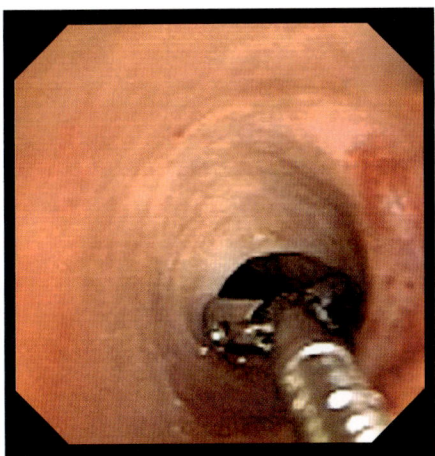

Fig. 1-4. Uso da pinça de biópsia para estimar o diâmetro de estenoses. Neste caso, a pinça aberta (7 mm) é maior que a estenose, que deve ter aproximadamente 5 mm.

PASSAGEM DE FIO-GUIA EM SITUAÇÕES ESPECIAIS

Existem situações desafiadoras, nas quais não se consegue identificar o lúmen da estenose. Alguns autores descrevem para estes casos a chamada técnica do *rendez-vous,* que combina abordagem anterógrada e retrógrada simultâneas. É necessário ter-se uma gastrostomia maturada, pela qual um endoscópio fino é introduzido retrogradamente até a porção distal da estenose, onde pode ser possível identificar-se o lúmen e, então, avançar um fio-guia para ser apreendido no esôfago proximal por outro endoscópio introduzido *per os*.[32,33] Uma situação, ainda mais complicada, é quando não há pertuito algum na estenose, que foi inteiramente ocluída pelo processo cicatricial. Nesses casos, um novo pertuito deverá ser criado por punção com estilete, guiada por transiluminação e assistida por abordagens retrógrada e anterógrada.[32,34]

TÉCNICAS DO USO DE DILATADORES BALONADOS

Balões TTSs são introduzidos através do canal de trabalho do endoscópio. Existem duas situações de posicionamento do balão através das estenoses, cujas caraterísticas (extensão, diâmetro, tortuosidade etc.) devem ser conhecidas previamente, quer por endoscopia ou por estudo radiológico contrastado.

A primeira situação é a de estenoses que permitem a passagem do endoscópio. Nestes casos, avança-se o endoscópio para posição distal à estenose, exterioriza-se completamente o balão para além da extremidade do endoscópio e, em seguida, recua-se o endoscópio e o balão, de modo que o balão, desinsuflado, fique posicionado no segmento estenosado. A porção central do balão deve coincidir com a porção central da estenose. Procede-se, então, a insuflação, que pode ser feita com água até a pressão estabelecida pelo fabricante para o diâmetro desejado. Por visão direta o endoscopista assiste à dilatação e pode corrigir pequenos deslocamentos enquanto o balão é insuflado.

A segunda situação é de estenoses cujos diâmetros não permitem a passagem do endoscópio. Nesses casos, especialmente se são lesões longas e anguladas, é necessário o uso de fluoroscopia para acompanhar o avanço do balão desinsuflado através do seguimento estreitado. O balão escolhido deverá ser longo o suficiente para ocupar, com sobras proximal e distal de pelo menos 1 cm, a extensão total da estenose. Em seguida, a insuflação feita com contraste, pode ser acompanhada por fluoroscopia até que se desfaça(m) a(s) cintura(s). Não há consenso quanto ao tempo de permanência de insuflação do balão durante a dilatação. Há relatos de 30 segundos até 3 minutos.[23] Em nosso serviço, adotamos um minuto.

A técnica de dilatação de EEBs com balões OTWs segue as seguintes etapas. Inicialmente, as margens proximal e/ou distal, ou, então, o centro da lesão estenótica, são delimitadas com marcas radiopacas. Para isso, pode-se fazer uma marcação externa, que consiste na fixação com esparadrapo de um objeto metálico, um *clip*, *p. ex*, na pele do tórax do paciente, exatamente no local de projeção fluoroscópica da ponta do endoscópio posicionada no centro ou em uma das extremidades da estenose ou, pode-se optar por uma marcação interna (mais precisa), que se faz por injeções de contraste iodado ou de Lipiodol® (2 a 3 mL) na mucosa adjacente à extremidade proximal e/ou distal da estenose. O segundo passo é posicionar o fio-guia, com sua ponta no antro gástrico, e retirar o endoscópio. O terceiro é deslizar o balão OTW pelo fio-guia, sob fluoroscopia, de modo que suas próprias marcas radiopacas, proximal e distal, fiquem coincidindo com as marcas efetuadas para delimitar a lesão. Por fim, o balão é insuflado.

Quanto ao uso de dilatadores balonados no tratamento de estenoses complexas muito longas e anguladas, há controvérsias. Enquanto Chiu *et al.*, desaconselham o uso de balões para lesões com extensão > 8 mm, Zhang *et al.* consideram que estas seriam mais bem abordadas por dilatações escalonadas com balões.[35,36]

COMPLICAÇÕES DO TRATAMENTO DILATADOR

Assim como para qualquer procedimento endoscópico, o paciente que será submetido a dilatações esofágicas deve ser informado sobre os seus benefícios e, sobretudo, sobre os riscos de complicações. Um termo de consentimento deve ser assinado pelo paciente ou por seu responsável.

As complicações associadas ao tratamento dilatador esofágico têm relação com a experiência do endoscopista e variam entre 0,1 e 0,4%. Perfuração, sangramento e aspiração pulmonar são as mais importantes.[27]

Após o procedimento, o paciente deve ser monitorizado quanto a parâmetros hemodinâmicos por pelo menos uma hora e atenção especial deve ser dada a sintomas e sinais, como dor torácica, dispneia e enfisema subcutâneo. A ausência destes durante a observação pós-dilatação imediata praticamente afasta a possibilidade de complicações, entretanto, se um ou mais estiverem presentes, uma avaliação complementar deve ser realizada. Uma radiografia de tórax e um esofagograma com contraste hidrossolúvel são os primeiros exames a serem solicitados. Posteriormente, uma tomografia de tórax e abdome pode ser necessária, quer para dirimir dúvidas do esofagograma ou para dar detalhes sobre a perfuração, como topografia, extensão, comprometimento pleural, mediastinal, abdominal etc.

O tratamento da perfuração esofágica pós-dilatação pode requerer correção cirúrgica, porém, em muitas situações é feito conservadoramente através de antibioticoterapia de amplo espectro e suporte nutricional. Em casos de perfurações mais extensas, é possível o emprego de prótese recoberta.[37,38]

TRATAMENTO ENDOSCÓPICO DE ESTENOSES REFRATÁRIAS

Estenoses refratárias ou recorrentes são estreitamentos esofágicos resultantes de processos cicatriciais fibróticos, sem inflamação evidente à endoscopia.[39] Por convenção são classificadas como refratárias as estenoses para as quais não se atinge o calibre de 14 mm, em 5 sessões bissemanais de dilatação e, como recorrentes, as que não se mantêm com diâmetro luminal satisfatório de 14 mm por 4 semanas consecutivas após serem finalizadas as dilatações.[39] Deve-se excluir desse grupo pacientes com presença de inflamação ativa ou com disfunção neuromuscular esofágica.

O tratamento pode exigir além de dilatações, métodos adicionais, como injeções intralesionais de corticosteroides, estenotomias por eletrocautério ou aplicações de *stents* autoexpansíveis.

Injeções intralesionais

O uso bem-sucedido de um esteroide (acetato de triancinolona) injetável para tratamento de cicatrizes hipertróficas, queloides e contraturas cicatriciais foi relatado inicialmente em 1966.[40] Em 1969, Holder *et al.* trataram 53 portadores de EEBs com injeções intralesional de triancinolona e obtiveram 50% de respostas favoráveis. Eles não observaram efeitos sistêmicos do corticoide.[41]

O tratamento com injeções intralesionais de esteroides sempre é realizado em associação a um método dilatador por velas ou por balões que pode ser realizado antes ou após as injeções intralesionais. Normalmente, são feitas injeções de 0,5 mL a 1, correspondentes a 10 mg de triancinolona, nos 4 quadrantes da lesão. Como o tecido lesado é muito fibroso e pouco complacente, observamos que parte do líquido injetado reflui e se perde através do trajeto da punção. Para minimizar esta perda, procuramos manter a agulha no trajeto por cerca de um minuto antes de recolhê-la e também usamos a solução mais concentrada (10 mg/0,5 mL), com menor volume. Ainda não foi estabelecido por estudos controlados, qual o volume total a ser injetado e nem o número de sessões necessárias para o tratamento.

Nos últimos anos, a associação da injeção intralesional de corticoide com a dilatação passou a ser utilizada com maior frequência, em especial no manejo das estenoses refratárias. Ramage *et al.* demonstraram que a associação da injeção intralesional de triancinolona com a supressão ácida por IBP diminui o número de dilatações necessárias assim como o tempo livre de disfagia em pacientes com EEBs.[42]

Incisioterapia

A terapia incisional consiste na utilização de um estilete *(needle-knife, IT-Knife, triangle-knife etc.)*, para realizar incisões longitudinais e radiais no tecido fibroso da estenose com eletrocautério. Estenose com menos de 10 mm de extensão respondem melhor ao método. Nestes casos, em geral, apenas uma sessão é necessária. Para lesões > 10 mm podem ser necessárias mais de uma sessão.[43] As estenoses pós-anastomóticas e anéis de Schatzki respondem bem a essa técnica que se associa a baixas taxas de complicações. Complementação do tratamento com dilatações por velas ou balões ou com aplicações de plasma de argônio é referido.[44,45] Recentemente, foi proposto o uso do *cap* transparente adaptado à ponta do endoscópio para facilitar a técnica.[46]

Próteses esofágicas

O uso de *stents* metálicos autoexpansíveis é atualmente o método mais utilizado na paliação do câncer avançado de esôfago e, nos últimos anos, passou também a ser empregado no tratamento de condições benignas como perfuração esofágica e estenose refratária (Fig. 1-5).[40] A melhora na disfagia associada ao uso das próteses, metálicas ou plásticas, varia entre 23 e 95%.[47]

Fig. 1-5. Estenose cáustica anular de esôfago médio, refratária a dilatações com velas e a injeções de triancinolona. Terapia com *stent* plástico autoexpansível de 8 cm × 14 mm. (**A**) Esofagograma inicial; (**B**) EDA inicial mostra estenose de 3-4 mm a 32 cm da ADS; (**C**) dilatação com velas americanas até 11 mm; (**D**) imagem endoscópica do *stent* colocado; (**E**) imagem radiológica do *stent* expandido; (**F**) 2 meses após retirada do *stent*, a estenose permanecia com aproximadamente 8 mm.

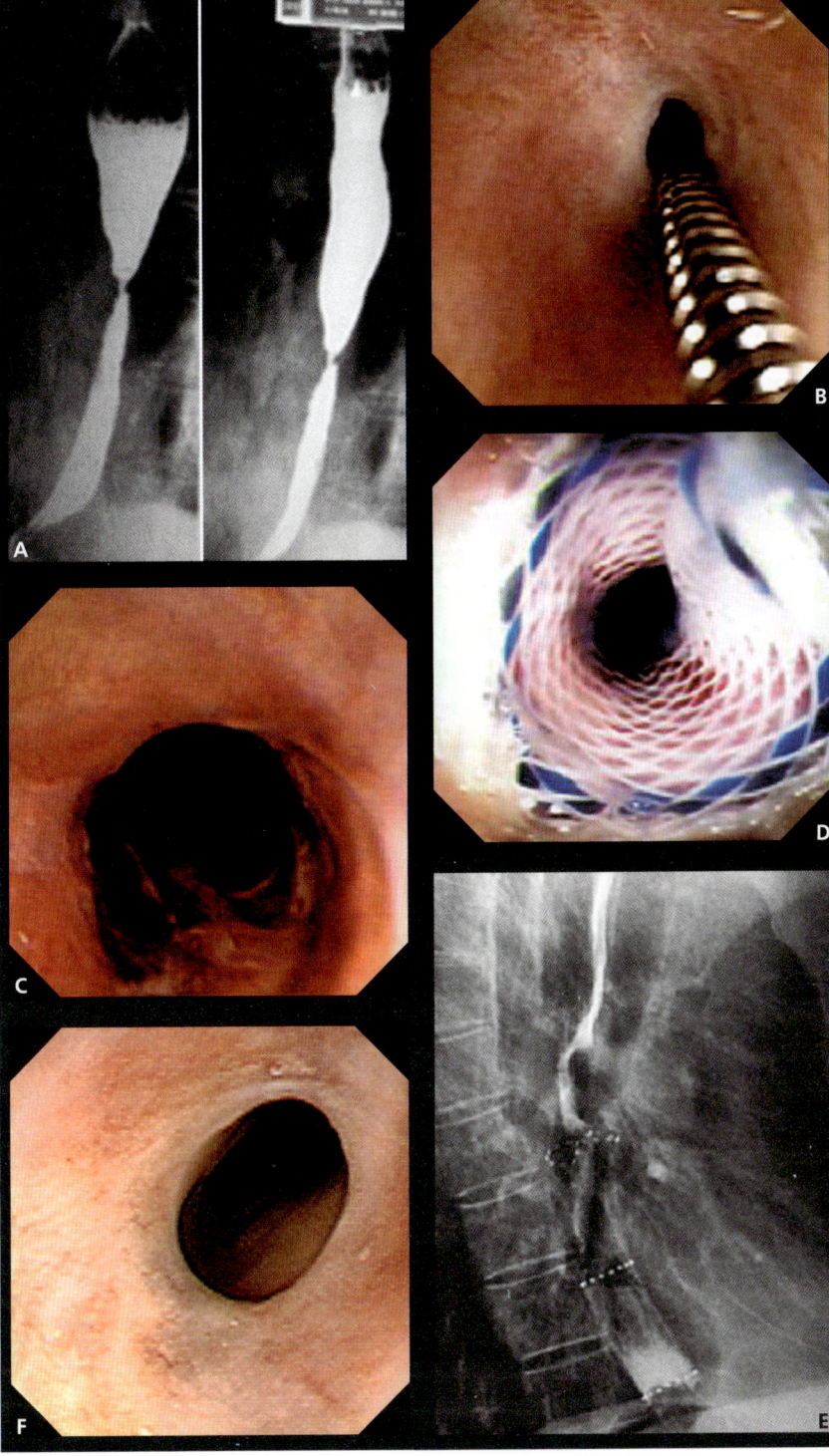

Os principais inconvenientes dos SEMSs *(self-expanding-metalic-stents)* são a formação do chamado *ingrowth* e *overgrowth* e a migração. A hiperplasia tecidual benigna, denominada *ingrowth* se dá quando hiperplasia tecidual se forma ao longo do corpo da prótese não recoberta e *overgrowth* quando se forma nas extremidades da prótese recoberta. Esse crescimento tecidual, incide em cerca de 16% dos casos, impõe dificuldade à remoção da prótese e pode levar à disfagia. Pode ser tratado por ablação com argônio ou pela colocação de uma nova prótese sobre a primeira, seguida da remoção das duas após um período de 10 a 14 dias.[40]

As taxas de migração das SEMSs são consideráveis, 21,8%, como mostrou uma metanálise que envolveu 2011 casos.[47]

Outras complicações incluem dor, refluxo gastroesofágico e, raramente, perfuração.

Mais recentemente foram introduzidas as próteses plásticas autoexpansíveis (SEPS – *self-expanding plastic stents*) (Fig. 1-5) com a proposta de causarem menos hiperplasia tecidual e de terem retirada mais fácil. Apesar de também reduzirem a incidência de dor e refluxo, as taxas de migração ficam em torno de 30-50%.[40,47] O método, porém, poucas vezes promove alívio sustentado da disfagia pela aplicação de um único *stent*. Em geral, trocas sequenciais de *stents* são necessárias para obtenção de resultados satisfatórios. Uma proposta para suplantar ou minimizar este problema é apresentada pelos *stents* autoexpansíveis biodegradáveis, atualmente em teste. Estes não precisam ser trocados e podem manter a patência da estenose por até 3 meses, com taxas de migração de apenas 9%.[48]

MEMBRANAS DO ESÔFAGO CERVICAL

No esôfago cervical as membranas predominam sobre os anéis. Estes praticamente só ocorrem neste segmento em associação à esofagite eosinofílica. As membranas, por sua vez, são peculiares do esôfago cervical e aparecem em estreita vizinhança com a faringe. Por isso também são denominadas de membranas faringoesofágicas.

São estruturas membranosas delgadas, como finas pregas mucosas que se projetam transversalmente para o lúmen, causando graus variados de estenose. Em casos graves, chegam a diminuir a luz esofágica a diâmetros tão reduzidos como 2 ou 3 mm. Em geral, são excêntricas, anulares ou semianulares e, quase sempre, mais desenvolvidas na face anterior. São recobertas, em suas faces proximal e distal, por mucosa escamosa normal e contêm tecido conectivo sem estruturas musculares. Normalmente, são múltiplas, embora possam ser únicas. Caracteristicamente, ao exame histológico exibem mínima ou nenhuma inflamação.[49]

Na quase totalidade dos casos, as membranas cervicais estão associadas à síndrome de Plummer-Vinson (SPV), que se apresenta pela clássica tríade de disfagia, membranas cervicais e anemia ferropênica, embora outros achados como glossite, queilite, coiloniquia, tireoidomegalia e esplenomegalia possam vir associados. A SPV é mais frequente em mulheres brancas, de meia-idade, mas também podem acometer crianças e adolescentes.[50-53] Sua etiopatogenia é desconhecida, mas a deficiência de ferro é o fator etiológico mais provável. Um de seus importantes aspectos clínicos é a potencial associação com carcinomas espinocelulares de laringe e esôfago, o que impõe a necessidade de acompanhamento periódico.[54-56] Outras causas além da SPV são as membranas cervicais congênitas e as membranas associadas à mucosa gástrica heterotópica cervical.[57,58]

Em pacientes com disfagia alta que se enquadrem no contexto acima, fica muito previsível o diagnóstico de membranas cervicais. Contudo, mesmo diante de uma grande presunção diagnóstica, o ideal é que se inicie a investigação pelo exame radiológico com técnicas dirigidas para patologias faringoesofágicas, o qual pode oferecer excelente detalhamento das lesões e contribuir para uma melhor abordagem endoscópica.[59,60]

A identificação das membranas cervicais pela endoscopia nem sempre é fácil, mesmo quando se dispõem de um exame radiológico prévio. A região cricofaríngea e pós-esfincteriana superior não se distende com a insuflação. Ela apenas se abre rapidamente durante o relaxamento esfincteriano causado pelas deglutições. Por isso, é comum que o endoscopista não visualize bem as finas lesões membranosas e cause ruptura não intencional das mesmas ao adentrar no esôfago. Nestes casos, ele apenas notará uma maior resistência à progressão do endoscópico e, somente na retirada, perceberá as membranas cervicais rotas com vestígios de sangramento.[59]

Em nosso serviço, sempre iniciamos a investigação desses casos empregando o *cap* transparente de ligaduras elásticas (Fig. 1-6). O *cap*, que se projeta por 10 mm além da extremidade distal do endoscópio permite, por transparência, a visualização de toda a circunferência da região esfincteriana e pós-esfincteriana, a qual paulatinamente vai sendo distendida. Este recurso não apenas facilita a identificação das estenoses, mas também a passagem do fio-guia para posterior dilatação.

O tratamento endoscópico através de dilatações mecânicas com velas tipo Savary-Guilliard sobre fio-guia, obedecendo a "regra dos três", até o diâmetro de 45 Fr (15 mm), associado à suplementação de ferro é efetivo na maioria dos casos.[61-63] As recidivas quase sempre ocorrem, mas, em geral, são esparsas. Períodos assintomáticos superiores a 6 meses após uma única sessão de dilatação são a regra, e não é raro pacientes permanecerem sem recidivas por mais de 12 meses.[59]

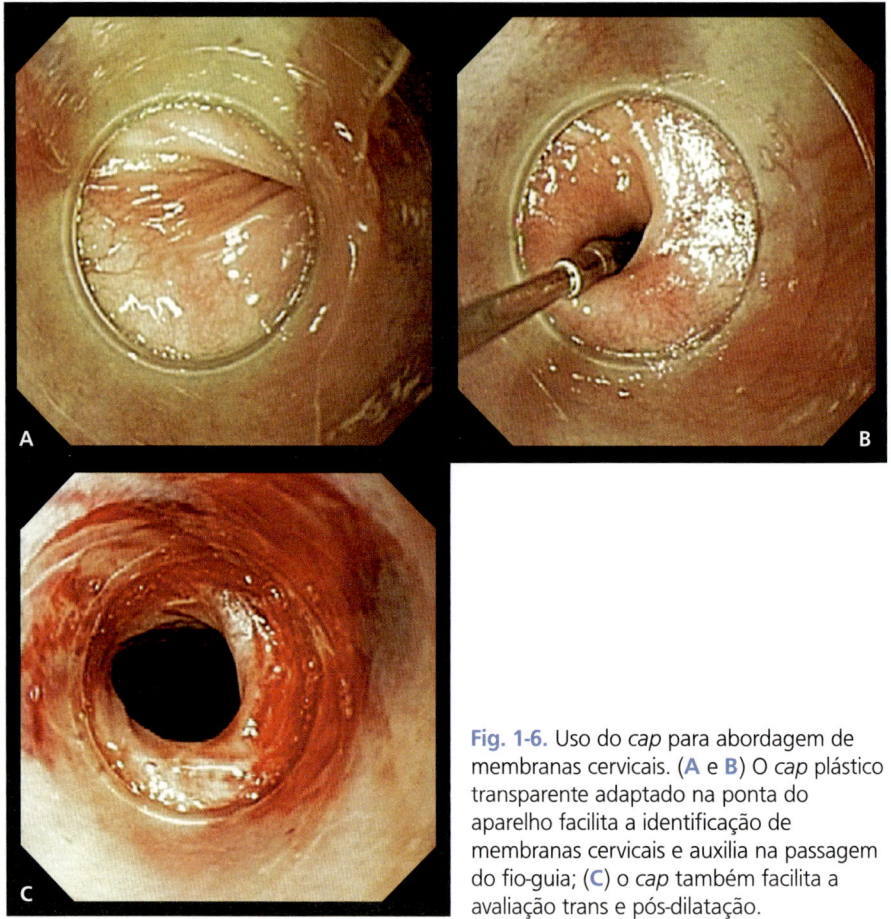

Fig. 1-6. Uso do *cap* para abordagem de membranas cervicais. (**A** e **B**) O *cap* plástico transparente adaptado na ponta do aparelho facilita a identificação de membranas cervicais e auxilia na passagem do fio-guia; (**C**) o *cap* também facilita a avaliação trans e pós-dilatação.

Além das dilatações mecânicas com velas, há também relatos de dilatações balonadas.[64] No nosso entendimento, contudo, estas não oferecem nenhuma vantagem em relação às velas e, em virtude da proximidade com a laringe, nos parece ser tecnicamente difícil localizar e estabilizar os balões no sítio adequado. Além disso, achamos que pode haver risco de obstrução das vias áreas durante a insuflação de balões mais calibrosos nesse segmento.

Nós também consideramos improvável que haja vantagem tratar estas lesões com injeção de corticoides. A pobre ou ausente reação inflamatória local não parece justificar a injeção de anti-inflamatórios.[49] A incisoterapia por eletrocautério é relatada como opção terapêutica, contudo, este método parece ser mais vantajoso quando há na estrutura anular muita fibrose e com fibras musculares, o que não é o caso das membranas cervicais.[62]

ESTENOSES PÉPTICAS

A DRGE é o diagnóstico mais comum em pacientes ambulatoriais de gastroenterologia nos Estados Unidos, com prevalência de 10 a 20% no ocidente e incidência anual de 3,8 a 4,5 por mil habitantes.[65] Dentre as complicações da DRGE não tratada ou subtratada está a estenose péptica (EP) (Fig. 1-7).

Os processos inflamatórios crônicos do esôfago, associados ou não à ulceração da mucosa, podem-se complicar com a formação de estenoses, que, quase sempre, se manifestam por disfagia. Isto pode ocorrer em diversas situações, dentre as quais a DRGE.[66]

Admite-se que este fenômeno resulte de uma proliferação reacional de tecido fibroso e acumulação de colágeno, que progressivamente reduz o calibre e a distensibilidade luminal.[67]

Estima-se que 7 a 23% dos pacientes com DRGE evoluam com estenose esofágica. Em virtude da alta prevalência da DRGE, a EP representa a principal etiologia de estenose esofágica. Como evidenciado por Novais *et al.*, são, em geral, estenoses curtas e situadas no esôfago distal. Estes autores as identificaram em 82% de sua casuística.[68]

A dilatação endoscópica, técnica simples e segura, é efetiva na manutenção de um lúmen esofágico adequado em pacientes com EP, sobretudo se associada ao uso de IBPs.[69]

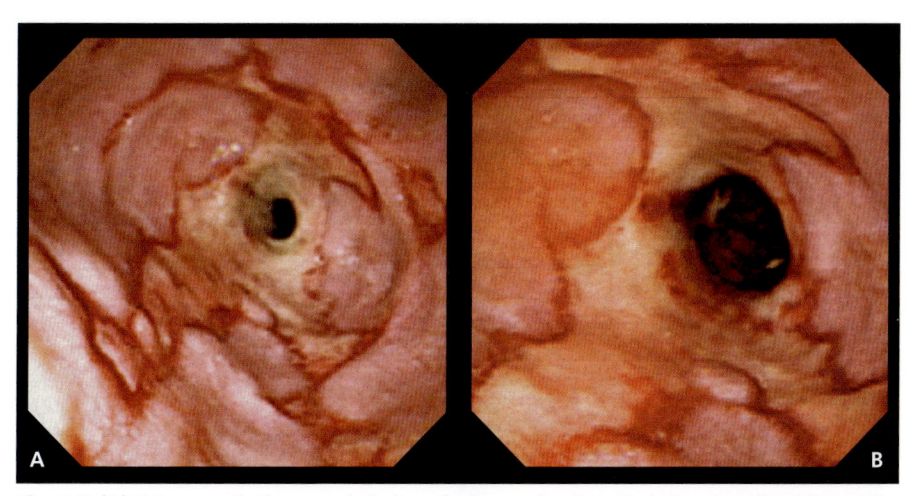

Fig. 1-7. (**A**) Estenose péptica associada à esofagite erosiva Grau D de Los Angeles; (**B**) aspecto após passagem forçada do endoscópio.

O objetivo principal da dilatação esofágica na EP, assim como em estenoses esofágicas de outras causas, é propiciar alívio dos sintomas, devolver ao paciente uma deglutição adequada, que o mantenha nutrido, e eliminar ou reduzir o risco de aspiração pulmonar.

O tratamento dilatador das EPs pode ser realizado por dilatadores mecânicos (velas de Savary-Gilliard ou Americanas) ou por dilatadores balonados de acordo com preferência, disponibilidade e experiência do profissional (Fig. 1-8). Resultados semelhantes são relatados com os dois tipos.[70]

As técnicas de dilatação endoscópica em casos de EP, quer se opte por dilatadores mecânicos ou balonados, são semelhantes às técnicas acima descritas, com a particularidade de que casos de EPs podem admitir graus de dilatação bem maiores do que outros tipos de estenose, como as cáusticas e actínicas, p.

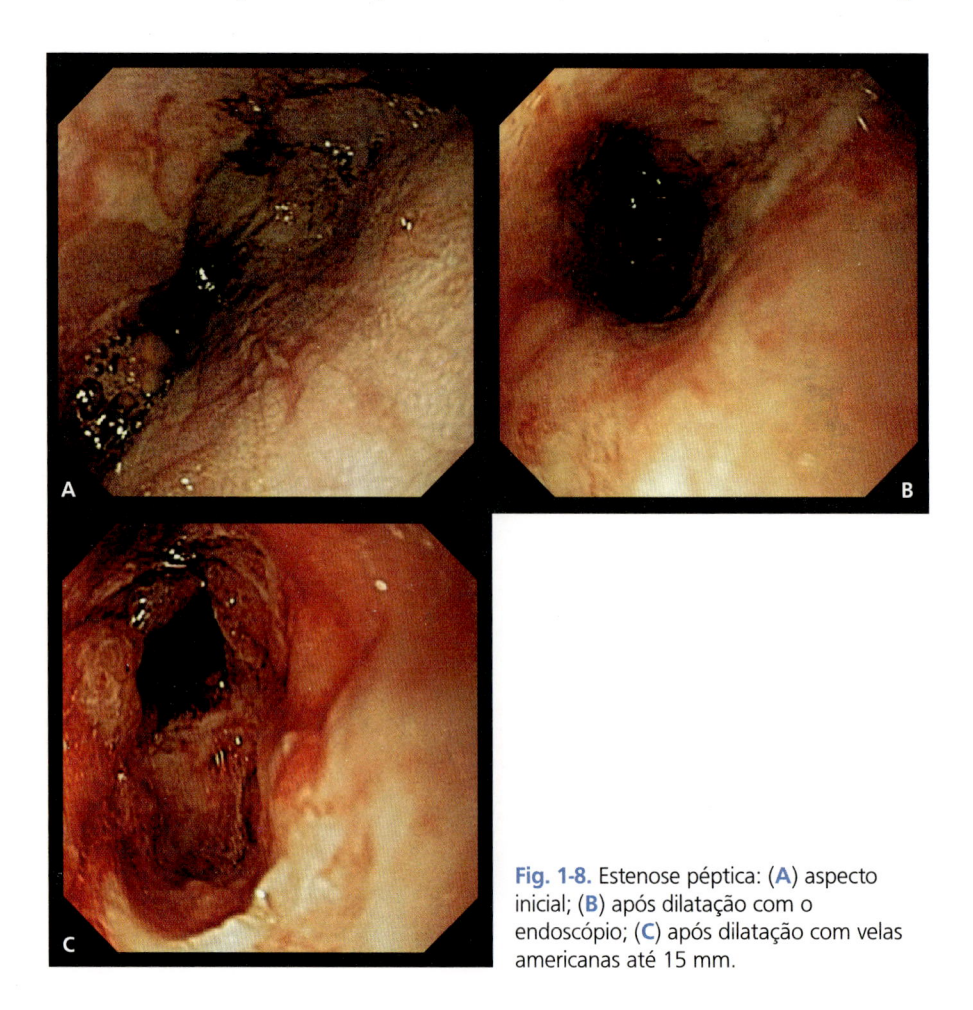

Fig. 1-8. Estenose péptica: (**A**) aspecto inicial; (**B**) após dilatação com o endoscópio; (**C**) após dilatação com velas americanas até 15 mm.

ex. Dilatadores com diâmetros entre 13 e 20 mm são utilizados com índices de sucesso entre 85 e 93% dos casos.[71]

Os intervalos entre as sessões de dilatação recomendados para as EPs são de 2 a 4 semanas, podendo ser alargados quando o calibre desejado é alcançado.[72]

Apesar dos índices elevados de sucesso do tratamento dilatador nas EPs, os índices de recorrências e necessidade de novas dilatações também são altos, em torno de 30%.[68]

Assim como ocorre com outros tipos de EEBs, a EP também pode apresentar-se ou evoluir para estenose refratária ou recorrente e necessitar de tratamentos diferenciados, como injeções intralesionais de esteroides. A efetividade de injeções intralesionais de corticosteroides associadas a IBP em EPs refratárias, foi demonstrada em estudo comparativo com placebo associado a IBP, que evidenciou diminuição da necessidade de sessões de dilatações.[42]

O anel de Schatzki (AS) é considerado uma complicação da DRGE, embora, recentemente, alguns estudos o tenham associado também à esofagite eosinofílica.[73,74] Ele consiste em uma subestenose localizada na transição escamocolunar (TEC), sendo bem-definido o revestimento epitelial estratificado na sua vertente esofágica e o revestimento colunar na sua vertente gástrica. Quanto à sua etiopatogenia é aventado que lesões inflamatórias secundárias ao refluxo gastroesofágico e localizadas na TEC, ocasionem espasmo, inicialmente e, posteriormente, evoluam para lesão fibrocicatricial.

O AS tem alta incidência, sendo identificado entre 15 e 18% de exames gastrointestinais.[75]

A grande maioria não causa disfagia e pode regredir em resposta à terapia medicamentosa da DRGE, porém os mais desenvolvidos e que determinam maiores reduções de calibre, podem causar disfagia e requerer, além do tratamento dirigido à DRGE, terapia específica para estenose. Dilatações com velas e balões, assim como incisoterapia por eletrocautério são as opções de tratamento endoscópico.

TRATAMENTO DA ESTENOSE CÁUSTICA

A ingestão de agentes corrosivos ainda é causa importante de lesões digestivas nos dias atuais. A estenose do trato digestório alto é a complicação em longo prazo mais prevalente, sendo o esôfago o órgão mais atingido.[36] A formação das estenoses se inicia entre 6 e 12 semanas após o contato com o agente corrosivo (Fig. 1-9).[76]

A EDA tem papel fundamental no atendimento inicial aos pacientes na fase aguda. Os pacientes com lesões mais graves, com ulcerações profundas ou cir-

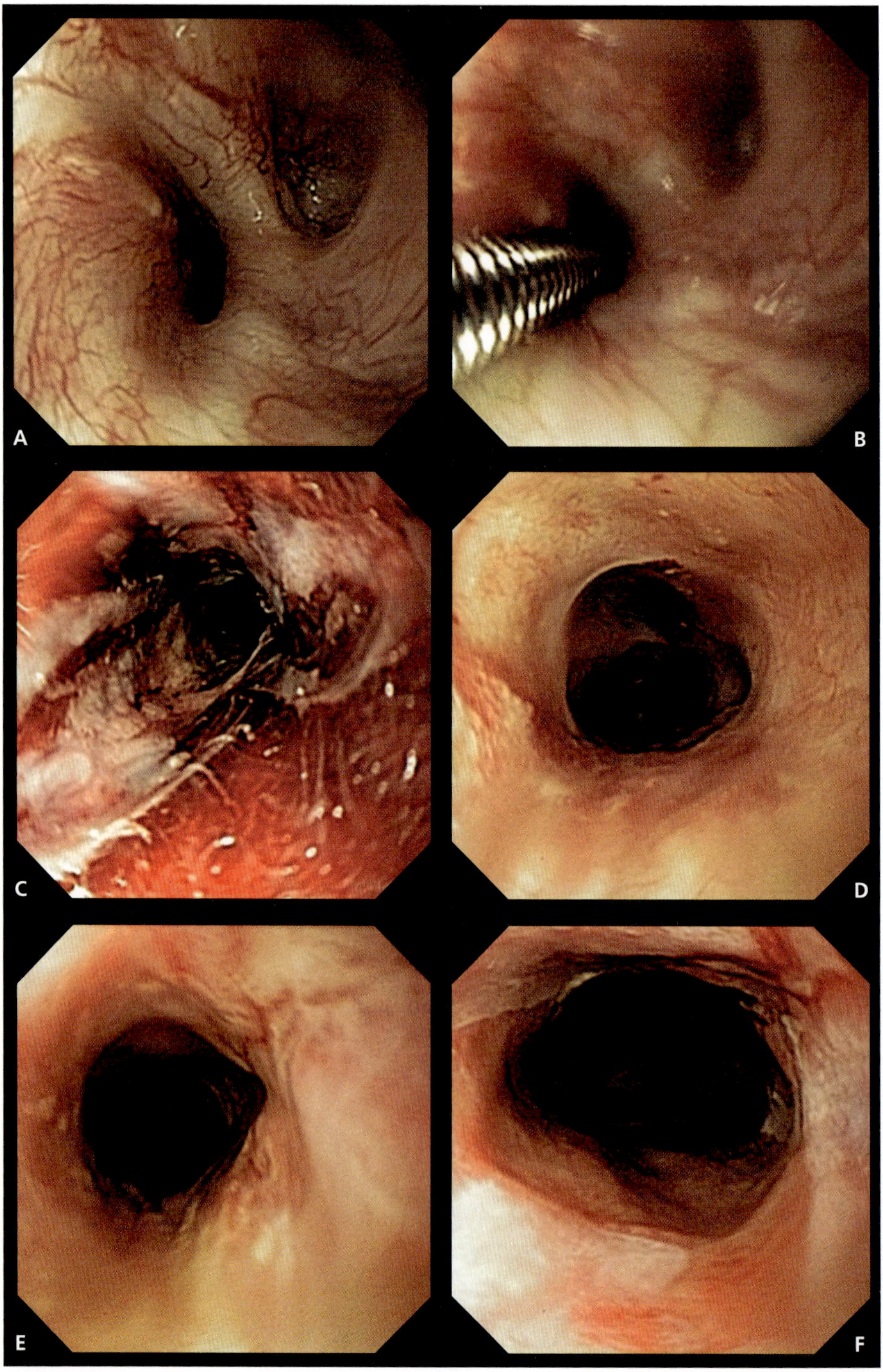
A
B
C
D
E
F

Fig.1-9. Estenose cáustica complexa com múltiplos níveis de estreitamento, divertículos no esôfago proximal e medial, associada à hérnia hiatal por encurtamento esofágico.
(**A**) Estenose cervical e divertículo; (**B**) passagem de fio-guia; (**C**) longa estenose do esôfago médio após dilatação com vela americana de 12 mm, observam-se largas lacerações até a muscular. (**D-F**) Avaliação após 3 sessões de dilatação com velas até 15 mm e injeções de triancinolona, em **F** vê-se estenose distal e hérnia hiatal por encurtamento esofágico.

cunferenciais e com áreas de necrose, constituem o grupo de risco a desenvolver estenoses e deve ser monitorado com maior atenção.[77]

O acometimento transmural esofágico pelo agente cáustico, principalmente alcalino forte, pode acometer a muscular própria, levando a distúrbios motores e predispor à DRGE.[78] É importante lembrar-se dessa associação, uma vez que a constante agressão pelo conteúdo ácido do estômago colabora na perpetuação da lesão estenótica, acrescentando-lhe o componente péptico.[79] Assim, o uso de IBP é parte do tratamento da estenose cáustica do esôfago.

Dos métodos endoscópicos previamente descritos, os mais utilizados para o tratamento da estenose cáustica são a dilatação mecânica por velas e a dilatação balonada. Zang *et al.* sugeriram que para estenoses retas e curtas, as velas seriam a melhor escolha, enquanto lesões tortuosas e mais longas seriam mais bem tratadas com dilatações escalonadas com balão TTS.[36] A resposta à dilatação tende a ser pior do que para outras etiologias, o que é explicável pelo acometimento transmural, a extensão da lesão e a associação à DRGE.[31] O número de sessões é variável e depende do tamanho da lesão e do início do tratamento. Tiryak *et al.* reportaram que o início precoce de dilatações com velas, uma semana após a ingesta do agente agressor, não diminui o risco de formação da estenose, mas reduz o tempo de tratamento para seu alívio, sem aumentar o risco de perfuração.[78]

A estenotomia também aparece como opção terapêutica nos casos refratários à dilatação mecânica e balonada, embora seja de execução mais difícil em decorrência das, normalmente, longas extensões de estenoses decorrentes das agressões cáusticas. Sua eficácia neste tipo específico de estenose carece de estudos mais aprofundados.

A injeção intralesional de triancinolona é outra opção de terapia, como demonstra estudo que observou diminuição na frequência das sessões de dilatações necessárias e aumento no diâmetro máximo atingido.[80] Kochhar *et al.* reportaram os mesmos resultados anteriores, porém em um grupo constituído somente por pacientes com estenoses cáusticas.[81] As taxas de complicações específicas associadas às injeções de esteroides são pequenas, exceto por relatos de associação à candidíase esofágica.[80]

O uso de próteses esofágicas, assim como em outras etiologias, pode ser indicado em casos de estenoses cáusticas refratárias ao tratamento convencional. Thomas *et al.* em uma metanálise com portadores de estenoses por diversas etiologias, mostraram que o uso de próteses autoexpansíveis, tanto metálicas como plásticas, apresenta eficácia em torno de 46% e índice de migração próximo a 27%.[47] Atualmente, estão em teste as próteses biodegradáveis que prometem ter menores taxas de migração. Karakan *et al.*, em uma pequena série de pacientes, mostraram que estas próteses são opções seguras e eficazes no tratamento de pacientes com estenoses cáusticas.[82]

Uma peculiaridade no tratamento da estenose cáustica é o uso de mitomicina C. Esta droga, com propriedades antifibroblásticas, antibióticas e antineoplásicas, inibe a síntese de RNA e pode suprimir a proliferação celular em qualquer fase do ciclo mitótico. É utilizada em procedimentos oftalmológicos, no manejo de estenoses laringotraqueais e para reduzir a recorrência de estenoses uretrais pós-uretrotomias. No manejo das estenoses cáusticas de crianças, é utilizada por aplicação tópica através de esofagoscópio rígido. Nestes casos, há estudos que mostram diminuição no número de dilatações necessárias e aumento do tempo livre de disfagia e que, em virtude da baixa dose utilizada, não há relatos de efeitos adversos locais ou sistêmicos decorrentes de sua aplicação.[83] Contudo, seu potencial cancerígeno não pode ser desconsiderado, principalmente quando se trata de utilização em crianças. Por isso, é sugerido acompanhamento periódico por longo prazo com endoscopias e biópsias do leito da estenose, para vigilância de atipia ou displasia celular.[83]

ESTENOSE ACTÍNICA

A radioterapia (RT) é uma modalidade de tratamento para várias doenças malignas do tórax, cabeça e pescoço.[84] Os efeitos danosos da RT no esôfago podem-se manifestar por estenose e/ou por alterações do peristaltismo. A estenose esofágica aparece meses após o fim do tratamento radioterápico.[85,86] A ocorrência de estenose esofágica pós-RT ou, estenose actínica (EA), varia entre 0,8 e 30%, em casos tratados com doses de radiação superiores a 5.000 cGy.[87-89]

Está demonstrado que, quando quimioterapia é associada à RT, aumenta muito a incidência de EA.[90]

Além da EA, a perda funcional do esôfago, secundária às alterações peristálticas induzidas pela RT, afeta a qualidade de vida dos pacientes. Estas condições têm aumentado em incidência pela maior sobrevida dos pacientes pós-RT.[91]

A EA se caracteriza por uma fibrose tecidual causada por uma endoarterite obliterativa progressiva, que gera isquemia.[92] O exato mecanismo e os fatores de risco da radiação envolvidos no desenvolvimento de EA não são estabelecidos, mas há evidências de que a dose de radiação e a extensão esofágica tratada têm relação na indução do processo que conduz à estenose.[91]

Casos graves de EA que envolvem a região faringoesofágica ou que obliteram quase completamente o lúmen esofágico e não permitem a passagem do endoscópio ou do fio-guia, exigem, para que o tratamento dilatador seja efetivado por velas ou balões, a adoção de técnicas de abordagem retrógrada e anterógrada, como já foi exposto no tópico **Passagem de Fio-Guia em Situações Especiais**.[93,94]

Em estudo retrospectivo conduzido por Tuna *et al.*, ficou demonstrado que o fator importante que mais afeta o sucesso da dilatação endoscópica por velas na EA é o tempo decorrido entre o término da RT e o aparecimento da estenose esofágica, tendo impacto negativo no sucesso da dilatação quanto mais precocemente a estenose se manifestar. Além disso, o estudo mostrou que idade, gênero, grau de estenose, número de dilatações e sondas de alimentação não afetaram o sucesso do tratamento.[95]

A Figura 1-10 apresenta quadro de estenose actínica complexa a 17 cm da ADS, em paciente de 77 anos, dilatada até 14 mm com velas americanas em sessões bissemanais. Após a primeira sessão dilatadora até 11 mm, ocorreu um falso trajeto pela passagem do endoscópio na revisão pós-dilatação.

ESTENOSES SECUNDÁRIAS A TERAPIAS ENDOSCÓPICAS

Algumas patologias esofágicas requerem terapias endoscópicas, que podem-se complicar por estenoses. Dentre estas, figuram o tratamento das varizes esofágicas secundárias à hipertensão porta, realizado por escleroterapia (ET) ou por ligaduras elásticas (LE), as ressecções de tumores benignos ou malignos precoces, conduzidas por mucossectomia (EMR – *endoscopic mucosal resection*) ou por dissecção submucosa (ESD – *endoscopic submucosal dissection*), e o tratamento ablativo do esôfago de Barrett com displasia de alto grau ou com adenocarcinoma intramucoso, feito, principalmente, por terapia fotodinâmica (PDT *photo dynamic therapy*), por radiofrequência ou por crioterapia.

A ET, realizada pela injeção intra e/ou paravasal de soluções esclerosantes, dentre as quais o oleato de etanolamina é a mais utilizada no Brasil, causa uma endotelite venosa e uma inflamação perivenosa, que resultam na obliteração inflamatória dos cordões varicosos. Este processo, que pode evoluir com formação de úlceras esofágicas ao cicatrizar, causando graus variados de fibrose e, às vezes, estenose. A evolução para estenose, segundo estudo de Schmitz *et al.*, gira em torno de 25%.[96]

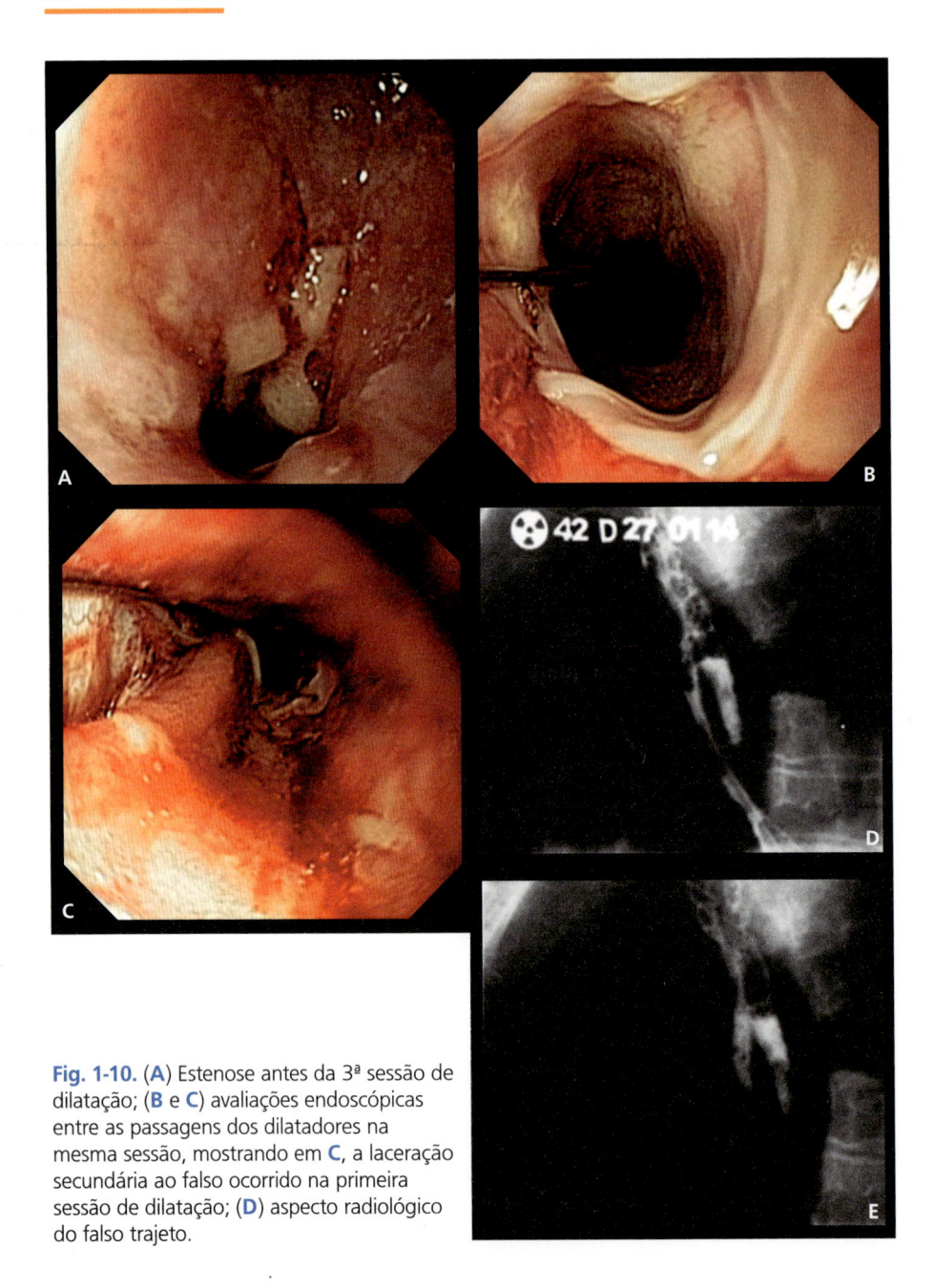

Fig. 1-10. (A) Estenose antes da 3ª sessão de dilatação; **(B** e **C)** avaliações endoscópicas entre as passagens dos dilatadores na mesma sessão, mostrando em **C**, a laceração secundária ao falso ocorrido na primeira sessão de dilatação; **(D)** aspecto radiológico do falso trajeto.

As estenoses pós-ET assemelham-se às estenoses pépticas, pois, em geral, são curtas e localizadas no esôfago distal. Assim como as EPs, respondem bem ao tratamento dilatador com velas de Savary-Gilliard ou velas Americanas, associado ao uso de IBP. Em média, 3 a 5 sessões dilatadoras são suficientes para se atingir os diâmetros desejados.[68,97]

Outra opção terapêutica para varizes esofágicas, a ligadura elástica, consiste no estrangulamento de segmentos teciduais, que envolvam cordões varicosos, por ligas elásticas montadas sobre um *cap* plástico, fixado à ponta do endoscópio. O segmento de tecido aspirado pelo *cap* e ligado ("estrangulado" pela liga elástica), necrosará, se desprenderá entre o 5º e o 10º dia e deixará, inexoravelmente, no local uma úlcera. Estas úlceras normalmente são rasas e levam a cicatrizes planas, que segundo Schimtz *et al.*, evoluem para estenose em apenas 1,9% dos casos.[96]

A formação de estenose por LE, em geral, ocorre quando duas ou mais ligas são aplicadas em um mesmo nível da circunferência esofágica, em desacordo a uma regra básica do método, que é aplicar as ligas em espiral.[98] As estenoses formadas, normalmente são anulares, simples e respondem a poucas sessões dilatadoras com velas ou balões (Fig. 1-11).

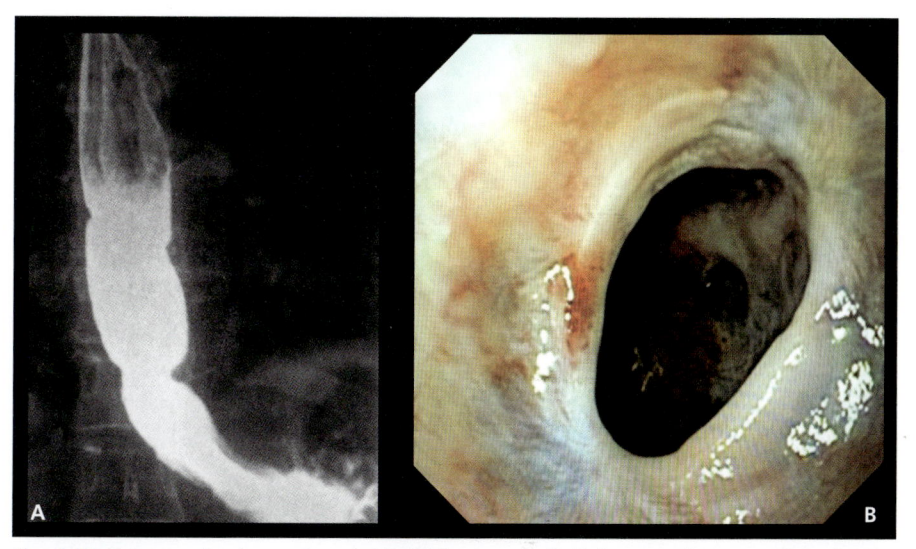

Fig. 1-11. Estenose simples anular pós-LE. (**A**) Imagem radiológica com duas retrações pós-LE proximais desalinhadas e duas retrações distais alinhadas formando a estenose anular; (**B**) imagem endoscópica da estenose, na qual se percebe as duas retrações cicatriciais alinhadas na circunferência esofágica.

Com o advento e a propagação da cirurgia minimamente invasiva, a EMR e a ESD têm hoje indicações precisas na terapia do câncer esofágico superficial (invasão tumoral até a lâmina própria) e têm sido cada vez mais usadas como alternativas à cirurgia, em virtude dos seus excelentes resultados.[99,100] Estas técnicas, entretanto, podem causar graves estenoses esofágicas.

A estenose pós-EMR ocorre em pacientes submetidos a ressecções superiores a dois terços da circunferência esofágica e também têm relação com a extensão longitudinal da ressecção. A taxa de risco para ressecções com extensão longitudinal inferiores a 30 mm é de 33% e chega a 100% para extensões superiores a 30 mm.[101]

Bons resultados terapêuticos têm sido relatados por dilatações com balões de até 18 mm, tendo-se observado também relação entre a extensão das lesões e o número de sessões necessárias para obtenção de resultados satisfatórios. Em média 8 sessões para lesões > 30 mm e, às vezes, apenas uma sessão para lesões < 30 mm.[101]

A ESD tem uma vantagem sobre a EMR, que é a remoção dos tumores em bloco, independentemente de seus tamanhos.[102] Embora a exata incidência de estenose pós-ESD seja desconhecida, ela se relaciona com a extensão circunferencial ressecada.[103] Comumente ocorre estenose quando a ESD envolve toda a circunferência esofágica.[103] O tratamento de escolha para estenoses pós-ESD circunferenciais é a dilatação balonada, assim como para estenoses semicircunferenciais.[104,105] Observa-se, contudo, nos relatos de alguns autores, uma grande diversidade no número de sessões de dilatações, entre 2 e 32, necessárias para obtenção de lumens satisfatórios.[103]

Corticoterapia sistêmica foi sugerida por Isomoto *et al.*, na prevenção de estenoses pós-ESD circular. Contudo, diante da pequena amostra estudada pelos autores, considera-se que estudos adicionais sejam necessários para validar esta hipótese.[106]

Como alternativa à cirurgia, o tratamento ablativo do esôfago de Barrett com displasia de alto grau ou com adenocarcinoma intramucoso, tem sido realizado endoscopicamente por diversas técnicas, dentre as quais a terapia fotodinâmica (PDT), a radiofrequência e a crioterapia são as mais empregadas atualmente.

Estudos controlados mostram redução significativa na progressão para câncer do Barrett com displasia tratado com PDT e com radiofrequência, com taxas de sucesso em torno de 80%.[107,108] Outros dados relatam eficácia também da crioterapia.[109] Contudo, estas modalidades terapêuticas podem-se associar a complicações, como perfuração, sangramento e estenose. A taxa de estenose associada à PDT gira em torno de 15% e à radiofrequência em torno de 6%.[70]

Bons resultados foram obtidos com tratamento dilatador por velas de Savary-Gilliard em casos de estenoses pós-PDT.[110] Não há estudos sobre dilatações endoscópicas de estenoses secundárias à terapia com radiofrequência e com crioterapia, porém, por analogia com os resultados relatados sobre estenoses pós-PDT, pode-se esperar que dilatações mecânicas ou balonadas sejam igualmente aplicáveis a estes tipos de lesões.

ESTENOSES DE ANASTOMOSES CIRÚRGICAS (EACs)

A EAC é uma complicação frequente nas anastomoses esofágicas, ocorrendo entre 5 e 46% dos casos de esofagectomia.[43] Na correção da atresia esofágica, essa incidência varia de 18 a 50%.[111]

A etiopatogenia da EAC é multifatorial e envolve, não apenas o comprometimento do aporte sanguíneo da região, considerado o fator principal, como também infecção local, deiscência anastomótica e efeitos diretos da radio e quimioterapia neoadjuvantes.[112]

Um estudo de 2010 demonstrou que doença cardiovascular, reconstrução com tubo gástrico e deiscência da anastomose são isoladamente fatores de risco para a formação de estenose. Deiscência, radio e quimioterapia neoadjuvantes e o desenvolvimento da estenose dentro de 90 dias da cirurgia foram, independentemente, associados ao desenvolvimento de estenoses refratárias.[113]

Na correção da atresia de esôfago, os principais fatores de risco para a formação de EAC são a tensão da anastomose, a confecção de duas camadas de sutura, a ocorrência de deiscência e o refluxo gastroesofágico.[114]

As principais técnicas utilizadas no tratamento de EACs esofágicas são a dilatação mecânica e a balonada.

Tratamento das EACs por dilatadores mecânicos

Não há consenso quanto ao diâmetro máximo de dilatação do segmento estenosado a ser alcançado. Na literatura, estes variam entre 11 e 16 mm, que podem ser atingidos em uma única sessão ou em múltiplas sessões semanais.[115]

O sucesso alcançado com a dilatação mecânica, realizando-se entre 3 a 4 dilatações por paciente, aproxima-se de 100%.[116]

As taxas de complicação não diferem das demais etiologias. Adverte-se, contudo, para o cuidado no uso de velas para dilatações de EAC, especialmente naquelas em que não se consegue transpor o endoscópio. Nestas situações, é arriscado utilizar-se velas, pois suas longas extremidades afiladas (15 cm) podem causar lesões à jusante da estenose, em segmento gástrico ou intestinal.

Tratamento das EACs por dilatadores balonados

As primeiras dilatações esofágicas bem-sucedidas utilizando balão datam da década de 1980 e, desde então, seu uso vem crescendo, fazendo com que hoje o balão dilatador seja uma terapêutica de primeira linha no tratamento de EAC do esôfago.

Não há consenso na literatura acerca do diâmetro do balão a ser utilizado, devendo o endoscopista avaliar cada caso especificamente. Um estudo com 155 pacientes que utilizou somente controle radiológico mostrou que 20 mm seria um diâmetro seguro.[117] Thyoka et al. relataram índices de sucesso de 70-100%, realizando em média 2,9 dilatações por paciente.[118] Park et al. necessitaram de 1,99 dilatações por paciente para eliminar as queixas disfágicas, observando que, em 50% dos pacientes, esse objetivo foi atingido em uma única sessão.[117]

Tratamento das EACs por injeções intralesionais de corticoide

A aplicação intralesional de triancinolona leva à diminuição na frequência das sessões de dilatação e ao aumento no diâmetro máximo atingido em estenoses refratárias de diversas etiologias, incluindo a EAC.[80] Entretanto, Hirdes et al., em um estudo com 60 pacientes portadores de EAC, randomizados em dois grupos, não conseguiram reproduzir esses resultados. Além de observar um aumento estatisticamente significativo da ocorrência de candidíase esofágica nos pacientes tratados com o corticoide. Acredita-se que a diferença na etiopatogênese seja responsável pela variedade de resposta ao uso do corticoide. Mais estudos, envolvendo maiores amostras, são necessários para esclarecer essa questão.[119]

Tratamento das EACs por estenotomia

O tratamento de estenoses por meio de incisões radiais pode ser usado em estenoses anastomóticas refratárias ou mesmo como primeira opção terapêutica.[46]

Hordijk et al., publicaram um estudo com 20 casos de estenotomia em lesões refratárias ao tratamento com velas. Neste estudo, o autor demonstrou 100% de eficácia, e observou recorrência de disfagia apenas nos casos de estenoses com extensões > 10 mm. Nenhum paciente apresentou complicações decorrentes do procedimento.[43]

Mais recentemente foi proposto um método alternativo para a realização da estenotomia, utilizando um *cap* transparente e acessórios tipo Iso-Tome e IT-*knife* (Fig. 1-12).[46]

Tratamento das EACs por próteses esofágicas

No tratamento das EACs refratárias, a melhora na disfagia associada ao uso das próteses, metálicas ou plásticas varia de 23-95%.[47] Contudo, as taxas de migração ainda permanecem elevadas. Em um estudo de 2012, 24 pacientes com EACs refratárias à dilatação com velas foram submetidos à colocação de SEMS. Todos apresentaram melhora significativa da disfagia. O intervalo com a prótese *in situ* variou entre 4 e 8 semanas. Sete pacientes apresentaram recorrência da disfagia, em uma média de 3 meses após a retirada, sem melhora após uma nova tentativa de dilatação com prótese.[120]

O uso de próteses autoexpansíveis biodegradáveis aparece como uma promessa para o futuro do tratamento das EACs, havendo relatos, em casuísticas pequenas, que mostram melhora importante na disfagia e baixas taxas de complicações.[121]

ESTENOSES SECUNDÁRIAS À ESOFAGITE EOSINOFÍLICA

A EEo é uma doença imunoalérgica mediada, que se caracteriza clinicamente por sintomas de disfunção esofágica e histologicamente por uma infiltração inflamatória do epitélio esofágico com predomínio de eosinófilos (eosinofilia esofágica).[122]

A eosinofilia esofágica crônica conduz a um remodelamento tecidual que envolve hiperplasia epitelial, fibrose subepitelial e hipertrofia da musculatura lisa do órgão. Este remodelamento é o responsável pelo aparecimento dos anéis, das estenoses e da fragilidade mucosa que são características endoscópicas de EEo.[123-125]

A patogênese do remodelamento tecidual não está inteiramente esclarecida, mas estudos sugerem que mediadores produzidos pelos eosinófilos e mastócitos presentes na mucosa, assim como citocinas produzidas por outras células inflamatórias e pelas próprias células epiteliais e estrumais do esôfago, estão envolvidos. Igualmente, as interleucinas IL-4 e IL-13 e as citocinas Th2, que têm efeitos pró-fibróticos e de remodelamento, e que são produzidas em excesso nas doenças alérgicas, participam do processo.[126]

A EEo, reconhecida como entidade clínica distinta há apenas 2 décadas, vem sendo identificada de forma crescente, em parte, em virtude da divulgação de seus achados endoscópicos característicos e, possivelmente também, em virtude de uma maior incidência da doença.[127,128]

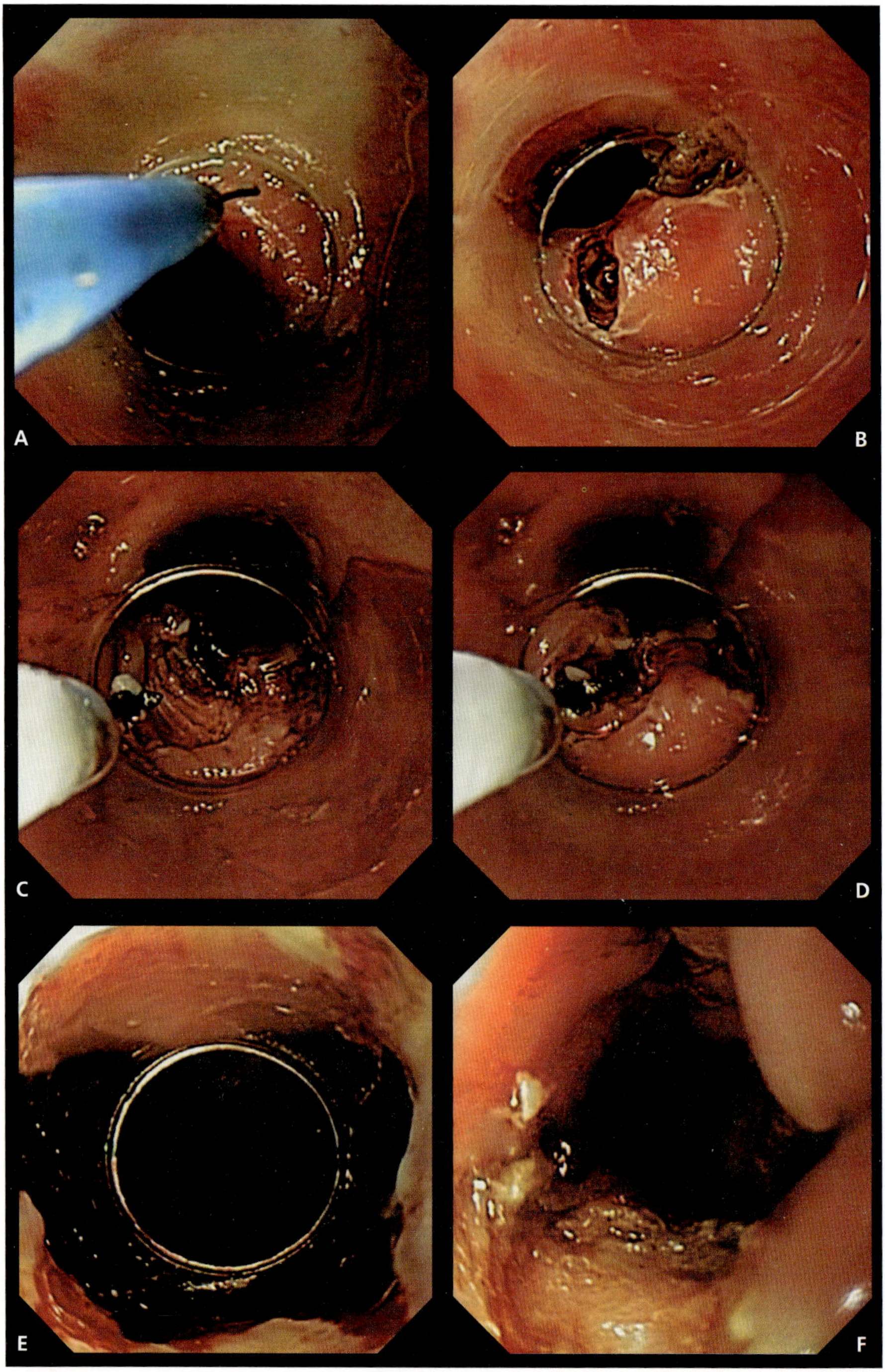
A
B
C
D
E
F

Fig. 1-12. Estenose de anastomose esofagogástrica a 15 cm da ADS, em paciente de 40 anos: (**A** e **B**) incisão da mucosa com *needle knife*; (**C** e **D**) miotomia da camada circular com *triangle knife*. (**E**) Após incisões e miotomia nos 4 quadrantes é possível passar o endoscópio com *cap*; (**F**) detalhe de um dos quadrantes após dilatação complementar com vela de 15 mm.

Seu diagnóstico correto e sua diferenciação com gastroenterite eosinofílica, síndrome hipereosinofílica, doença do colágeno, neoplasias, moniliase e, principalmente, com as formas de DRGE que cursam com eosinofilia esofágica acentuada, requer o cumprimento de um rígido protocolo, estabelecido em 2011 pelo 2º Consenso Internacional sobre EEo.[122] O ponto mais importante desse protocolo, cujo detalhamento foge ao escopo deste capítulo, é justamente o que envolve a diferenciação entre EEo e DRGE, pois daí, resultará a determinação de duas formas terapêuticas bastante distintas, qual sejam, corticoterapia para EEo e terapia antirrefluxo para DRGE.

As estenoses associadas à EEo, em geral, ocorrem em casos com evolução prolongada da doença.[129-131] Neste sentido, um estudo demonstrou que, clinicamente, adultos com EEo, tipicamente apresentam disfagia, impactação alimentar e sintomas de refluxo, enquanto crianças apresentam refluxo refratário, dor abdominal, vômitos e retardo do crescimento, e que, endoscopicamente, adultos apresentam mais achados associados à fibrose, como anéis, estenoses e esôfago de pequeno calibre, enquanto as crianças apresentam mais achados de inflamação, como edema, microexsudação brancacenta e sulcos longitudinais (Fig. 1-13).[132] Estenoses também podem ser observadas em casos de DRGE associados à eosinofilia esofágica acentuada, sendo estas limitadas ao esôfago distal e, em geral, anulares. Dentre estas, o anel de Schatzki é a mais incidente (Fig. 1-14).[74]

As opções de tratamento para EEo incluem medicamentos, dietas com exclusão de antígenos alimentares e dilatações.

Dentre os medicamentos, vários já foram testados, porém, na prática atual figuram principalmente os esteroides tópicos como a fluticasona *spray* e a budesonida viscosa, que além de serem efetivos no controle da inflamação ativa, parecem reverter, pelo menos em parte, a fibrose subepitelial.[10]

Os dois tipos de tratamentos dietéticos que se sobressaem são os que promovem uma eliminação indiscriminada dos antígenos alimentares. A dieta elementar de aminoácidos, que se baseia na substituição de todo tipo de proteína intacta por uma fórmula baseada em aminoácidos. Tem eficácia de 96% na remissão dos achados endoscópicos e é parcialmente efetiva na reversão da fibrose subepitelial.[133-134] Contudo, apesar de efetiva, é pouco aceita, por seu

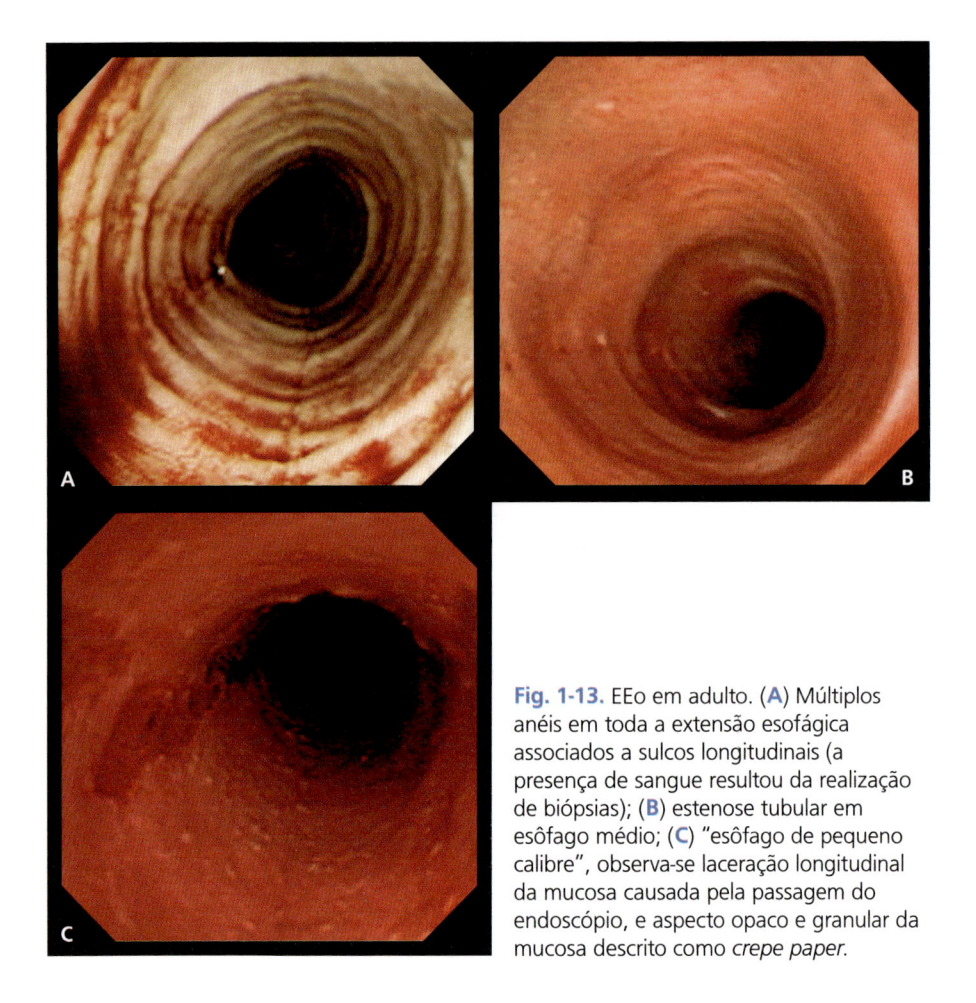

Fig. 1-13. EEo em adulto. (**A**) Múltiplos anéis em toda a extensão esofágica associados a sulcos longitudinais (a presença de sangue resultou da realização de biópsias); (**B**) estenose tubular em esôfago médio; (**C**) "esôfago de pequeno calibre", observa-se laceração longitudinal da mucosa causada pela passagem do endoscópio, e aspecto opaco e granular da mucosa descrito como *crepe paper*.

sabor muito desagradável, pelo seu alto custo e pela rápida recidiva dos achados após sua interrupção. A outra é a "dieta dos seis alimentos", que exclui empiricamente os seis alimentos mais antigênicos na população pediátrica (leite, trigo, soja, ovo, castanhas e frutos do mar). Após a regressão dos sintomas e achados, os alimentos são reintroduzidos um a um e, a cada reintrodução é feita uma nova avaliação endoscópica.[135] Um estudo que empregou esta dieta empírica em 50 adultos, obteve taxa de remissão dos achados em 70% e redução dos sintomas em 94% dos casos.[136]

O tratamento dilatador, que é o foco deste capítulo, é feito através de velas sobre fio-guia e de dilatadores balonados seguindo as técnicas convencionais. Está indicado para os casos com estenoses que não responderam ao tratamento

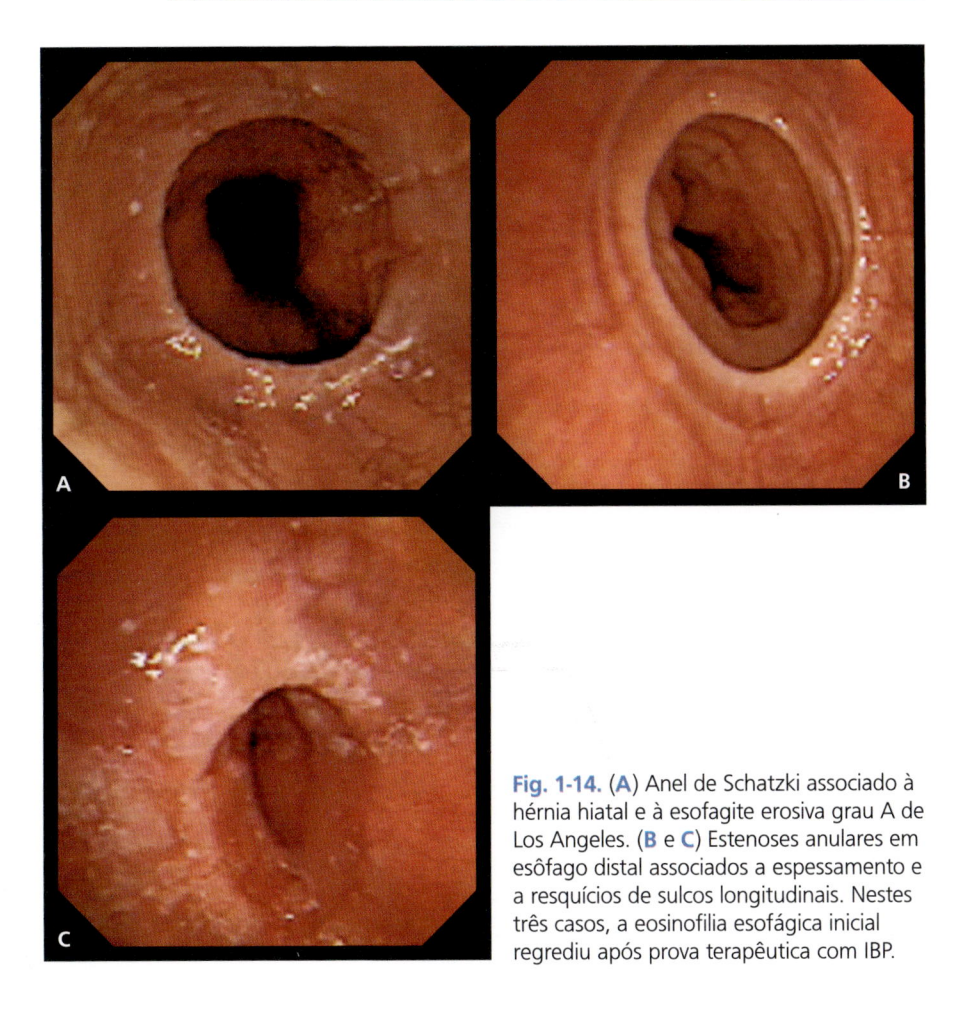

Fig. 1-14. (**A**) Anel de Schatzki associado à hérnia hiatal e à esofagite erosiva grau A de Los Angeles. (**B** e **C**) Estenoses anulares em esôfago distal associados a espessamento e a resquícios de sulcos longitudinais. Nestes três casos, a eosinofilia esofágica inicial regrediu após prova terapêutica com IBP.

medicamentoso ou dietético, situações que normalmente envolvem pacientes com evolução prolongada da doença. As dilatações devem ser evitadas nos casos que tenham sinais endoscópicos de atividade da inflamação eosinofílica.[137] As velas e os balões TTS se mostram igualmente eficazes, com taxas de sucesso no alívio dos sintomas, quando calibres de até 16 mm são atingidos, entre 67 a 83%, contudo, as dilatações não interferem na patogênese da EEo.[138,139] Algumas vezes, especialmente em pacientes que se apresentam com o chamado "esôfago de pequeno calibre", pode ocorrer uma "dilatação inadvertida" da estenose pela passagem do endoscópio, que só é percebida na retirada do aparelho (Fig. 1-15). É interessante observar que estas dilatações limitadas ao diâmetro do endoscópio causam alívio da disfagia por longos períodos.

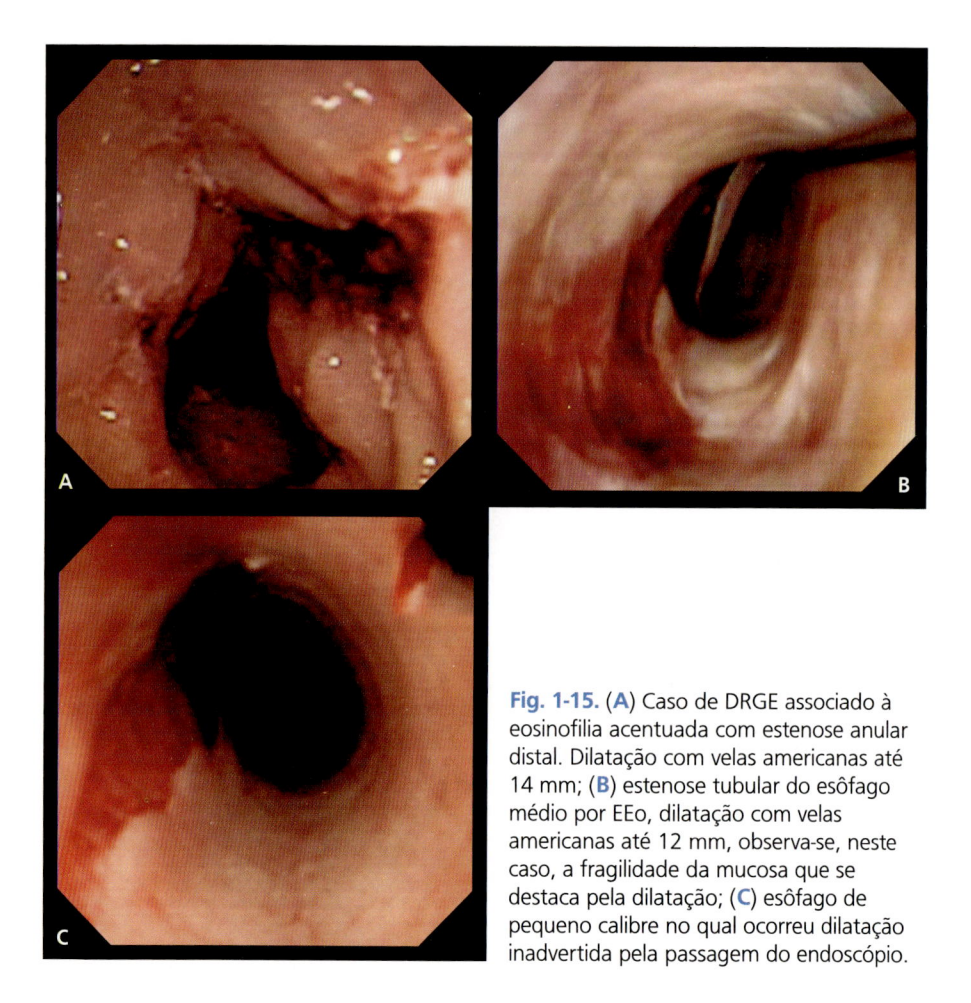

Fig. 1-15. (**A**) Caso de DRGE associado à eosinofilia acentuada com estenose anular distal. Dilatação com velas americanas até 14 mm; (**B**) estenose tubular do esôfago médio por EEo, dilatação com velas americanas até 12 mm, observa-se, neste caso, a fragilidade da mucosa que se destaca pela dilatação; (**C**) esôfago de pequeno calibre no qual ocorreu dilatação inadvertida pela passagem do endoscópio.

As dilatações podem-se associar a complicações, dentre as quais a mais frequente é a dor pós-procedimento, que, normalmente, cede com analgésicos comuns. É aconselhável prevenir antecipadamente os pacientes sobre esta possibilidade.[139] Sangramentos também podem ocorrer, porém a complicação mais temida é a perfuração esofágica. Esta foi relatada em elevada incidência em trabalhos iniciais, contudo em uma metanálise de 2010, envolvendo 468 pacientes que se submeteram a 671 sessões de dilatação, a taxa de perfuração foi de apenas 0,1%.[18,140] Além dessa metanálise, outros estudos subsequentes reportam taxas de perfuração de no máximo 1%, semelhante às taxas de perfuração de outros tipos de estenoses esofágicas.[141]

Contudo, é recomendado que por sessão dilatadora, incrementos de diâmetro de 1 mm, se limitem a apenas três ou menos.[141] As dilatações normalmente propiciam longos períodos livres de sintomas.[128,142]

TRATAMENTO DA ESTENOSE POR DOENÇAS BOLHOSAS

Por compartilhar com a pele a constituição de seu revestimento epitelial escamoso estratificado, o esôfago também pode ser alvo de doenças descamativas e bolhosas. Os principais a causar estenose são o pênfigo vulgar e a epidermólise bolhosa (Fig. 1-16).

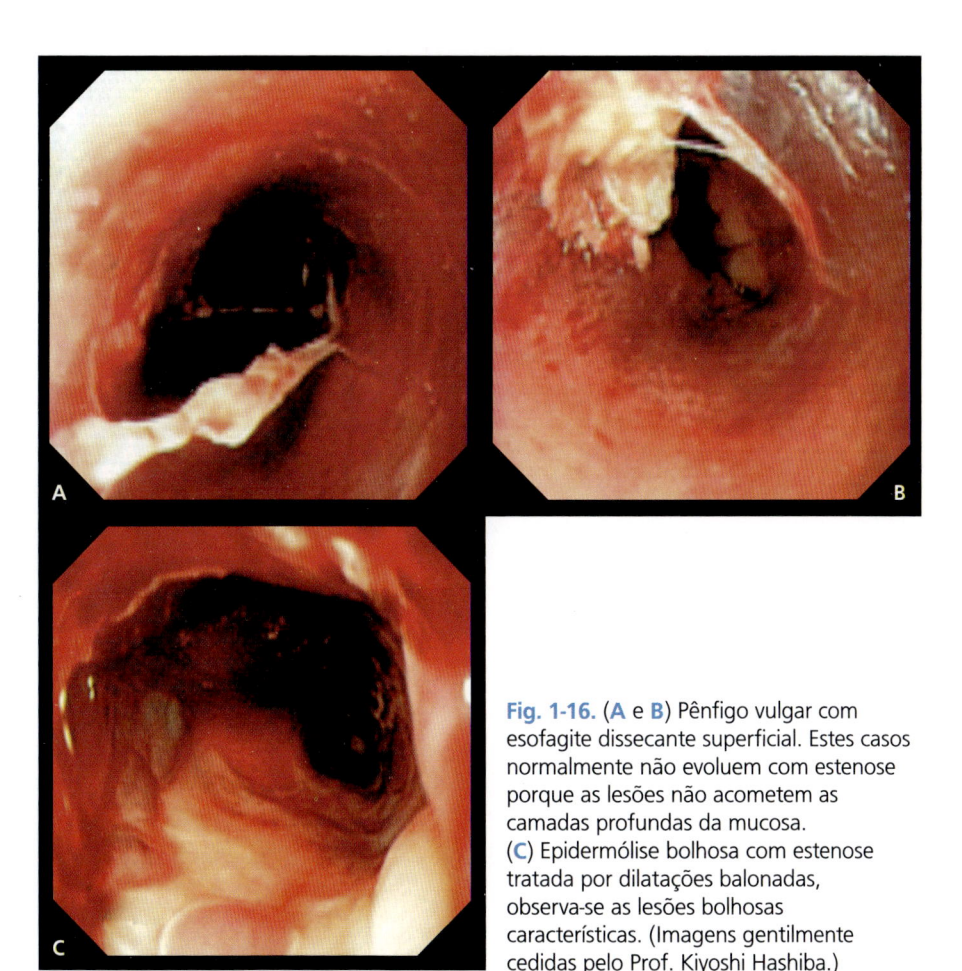

Fig. 1-16. (**A** e **B**) Pênfigo vulgar com esofagite dissecante superficial. Estes casos normalmente não evoluem com estenose porque as lesões não acometem as camadas profundas da mucosa.
(**C**) Epidermólise bolhosa com estenose tratada por dilatações balonadas, observa-se as lesões bolhosas características. (Imagens gentilmente cedidas pelo Prof. Kiyoshi Hashiba.)

Pênfigo vulgar

É uma doença autoimune rara, que cursa com lesões vesicobolhosas intraepidérmicas e intraepiteliais, que afetam pele e mucosas. A doença caracteriza-se pela presença de autoanticorpos IgG4 que atacam a proteína desmogleína 3, uma importante molécula de adesão celular. Como resultado, ocorre acantólise e perda de coesão entre células da epiderme, com formação de bolhas e erosões em pele e mucosas.[143]

Sobre o acometimento esofágico, há carência de estudos e, dentre os relatos existentes, há discordância quanto à incidência do seu envolvimento. Alguns autores reportam como raro o comprometimento esofágico, porém há um estudo que relatou envolvimento esofágico de 57% em pacientes com as manifestações orais do pênfigo vulgar.[144]

As agressões traumáticas continuadas do epitélio podem levar à formação de bolhas e à descamação, que, pelo processo regenerativo, causam fibrose. Embora raramente, esta fibrose pode evoluir para estenoses.[145]

O tratamento das estenoses requer dilatações e, as balonadas, que só exercem força radial e por isso causam menos trauma à mucosa, parecem ser mais indicadas.

Epidermólise bolhosa

É um grupo heterogêneo de desordens do epitélio escamoso estratificado, caracterizado por mutação no gene do colágeno tipo VII, maior componente do complexo de adesão epidermal. Esta alteração leva à formação de lesões bolhosas em pele e mucosas, aos mínimos traumas ou mesmo espontaneamente.[146] A maioria é de caráter hereditário e podem ser divididas em três grupos maiores: epidermólise bolhosa simples, epidermólise bolhosa juncional e epidermólise bolhosa distrófica (EBD).[143]

O acometimento esofágico, que é a mais comum dentre as manifestações extracutâneas, tem incidência de 76%.[147] A ocorrência de estenose se dá principalmente no subtipo EBD.[146]

A fisiopatologia da estenose parece envolver trauma da mucosa por alimentos sólidos ou muito quentes e pelo refluxo ácido do estômago, com formação de bolhas, erosões e úlceras, que acabam por cicatrizar, formando retrações e estreitamento luminal do órgão. Sabe-se, ainda, que as cicatrizes esofágicas culminam por produzir um encurtamento do órgão, predispondo à DRGE, que, por sua vez, contribui para manutenção da agressão e perpetuação da estenose. Assim, o tratamento das estenoses deve envolver o uso de IBP para aliviar a DRGE.

A melhor técnica de abordagem da estenose nesse grupo de pacientes ainda não foi definida. Velas já foram utilizadas no passado, a força tangencial aplicada à mucosa extremamente frágil levava à formação de lesões adicionais e elevava o risco de perfuração esofágica.[146] Os dilatadores balonados parecem ter índices menores de complicação, possivelmente por exercerem somente força radial, especificamente na estenose. Há autores que defendem o uso do balão guiado apenas por fluoroscopia, para evitar os traumas de contato do endoscópio com a mucosa da hipofaringe e do próprio esôfago.[147] Outros autores mostraram que a dilatação com balão TTS pode ser segura e efetiva, com a vantagem de evitar o uso do Rx, agente agressor para mucosa esofágica.[146] Assim, é consensual que a dilatação balonada é a melhor técnica para tratar as estenoses decorrentes da epidermólise bolhosa, porém quanto à técnica de passagem dos balões, se apenas por fluoroscopia sem endoscopia ou se só por endoscopia com balões TTSs, ainda não há resposta com respaldo científico.

REFERÊNCIAS BIBLIOGRÁFICAS

1. Lew RJ, Kochman ML. A review of endoscopic methods of esophageal dilation. *J Clin Gastroenterol* 2002 Aug.;35(2):117-26.
2. Said A, Brust DJ, Gaumnitz EA *et al*. Predictors of early recurrence of benign esophageal strictures. *Am J Gastroenterol* 2003 June;98(6):1252-56.
3. Dellon ES. Diagnostics of eosinophilic esophagitis: clinical, endoscopic, and histologic pitfalls. *Dig Dis* 2014;32(1-2):48-53.
4. Spechler SJ. AGA technical review on treatment of patients with dysphagia caused by benign disorders of the distal esophagus. *Gastroenterology* 1999 July;117(1):233-54.
5. Hagiwara A, Togawa T, Yamasaki J *et al*. Endoscopic incision and balloon dilatation for cicatricial anastomotic strictures. *Hepatogastroenterology* 1999 Mar.-Apr.;46(26):997-99.
6. Broor SL, Kumar A, Chari ST *et al*. Corrosive oesophageal strictures following acid ingestion: clinical profile and results of endoscopic dilatation. *J Gastroenterol Hepatol* 1989 Jan.-Feb.;4(1):55-61.
7. Tulman AB, Boyce Jr HW. Complications of esophagealdilation and guidelines for their prevention. *Gastrointest Endosc* 1981 Nov.;27(4):229-34.
8. Egan JV, Baron TH, Adler DG *et al*. Esophageal dilation. *Gastrointest Endosc* 2006 May;63(6):755-60.
9. Langdon DF. The rule of three in esophageal dilation. *Gastrointest Endosc* 1997;45:111.
10. Straumann A, Conus S, Degen L *et al*. Longterm budesonide maintenance treatment is partially effective for patients with eosinophilic esophagitis. *Clin Gastroenterol Hepatol* 2011;9:400-9.
11. Abele JE. The physics of esophageal dilatation. *Hepatogastroenterology* 1992 Dec.;39(6):486-89.
12. Jones MP, Bratten JR, McClave SA. The optical dilator: a clear, over-the-scope bougie with sequential dilating segments. *Gastrointest Endosc* 2006 May;63(6):840-45.

13. Shemesh E, Czerniak A. Comparison between Savary-Gilliard and balloon dilatation of benign esophageal strictures. *World J Surg* 1990 July-Aug.;14(4):518-21; discussion 521-22.
14. McLean GK, LeVeen RF.Shear stress in the performance of esophageal dilation: comparison of balloon dilation and bougienage. *Radiology* 1989 Sept.;172(3 Pt 2): 983-86.
15. Saeed ZA, Winchester CB, Ferro PS *et al*.Prospective randomized comparison of polyvinyl bougies and through-the-scope balloons for dilation of peptic strictures of the esophagus. *Gastrointest Endosc* 1995 Mar.;41(3):189-95.
16. Scolapio JS, Pasha TM, Gostout CJ *et al*.A randomized prospective study comparing rigid to balloon dilators for benign esophageal strictures and rings. *Gastrointest Endosc* 1999 July;50(1):13-17.
17. Cox JG, Winter RK, Maslin SC *et al*. Balloon or bougie for dilatation of benign oesophageal stricture? An interim report of a randomised controlled trial. *Gut* 1988 Dec.;29(12):1741-47.
18. Hirano I *et al*. Dilation in eosinophilic esophagitis: to do or not to do? *Gastrointest Endosc* 2010;71:713-14.
19. American Society of Anesthesiologists Committee. Practice guidelines for preoperative fasting and the use of pharmacologic agents to reduce the risk of pulmonary aspiration: application to healthy patients undergoing elective procedures: an updated report by the American Society of Anesthesiologists Committee on Standards and Practice Parameters. *Anesthesiology* 2011 Mar.;114(3):495-511.
20. Lichtenstein DR, Jagannath S, Baron TH *et al*. Standards of Practice Committee of the American Society for Gastrointestinal Endoscopy. Sedation and anesthesia in GI endoscopy. *Gastrointest Endosc* 2008 Nov.;68(5):815-26.
21. Zuccaro Jr G, Wilson W, Bayer AS. Antibiotic prophylaxis for bacterial endocarditis: an evolving story with new paradigms. *Arch Intern Med* 1997 Jan. 13;157(1):130-33.
22. Nelson DB, Sanderson SJ, Azar MM. Bacteremia with esophageal dilation. *Gastrointest Endosc* 1998 Dec.;48(6):563-67.
23. Kozarek RA, Patterson DJ, Ball TJ *et al*. Esophagealdilation can be done safely using selective fluoroscopy and single dilating sessions. *J Clin Gastroenterol* 1995 Apr.;20(3):184-88.
24. Saeed ZA, Ramirez FC, Hepps KS *et al*. An objective end point for dilation improves outcome of peptic esophageal strictures: a prospective randomized trial. *Gastrointest Endosc* 1997 May;45(5):354-59.
25. Sgouros SN, Vlachogiannakos J, Karamanolis G *et al*. Long-term acid suppressive therapy may prevent the relapse of lower esophageal (Schatzki's) rings: a prospective, randomized, placebo-controlled study. *Am J Gastroenterol* 2005 Sept.;100(9):1929-34.
26. Katzka DA, Paoletti V, Leite L *et al*. Prolonged ambulatory pH monitoring in patients with persistent gastroesophageal reflux disease symptoms: testing while on therapy identifies the need for more aggressive anti-reflux therapy. *Am J Gastroenterol* 1996 Oct.;91(10):2110-13.
27. Hernandez LV, Jacobson JW, Harris MS. Comparison among the perforation rates of Maloney, balloon, and savary dilation of esophageal strictures. *Gastrointest Endosc* 2000 Apr.;51(4 Pt 1):460-62.
28. Dzeletovic I, Fleischer DE, Crowell MD *et al*. Self-dilation as a treatment for resistant, benign esophageal strictures. *Dig Dis Sci* 2013 Nov.;58(11):3218-23.

29. Ho SB, Cass O, Katsman RJ*et al*. Fluoroscopy is not necessary for Maloney dilation of chronic esophageal strictures. *Gastrointest Endosc* 1995 Jan.;41(1):11-14.
30. McClave SA, Brady PG, Wright RA *et al*. Does fluoroscopic guidance for Maloney esophageal dilation impact on the clinical endpoint of therapy: relief of dysphagia and achievement of luminal patency. *Gastrointest Endosc* 1996 Feb.;43(2 Pt 1): 93-97.
31. Piotet E, Escher A, Monnier P. Esophageal and pharyngeal strictures: report on 1,862 endoscopic dilatations using the Savary-Gilliard technique. *Eur Arch Otorhinolaryngol* 2008 Mar.;265(3):357-64.
32. Maple JT, Petersen BT, Baron TH *et al*. Endoscopic management of radiation-induced complete upper esophageal obstruction with an antegrade-retrograde rendezvous technique. *Gastrointest Endosc* 2006 Nov.;64(5):822-28.
33. Mukherjee K, Cash MP, Burkey BB *et al*. Antegrade and retrograde endoscopy for treatment of esophageal stricture. *Am Surg* 2008 Aug.;74(8):686-87.
34. Lew RJ, Shah JN, Chalian A *et al*. Technique of endoscopic retrograde puncture and dilatation of total esophageal stenosis in patients with radiation-induced strictures. *Head Neck* 2004 Feb.;26(2):179-83.
35. Chiu YC, Hsu CC, Chiu KW *et al*. Factors influencing clinical applications of endoscopic balloon dilation for benign esophageal strictures. *Endoscopy* 2004 July;36(7):595-600.
36. Zhang C, Zhou X, Yu L *et al*. Endoscopic therapy in the treatment of caustic esophageal stricture: a retrospective case series study. *Dig Endosc* 2013 Sept.;25(5):490-5.
37. Siersema PD, Homs MY, Haringsma J *et al*. Use of large-diameter metallic stents to seal traumatic nonmalignant perforations of the esophagus. *Gastrointest Endosc* 2003 Sept.;58(3):356-61.
38. Gelbmann CM, Ratiu NL, Rath HC *et al*. Use of self-expandable plastic stents for the treatment of esophageal perforations and symptomatic anastomotic leaks. *Endoscopy* 2004 Aug.;36(8):695-99.
39. Kochman ML, McClave SA, Boyce HW. The refractory and the recurrent esophageal stricture: a definition. *Gastrointest Endosc* 2005 Sept.;62(3):474-75.
40. Siersema PD, de Wijkerslooth LR. Dilation of refractory benign esophageal strictures. *Gastrointest Endosc* 2009 Nov.;70(5):1000-12.
41. Holder TM, Ashcraft KW, Leape L. The Treatment of Patients with Esophageal Strictures by Local Steroid Injections. *J Pediatric Surg* 1969 Dec.;4(6).
42. Ramage Jr JI, Rumalla A, Baron TH *et al*. A prospective, randomized, double-blind, placebo-controlled trial of endoscopic steroid injection therapy for recalcitrant esophageal peptic strictures. *Am J Gastroenterol* 2005 Nov.;100(11):2419-25.
43. Hordijk ML, Siersema PD, Tilanus HW *et al*. Electrocautery therapy for refractory anastomotic strictures of the esophagus. *Gastrointest Endosc* 2006 Jan.;63(1):157-63.
44. Brandimarte G, Tursi A. Endoscopic treatment of benign anastomotic esophageal stenosis with electrocautery. *Endoscopy* 2002 May;34(5):399-401.
45. Simmons DT, Baron TH. Electroincision of refractory esophagogastric anastomotic strictures. *Dis Esophagus* 2006;19(5):410-14.
46. Lee T, Lee SH, Park JY *et al*. Primary incisional therapy with a modified method for patients with benign anastomotic esophageal stricture. *Gastrointestinal Endoscopy* 2009;69(6):1029-33.

47. Thomas T, Abrams KR, Subramanian V et al. Esophageal stents for benign refractory strictures: a meta-analysis. *Endoscopy* 2011 May;43(5):386-93.
48. Repici A, Vleggaar FP, Hassan C et al. Efficacy and safety of biodegradable stents for refractory benign esophageal strictures: the BEST (Biodegradable Esophageal Stent) study. *Gastrointest Endosc* 2010 Nov.;72(5):927-34.
49. Edwards DA. Strictures, rings, webs and spasm. *Postgrad Med J* 1974 Apr.;50(582):213-14.
50. Wynder EL, Hultberg S, Jacobsson F et al. Environmental factors in cancer of the upper alimentary tract. A Swedish study with special reference to Plummer-Vinson (Paterson-Kelly) syndrome. *Cancer* 1957;10:470-82.
51. Mansell NJ, Jani P, Bailey CM. Plummer-Vinson syndrome – A rare presentation in a child. *J Laryngol Otol* 1999;113:475-76.
52. Anthony R, Sood S, Strachan DR et al. A case of Plummer-Vinson syndrome in childhood. *J Pediatr Surg* 1999;34:1570-72.
53. Lopez Rodriguez MJ, Robledo Andres P, Amarilla Jimenez A et al. Sideropenic dysphagia in an adolescent. *J Pediatr Gastroenterol Nutr* 2002;34:87-90.
54. Chisholm M. The association between webs, iron and post-cricoid carcinoma. *Postgrad Med J* 1974;50:215-19.
55. Messmann H. Squamous cell cancer of the oesophagus. *Best Pract Res Clin Gastroenterol* 2001;15:249-65.
56. Larsson LG, Sandström A, Westling P. Relationship of Plummer-Vinson disease to cancer of the upper alimentary tract in Sweden. *Cancer Res* 1975;35:3308-16.
57. Patel PC, Yates JA, Gibson WS et al. Congenital esophageal webs. *Int J Pediatr Otorhinolaryngol* 1997 Dec. 10;42(2):141-47.
58. Buse PE, Zuckerman GR, Balfe DM. Cervical esophageal web associated with a patch of heterotopic gastric mucosa. *Abdom Imaging* 1993;18(3):227-28.
59. Hoffmann RM, Jaffe PE. Plummer-Vinson syndrome. A case report and literature review. *Arch Intern Med* 1995;155:2008-111.
60. Chung S, Roberts-Thomson IC. Gastrointestinal: upper oesophageal web. *J Gastroenterol Hepatol* 1999;14:611.
61. Enomoto M, Kohmoto M, Arafa UA et al. Plummer-Vinson syndrome successfully treated by endoscopic dilatation. *J Gastroenterol Hepatol* 2007 Dec.;22(12):2348-51.
62. Cecconello I, Felix VN, Zilberstein B et al. Cervical esophageal membrane and Plummer-Vinson syndrome: report of a caseload and review of the literature. *Rev Hosp Clin Fac Med Sao Paulo* 1994 July-Aug.;49(4):148-51.
63. Novacek G. Plummer-Vinson syndrome. *Orphanet J Rare Dis* 2006 Sept. 15;1:36.
64. Demirci F, Savas MC, Kepkep N et al. Plummer-Vinson syndrome and dilation therapy: a report of two cases. *Turk J Gastroenterol* 2005;16:224-22.
65. Lacy BE, Weiser K, Chertoff J, Fass R, Pandolfino JE, Richter JE, Rothstein RI, Spangler C, Vaezi MF. The Diagnosis of Gastroesophageal Reflux Disease. *Am J Med* 2010;123(7):583-92.
66. Altintas E, Kacar S, Tunc B, Sezgin O, Parlak E, Altiparmak E, Saritas U, Sahin B..Intralesional steroid injection in benign esophageal strictures resistant to bougie dilation. *J Gastroenterol Hepatol* 2004;19(12):1388-91.
67. Gonçalves C, Almeida N, Gomes D, Gregório C, Cotrim I, Gouveia H, Freitas D. Injecção intralesional de betametasona nas estenoses benignas do esôfago. *J Port Gastrenterol* 2006;13:22-25.
68. Novais P, Lemme E, Equi C, Medeiros C, Lopes C, Vargas C. Estenoses benignas de esôfago: abordagem endoscópica com velas de Savary-Gilliard. *Arq Gastroenterol* 2008;45(4):290-4.

69. Anselmi M, Orellana G, Innocenti F, Salgado J. Estenosis péptica del esófago: resultados alejados del tratamiento conservador. *Rev Med Chil* 2003;131(10): 1111-6.
70. Bansal A, Kahrilas PJ.Treatment of GERD complications (Barrett's, peptic stricture) and extra-oesophageal syndromes. *Best Pract Res Clin Gastroenterol* 2010;24(6): 961-8.
71. Riley SA, Attwood SE. Guidelines on the use of oesophageal dilatation in clinical practice. *Gut* 2004;53(Suppl I):i1-i6.
72. Arguello Viude L, Pertejo Pasto V. Guía práctica sobre las indicaciones y las técnicas de dilatación en las estenosis esofágicas. *Gastroenterol Hepatol* 2007; 30(9):555-62.
73. Nurko S, Teitelbaum JE, Husain K, Buonomo C, Fox VL, Antonioli D, Fortunato C, Badizadegan K, Furuta GT. Association of Schatzkiring with eosinophilic esophagitis in children. *J Pediatr Gastroenterol Nutr* 2004 Apr.;38(4):436-41.
74. Müller M, Eckardt AJ, Fisseler-Eckhoff A, Haas S, Gockel I, Wehrmann T.Endoscopic findings in patients with Schatzki rings: evidence for an association with eosinophilic esophagitis. *World J Gastroenterol* 2012 Dec. 21;18(47):6960-6.
75. Lima, EJ, Malafaia DT, Barbosa-Neto, SG. Membranas e anéis esofágicos. *Arq Bras Cir Dig* 2007;20(3).
76. Poley JW, Steyerberg EW, Kuipers EJ, Dees J, Hartmans R, Tilanus HW, Siersema PD. Ingestion of acid and alkaline agents: outcome and prognostic value of early upper endoscopy. *Gastrointest Endosc.* 2004 Sept;60(3):372-7.
77. Pessorrusso F. Esofagite por ingestão de agentes corrosivos e actínica. In: Averbach M *et al.* (Ed). Endoscopia digestiva – diagnóstico e tratamento. Rio de janeiro: Revinter, 2013. p. 207-211.
78. Tiryaki T, Livanelioglu Z, Atayurt H. Early bougienage for relief of stricture formation following caustic esophageal burns. *Pediatr Surg Int* 2005;21:78-80.
79. Mutaf O, Genç A, Herek O, Demircan M, Ozcan C, Arikan A. Gastroesophageal reflux: a determinant in the outcome of caustic esophageal burns. *J Pediatr Surg* 1996 Nov.;31(11):1494-5.
80. Kochhar R, Makharia G. Usefulness of intralesional triamcinolone in treatment of benign esophageal strictures. *Gastrointest Endosc* 2002 Dec.;56(6): 829-834.
81. Kochhar R, Ray JD, Sriram PVJ, Kumar S, Singh K. Intralesional Steroids Augment The Effects Of Endoscopic Dilation In Corrosive Esophageal Strictures. Gastrointestinal Endoscopy, Volume 49, No. 4, Part 1, 1999.
82. Karakan T, Utku O, Dorukoz O, Sen I, Colak B, Erdal H, Karatay E, Tahtaci M, Cengiz M. Biodegradable stents for caustic esophageal strictures: a new therapeutic approach. *Diseases of the Esophagus* 2013;26:319-322.
83. El-Asmar K, Hassan M, Abdelkader H, Hamza A. Topical mitomycin C application is effective in management of localized caustic esophageal stricture: A double-blinded, randomized, placebo-controlled trial. *Journal of Pediatric Surgery* 2013;48:1621-1627.
84. Mesurolle B, Qanadli SD, Merad M, Mignon F, Baldeyrou P, Tardivon A, Lacombe P, Vanel D. Unusual radiologic findings in the thorax after radiation therapy. *Radiographics* 2000;20(1):67-81.
85. Lepke RA, Libshitz HI. Radiation-induced injury of the esophagus. *Radiology* 1983;148:375-378.
86. Goldstein HM, Rogers LF, Fletcher GH, Dodd GD. Radiological manifestations of radiation-induced injury to the normal upper gastrointestinal tract. *Radiology* 1975;117(1):135-140.

87. Coia LR, Myerson RJ, Tepper JE. Late effects of radiation therapy on the gastrointestinal tract. *Int J Radiat Oncol Biol Phys* 1995;31(5):1213-36.
88. Perez CA, Stanley K, Rubin P et al. A prospective randomized study of various irradiation doses in the treatment of inoperable non-oat-cell carcinoma of the lung: preliminary report by the Radiation Therapy Oncology Group. *Cancer* 1980;45(11):2744-53.
89. Laurell G, Kraepelien T, Mavroidis P et al. Stricture of the proximal esophagus in head and neck carcinoma patients after radiotherapy. *Cancer* 2003;97(7):1693-700.
90. Lawson JD, Otto K, Grist W et al. Frequency of esophageal stenosis after simultaneous modulated accelerated radiation therapy and chemotherapy for head and neck cancer. *Am J Otolaryngol* 2008;29(1):13-19.
91. Ahlberg A, al-Abany M, Alevronta E et al. Esophageal stricture after radiotherapy in patients with head and neck cancer: experience of a single institution over 2 treatment periods. *Head & Neck* 2010;32(4):452-61.
92. Silvain C, Barrioz T, Besson I et al. Treatment and long-term outcome of chronic radiation esophagitis after radiation therapy for head and neck tumors. A report of 13 cases. *Dig Dis Sci* 1993;38(5):927-31.
93. Steele NP, Tokayer A, Smith RV. Retrograde endoscopic balloon dilation of chemotherapy- and radiation-induced esophageal stenosis under direct visualization. *Am J Otolaryngol* 2007 Mar.-Apr.;28(2):98-102.
94. Bueno R, Swanson SJ, Jaklitsch MT et al. Combined antegrade and retrograde dilation: a new endoscopic technique in the management of complex esophageal obstruction. *Gastrointest Endosc* 2001;54(3):368-72.
95. Tuna Y, Koçak E, Dinçer D et al. Factors affecting the success of endoscopic bougia dilatation of radiation-induced esophageal stricture. *Dig Dis Sci* 2012 Feb.;57(2):424-8.
96. Schmitz RJ, Sharma P, Badr AS et al. Incidence and management of esophageal stricture formation, ulcer bleeding, perforation, and massive hematoma formation from sclerotherapy versus band ligation. *Am J Gastroenterol* 2001;96(2):437-41.
97. Kochhar R, Goenka MK, Mehta SK. Esophageal strictures following endoscopic variceal sclerotherapy: antecedents, clinical profile, and management. *Dig Dis Sci* 1992;37(3):347-52.
98. Stiegmann GV, Goff JS, Sun JH et al.Technique and early clinical results of endoscopic variceal ligation (EVL). *Surg Endosc* 1989;3(2):73-78.
99. Fujita H, Sueyoshi S, Yamana H et al. Optimum treatment strategy for superficial esophageal cancer: endoscopic mucosal resection versus radical esophagectomy. *World J Surg* 2001;25(4):424-31.
100. Takeo Y, Yoshida T, Shigemitu T et al. Endoscopic mucosal resection for early esophageal cancer and esophageal dysplasia. *Hepatogastroenterology* 2001;48(38):453-57.
101. Katada C, Muto M, Manabe T et al. Esophageal stenosis after endoscopic mucosal resection of superficial esophageal lesions. *Gastrointest Endosc* 2003;57(2):165-69.
102. Isomoto H, Shikuwa S, Yamaguchi N et al. Endoscopic submucosal dissection for early gastric cancer: a large-scale feasibility study. *Gut* 2009;58(3):331-36.
103. Ono S, Fujishiro M, Niimi K et al. Predictors of postoperative stricture after esophageal endoscopic submucosal dissection for superficial squamous cell neoplasms. *Endoscopy* 2009;41(8):661-65.
104. American Society of Gastrointestinal Endoscopy. Esophageal dilation. Guidelines for clinical application. *Gastrointest Endosc* 1991;37:122-24.

105. Fujishiro M, Yahagi N, Kakushima N et al. Em bloc resection of a large semicircular esophageal cancer by endoscopic submucosal dissection. *Surg Laparosc Endosc Percutan Tech* 2006;16(4):237-41.
106. Isomoto H, Yamaguchi N, Nakayama T et al. Management of esophageal stricture after complete circular endoscopic submucosal dissection for superficial esophageal squamous cell carcinoma. *BMC Gastroenterology* 2011;11:46.
107. Overholt BF, Lightdale CJ, Wang KK et al. Photodynamic therapy with porfimer sodium for ablation of high-grade dysplasia in Barrett's esophagus: international, partially blinded, randomized phase III trial. *Gastrointest Endosc* 2005 Oct.;62(4):488-98.
108. Shaheen NJ, Sharma P, Overholt BF et al. Radiofrequency ablation in Barrett's esophagus with dysplasia. *N Engl J Med* 2009 May 28;360(22):2277-88.
109. Shaheen NJ, Greenwald BD, Peery AF et al. Safety and efficacy of endoscopic spray cryotherapy for Barrett's esophagus with high-grade dysplasia. *Gastrointest Endosc* 2010 Apr.;71(4):680-85.
110. Wolfsen HC, Hemminger LL, Wallace MB et al. Clinical experience of patients undergoing photodynamic therapy for Barrett's dysplasia or cancer. *Aliment Pharmacol Ther* 2004 Nov. 15;20(10):1125-31.
111. Serhal L, Gottrand F, Sfeir R et al. Anastomotic stricture after surgical repair of esophageal atresia: frequency, risk factors, and efficacy of esophageal bougie dilatations. *J Pediatr Surg* 2010;45:1459-62.
112. Matuguna S. Abordagem endoscópica de complicações pós-cirúrgicas e traumáticas do esôfago. In: Averbach M et al. (Ed). Endoscopia digestiva – Diagnóstico e tratamento. Rio de Janeiro: Revinter, 2013. p. 255-64.
113. Van Heijl M, Gooszen J, Fockens P et al. Risk factors for development of benign cervical strictures after esophagectomy. *Ann Surg* 2010;251(6):1064-69.
114. Antoniou D, Soutis M, Christopoulos-Geroulanos G. Anastomotic strictures following esophageal atresia repair: a 20-year experience with endoscopic balloon dilatation. J Pediatric Gastroenterol Nutrit 2010;51(4):464-67.
115. Hordijk M, van Hooft J, Hansen B et al. A randomized comparison of electrocautery incision with Savary bougienage for relief of anastomotic gastroesophageal strictures. *Gastrointestinal Endoscopy* 2009;70(5).
116. Marjanovic G, Schrag H, Fischer H et al. Endoscopic bougienage of benign anastomotic strictures in patients after esophageal resection: the effect of the extent of stricture on bougienage results. *Dis Esophagus* 2008;21:551-57.
117. Park J, Song HY, Kim J et al. Benign anastomotic strictures after esophagectomy: long-term effectiveness of balloon dilation and factors affecting recurrence in 155 patients. *Am J Roentgenol* 2012 May;198:1208-13.
118. Thyoka M, Timmis A, Mhango T et al. Balloon dilatation of anastomotic strictures secondary to surgical repair of oesophageal atresia: a systematic review. *Pediatr Radiol* 2013;43:898-901.
119. Hirdes M, van Hooft J, Koornstra J et al. Endoscopic corticosteroid injections do not reduce dysphagia after endoscopic dilation therapy in patients with benign esophagogastric anastomotic strictures. *Clin Gastroenterol Hepatol* 2013;11:795-801.
120. Liu J, Hu Y, Cui C et al. Removable, fully covered, self-expandable metal stents for the treatment of refractory benign esophagogastric anastomotic strictures. *Dysphagia* 2012;27:260-64.

121. Van Hooft J, van Berge Henegouwen M, Rauws E et al. Endoscopic treatment of benign anastomotic esophagogastric strictures with a biodegradable stent. *Gastrointest Endosc* 2011;73(5):1043-47.
122. Liacouras CA, Furuta GT, Hirano I et al. Eosinophilic esophagitis: updatedconsensus recommendations for children and adults. *J Allergy Clin Immunol* 2011 July;128(1):3-20.
123. Kagalwalla AF, Akhtar N, Woodruff SA et al. Eosinophilic esophagitis: epithelial mesenchymal transition contributes to esophageal remodeling and reverses with treatment. *J Allergy Clin Immunol* 2012;129:1387-96.
124. Aceves SS, Ackerman SJ. Relationships between eosinophilic inflammation, tissue remodeling, and fibrosis in eosinophilic esophagitis. *Immunol Allergy Clin North Am* 2009;29:197-211.
125. Mishra A, Wang M, Pemmaraju VR et al. Esophageal remodeling develops as a consequence of tissue specific IL-5-induced eosinophilia. *Gastroenterology* 2008;134:204-14.
126. Cheng E, Souza RF, Spechler SJ. Tissue remodeling in eosinophilic esophagitis. *Am J Physiol Gastrointest Liver Physiol* 2012 Dec. 1;303(11):G1175-87.
127. Attwood SE, Smyrk TC, Demeester TR et al. Esophageal eosinophilia with dysphagia, a distinct clinicopathologic syndrome. *Dig Dis Sci* 1993;38:109-16.
128. Hruz P. Epidemiology of eosinophilic esophagitis. *Dig Dis* 2014;32(1-2):40-47.
129. Straumann A. The natural history and complications of eosinophilic esophagitis. *Thorac Surg Clin* 2011;21(4):575-87.
130. Schoepfer AM, Safroneeva E, Bussmann C et al. Delay in diagnosis of eosinophilic esophagitis increases risk for stricture formation in a time-dependent manner. *Gastroenterology* 2013;145(6):1230-36.
131. Dellon ES, Kim HP, Sperry SL et al. A phenotypic analysis shows that eosinophilic esophagitis is a progressive fibrostenotic disease. *Gastrointest Endosc* 2014;79(4):577-85.
132. Gonsalves N. Distinct features in the clinical presentations of eosinophilic esophagitis in children and adults: is this the same disease? *Dig Dis* 2014;32(1-2):89-92.
133. Arias A, Gonzalez-Cervera J, Tenias JM et al. Efficacy of dietary interventions in inducing histologic remission in patients with eosinophilic esophagitis: a systematic review and meta-analysis. *Gastroenterology* 2014 Feb.;146(7):1639-48.
134. Lieberman JA, Morotti RA, Konstantinou GN et al. Dietary therapy can reverse esophageal subepithelial fibrosis in patients with eosinophilic esophagitis: a historical cohort. *Allergy* 2012;67:1299-307.
135. Kagalwalla AF, Sentongo TA, Ritz S et al. Effect of six-food elimination diet on clinical and histologic outcomes in eosinophilic esophagitis. *Clin Gastroenterol Hepatol* 2006 Sept.;4(9):1097-102.
136. Gonsalves N, Yang GY, Doerfler B et al. Elimination diet effectively treats eosinophilic esophagitis in adults; food reintroduction identifies causative factors. *Gastroenterology* 2012;142(7):1451-59.
137. Schoepfer A. Treatment of eosinophilic esophagitis by dilation. *Dig Dis* 2014;32:130-33.
138. Dellon ES, Gibbs WB, Rubinas TC et al. Esophageal dilation in eosinophilic esophagitis: safety and predictors of clinical response and complications. *Gastrointest Endosc* 2010;71:706-12.

139. Schoepfer AM, Gonsalves N, Bussmann C et al: Esophageal dilation in eosinophilic esophagitis: effectiveness, safety, and impact on the underlying inflammation. *Am J Gastroenterol* 2010;105:1062-70.
140. Jacobs Jr JW, Spechler SJ. A systematic review of the risk of perforation during esophageal dilation for patients with eosinophilic esophagitis. *Dig Dis Sci* 2010;55:1512-15.
141. Jung KW, Gundersen N, Kopacova J et al. Occurence and risk factors for complications after endoscopic dilation in eosinophilic esophagitis. *Gastrointest Endosc* 2011;73:1521.
142. Straumann A, Spichtin HP, Grize L et al. Natural history of primary eosinophilic esophagitis: a follow-up of 30 adult patients for up to 11.5 years. *Gastroenterology* 2003;125:1660-69.
143. Dias da Silva M. Doenças descamativas do esôfago. In: Averbach M et al. (Ed.). *Endoscopia digestiva – Diagnóstico e tratamento*. Rio de janeiro: Revinter, 2013. p. 202-6.
144. Galloro G, Mignogna M, de Werra C et al.The role of upper endoscopy in identifying oesophageal involvement in patients with oral pemphigus vulgaris. *Dig Liver Dis* 2005 Mar.;37(3):195-99.
145. Baba E. Afecções descamativas do esôfago. In: Sakai P et al. (Ed.). *Tratado de endoscopia digestiva diagnóstica e terapêutica*. São Paulo: Atheneu, 2005. p. 237-40.
146. Anderson S, Meenan J et al. Efficacy and safety of endoscopic dilation of esophageal strictures in epidermolysis bullosa. *Gastrointest Endosc* 2004 Jan.;59(1):28-32.
147. De Angelis P, Caldaro T, Torroni F. Esophageal stenosis in epidermolysis bullosum: a challenge for the endoscopist. *J Pediatr Surg* 2011;46:842-4.

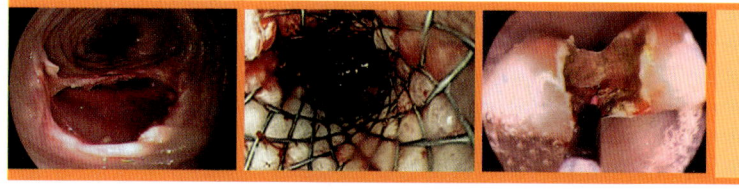

PRÓTESES NAS DOENÇAS BENIGNAS DO ESÔFAGO

Carlos Alberto Cappellanes
Fernando Pavinato Marson

A palavra prótese tem origem no vocábulo grego *prostesis*, que tem como significado original adição e designa a colocação de um dispositivo que substitui ou melhora a função de uma parte do organismo. As primeiras próteses utilizadas no tubo digestivo nos anos 1980 do século passado, constituídas de material plástico, eram rígidas e inicialmente foram utilizadas nas vias biliares e posteriormente no esôfago. Em 1991, surgiram as primeiras próteses metálicas auto-expansíveis de aço inoxidável denominadas por Gianturco Z-*stent*. Os primeiros relatos de sua colocação em oito pacientes com câncer de esôfago inoperável foram publicados em 1991, o que abriu caminho a uma nova era no tratamento das lesões malignas do esôfago.[1]

As estenoses benignas do esôfago são complicações frequentes e resultam de várias etiologias, como: refluxo gastroesofágico, ingestão de agentes corrosivos, pós-cirurgias esofágicas, pós-radioterapia no tórax, pós-escleroterapia endoscópica de varizes do esôfago, ingestão de medicamentos, uso prolongado de sonda nasogástrica, compressões extrínsecas e membranas esofágicas congênitas.[2] Durante séculos o tratamento dessas estenoses benignas tem sido realizado através de dilatação utilizando dispositivos metálicos e mais recentemente por sondas rígidas de polivinil introduzidas sobre fio-guia e balões dilatadores.[3] A eficácia desse tratamento varia dependendo da etiologia e complexidade da estenose. Uma resposta clínica ao tratamento de estenoses de anastomoses, cáusticas, pépticas e induzidas por radiação tem sido descritas respectivamente em 92, 84, 81 e 58% dos pacientes.[4] É necessário equacionar fatores que podem interferir na resposta da estenose à dilatação: se a estenose é simples (< 2 cm) ou complexa (> 2 cm), linear ou tortuosa, se permite ou não a passagem do endoscópio convencional (> 9,5 cm) e sua etiologia. Contudo, até cerca de 40% das estenoses do esôfago recidivam durante o tratamento.[5,6] As estenoses que oferecem maior dificuldade para o tratamento são habitualmente as mais complexas e que recidivam precocemente (dias ou semanas). Estenoses com recidiva frequente são habitualmente chamadas de refratárias, e o seu tratamento é desafiante. Não existe uma concordância universal para a definição de refratariedade. Há uma tendência em baseá-la no número de dilatações necessárias para a manutenção de patência da luz esofágica. Atualmente, tem-se aceitado a definição de Kochman *et al.*: restrição anatômica esofágica de caráter fibrótico, na ausência de inflamação ou distúrbio da motilidade e em que não existe a possibilidade de manter o diâmetro esofágico igual ou superior a 14 mm após 5 sessões de dilatação com intervalos de 2 semanas ou não existe a possibilidade de manter um diâmetro esofágico igual ou superior a 14 mm durante 4 ou mais semanas após se ter obtido diâmetro da luz esofágica de 14 mm.[7] Essa definição tem várias limitações, sendo a principal o fato de não se considerar diferentes etiologias para as estenoses, já que estenoses de diferentes causas podem responder de diferentes formas às dilatações. Para além dessa conduta, pode-se recorrer a outras terapêuticas endoscópicas, como injeção de corticoides na área da lesão, as estenotomias com eletrocautério etc.[8]

O final do século XX e primeira década do século XXI assistiram ao nascimento e disseminação da utilização de próteses expansíveis em vários segmentos do tubo digestivo. Com isso surgiu também o interesse da utilização desse material naqueles pacientes portadores de estenoses benignas esofágicas refratárias ao tratamento dilatatório clássico, pois, se durante uma dilatação, com o pequeno período em que a estenose é submetida à força de um dilatador, obtém-se alívio da disfagia por dias, semanas ou meses, as próteses autoexpansivas podem também realizar esse papel, uma vez que não só permitem a dilatação permanente como também alívio da disfagia quando em posição. Além disso, um passo muito importante nesse tipo de tratamento é a necessidade de retirada da prótese após algum tempo. Com a função de dilatadores temporários, têm sido utilizados alguns tipos de próteses: próteses metálicas parcialmente ou totalmente recobertas; próteses expansíveis plásticas; próteses biodegradáveis.

O grande objetivo da aplicação de uma prótese metálica autoexpansível através de um segmento estenosado é providenciar uma luz ampla, evitando-se a utilização de introdutores muito calibrosos (típicos das próteses plásticas utilizadas antigamente) através de um segmento estenosado. Ao contrário das próteses antigas, as próteses metálicas estão comprimidas em um introdutor de calibre fino, e são liberadas gradualmente habitualmente sob controle endoscópico e fluoroscópio. O primeiro passo para aplicação de uma prótese é a introdução através da estenose de um fio-guia metálico sobre o qual vai deslizar o introdutor da prótese através do segmento estenosado. Às vezes, é necessária dilatação discreta desse segmento para que o introdutor avance em direção distal, principalmente em estenoses muito cerradas, angulações ou lesões muito extensas. Um passo importante também é a escolha da dimensão da prótese, que deve cobrir toda a área e que garanta uma extensão de cerca de 2 a 3 cm das margens cranial e caudal da estenose.

PRÓTESES METÁLICAS PARCIALMENTE RECOBERTAS

As próteses metálicas parcialmente recobertas foram inicialmente utilizadas para tratamento de lesões malignas do esôfago. Essas próteses, por terem suas extremidades descobertas, permitem que haja sua integração com a parede esofágica pela formação de tecido hiperplásico entre suas malhas o que vai dificultar sua migração. Porém, quando o objetivo é o tratamento de lesões benignas, esse fato faz com que haja dificuldade na sua obrigatória retirada ao fim do tratamento.[9] A sua permanência também pode promover complicações como ulcerações, fístulas, formação de novas estenoses e fístulas traqueoesofágicas.[10] Em virtude desses fatos, próteses parcialmente recobertas não são utilizadas para tratamento de lesões benignas esofágicas.[11]

PRÓTESES METÁLICAS TOTALMENTE RECOBERTAS

As próteses metálicas totalmente recobertas tem a seu favor o fato de evitarem o crescimento tecidual entre suas malhas. Essas próteses têm em seu desenho as extremidades proximal e distal com diâmetro superior ao do seu corpo. Algumas delas apresentam ainda um fio de sutura em sua extremidade proximal, que possibilita sua captura por uma pinça para posterior retirada. Essa prótese está disponível em vários tamanhos e diâmetros (Quadro 2-1 e Fig. 2-1).

Quadro 2-1. Próteses metálicas totalmente recobertas para o esôfago

Marca	Diâmetro (mm)	Comprimento (mm)	Diâmetro do sistema (Fr)	Casa comercial
WallFlex	18	103, 123, 153	6,2	Boston Scientific
	23	105, 125, 155	6,3	
Alkimaxx	18	70, 100, 120	7,4	Merit Medical
	22	70, 100, 120	7,4	
Evolution	18	80, 100, 120	8	Wilson-Cook
	20	80, 100, 120	8	
Nit-S	16	60, 80, 100, 120, 150	5,8	Taewoong Medical
	18	60, 80, 100, 120, 150	6,5	
	20	60, 80, 100, 120, 150	6,5	

PRÓTESES PLÁSTICAS

As próteses plásticas são designadas por Polyflex (Boston Scientific, Natick, Massachusetts, EUA) (Quadro 2-2 e Figs. 2-2 e 2-3). São confeccionadas com uma malha de poliéster, tendo sua cobertura de silicone ao longo de toda sua extensão. Em decorrência dessa cobertura não há formação de tecido de granulação nas malhas. Consequentemente, essas próteses não aderem à parede esofágica, o que facilita sua remoção. Apresenta em sua extremidade proximal diâmetro superior ao do seu corpo, em forma de tulipa, o que reduz sua taxa de migração e é apresentada em diversos tamanhos e diâmetros.

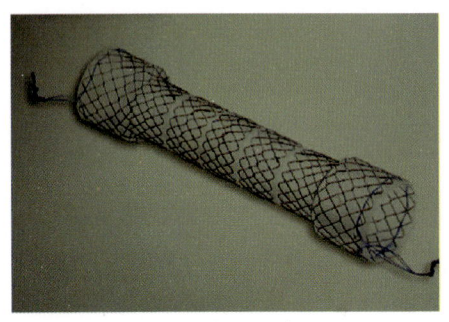

Fig. 2-1. Prótese metálica totalmente revestida (Hanorostent).

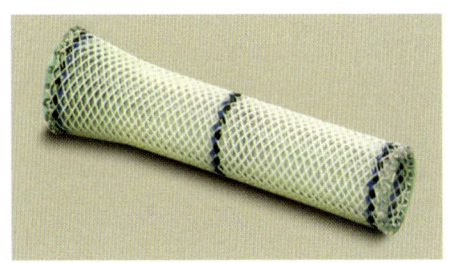

Fig. 2-2. Prótese plástica autoexpansível Polyflex.

Quadro 2-2. Próteses plásticas expansíveis

Marca	Diâmetro (mm)	Comprimento (mm)	Diâmetro do sistema (mm)	Casa comercial
Polyflex	16	90, 120, 150	12	Boston Scientific
	18	90, 120, 150	13	
	21	90, 120, 150	14	

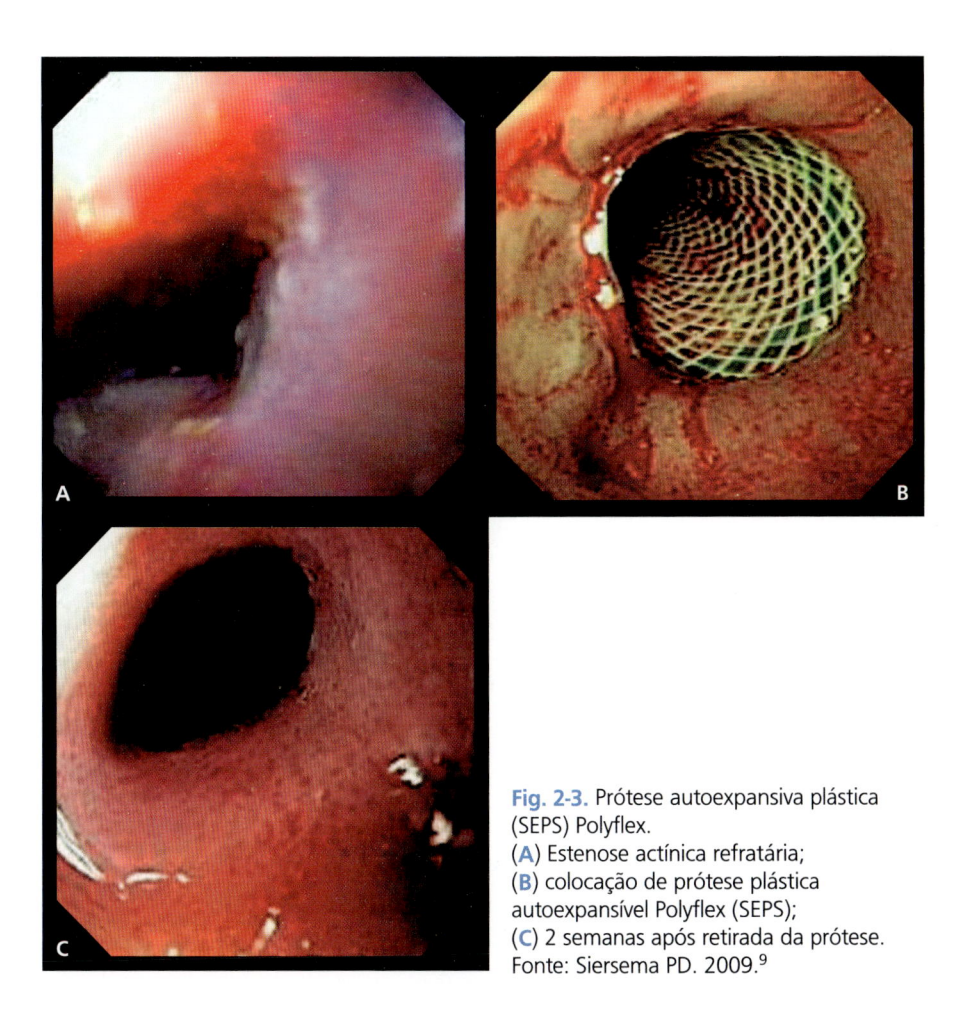

Fig. 2-3. Prótese autoexpansiva plástica (SEPS) Polyflex.
(**A**) Estenose actínica refratária;
(**B**) colocação de prótese plástica autoexpansível Polyflex (SEPS);
(**C**) 2 semanas após retirada da prótese.
Fonte: Siersema PD. 2009.[9]

PRÓTESES BIODEGRADÁVEIS

As próteses biodegradáveis atualmente em comercialização são confeccionadas com um material utilizado para suturas cirúrgicas e que o organismo pode metabolizar: a polidioxanona, um polímero poliláctico pH dependente. É uma prótese que necessita ser montada manualmente no sistema de introdução e está disponível em vários tamanhos e diâmetros (Fig. 2-4).

Essa prótese tem como característica a manutenção da sua força radial e integridade durante 6 a 8 semanas após sua aplicação. Sua desintegração que se verifica a partir desse período está completa por volta de 11 a 12 semanas e é acelerada por pH baixo (Quadro 2-3).

Quando se pesquisa na literatura, trabalhos que demonstrem resultados da utilização desses tipos de próteses para tratamento das estenoses refratárias do esôfago observamos que a maior parte dos estudos que abordam esse assunto são retrospectivos, com pequeno número de pacientes, provenientes de centros de referência terciários e onde a definição de estenose refratária é questionável (Fig. 2-5).[12] Atualmente, não dispomos de estudos prospectivos e randomizados, sobretudo comparando os diferentes tipos de próteses. Em um trabalho em que Sanda *et al.* revisaram 29 pacientes submetidos à colocação de próteses metálicas parcialmente recobertas, foi observada uma taxa de compli-

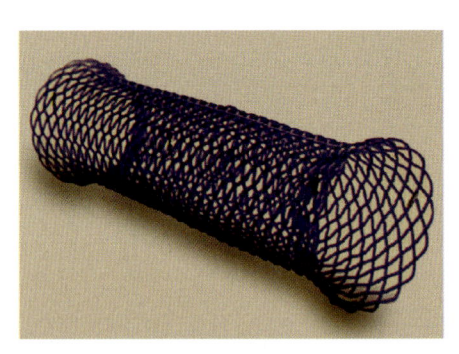

Fig. 2-4. Prótese biodegradável autoexpansível de polydioxanone – Ella BD stent (Ella CS Hardec Králové, Czech Republic).

Quadro 2-3. Características das próteses biodegradáveis

Marca	Diâmetro (mm)	Comprimento (mm)	Diâmetro do sistema (mm)	Casa comercial
Ella	16	60, 80, 100	9,4	Králové
	18	60, 80, 100	9,4	
	23	60, 80, 100	9,4	
	25	60, 80, 100, 150	9,4	

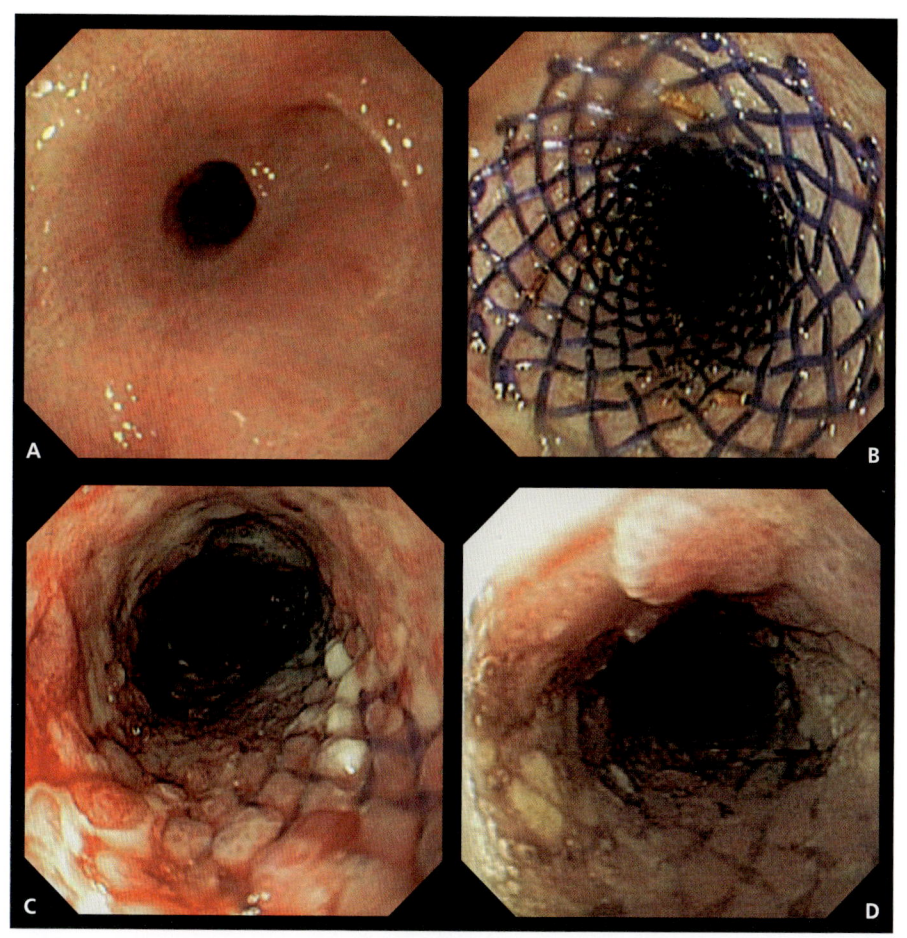

Fig. 2-5. (A) Estenose péptica refratária; **(B)** prótese biodegradável - Polydioxanone (Ella CS Hardec Králové, Czech Republic); **(C)** depois de 4 semanas; **(D)** após 8 semanas.[12]

cações de 80%, incluindo formação de novas estenoses (40%), migração da prótese (31%), e fístulas traqueoesofágicas (6%).[10] Em virtude dessa elevada taxa de complicações esse tipo de prótese não pode ser recomendada para aplicação temporária em estenoses esofágicas benignas refratárias.[13]

A respeito das próteses metálicas totalmente recobertas, Baron *et al.*, em estudo experimental, também demonstraram que as próteses metálicas parcialmente recobertas induzem um importante crescimento de tecido de granulação entre as suas malhas, o que provoca adesão na parede esofágica, tornando sua retirada especialmente traumática.[14] Ainda nesse trabalho, a utilização de próteses metálicas totalmente recobertas demonstrou uma resposta tecidual mínima, facilitando a retirada da prótese ao fim do tratamento. A grande limitação desse tipo de prótese, ainda nesse trabalho, foi uma elevada taxa de migração. Existem trabalhos na literatura, a maioria de caráter retrospectivo, com resultados variáveis.[5,15,16] Um deles avaliou a eficácia de três tipos de próteses recobertas em 55 pacientes. As próteses permaneciam alocadas de 1 semana a 6 meses e a taxa de sucesso clínico a longo prazo foi de 31%. As complicações mais frequentes foram: hiperplasia tecidual (31%), migração (25%) e dor severa que necessitou de administração de analgésicos centrais em 24%. Eloubeide *et al.* apresentaram em estudo retrospectivo de 19 pacientes sem disfagia no final do tratamento em 21%.[5] A complicação mais frequente também foi a migração da prótese (37%). Em trabalho proveniente da China foram analisados retrospectivamente 245 pacientes submetidos à colocação temporária de próteses totalmente recobertas (4 a 8

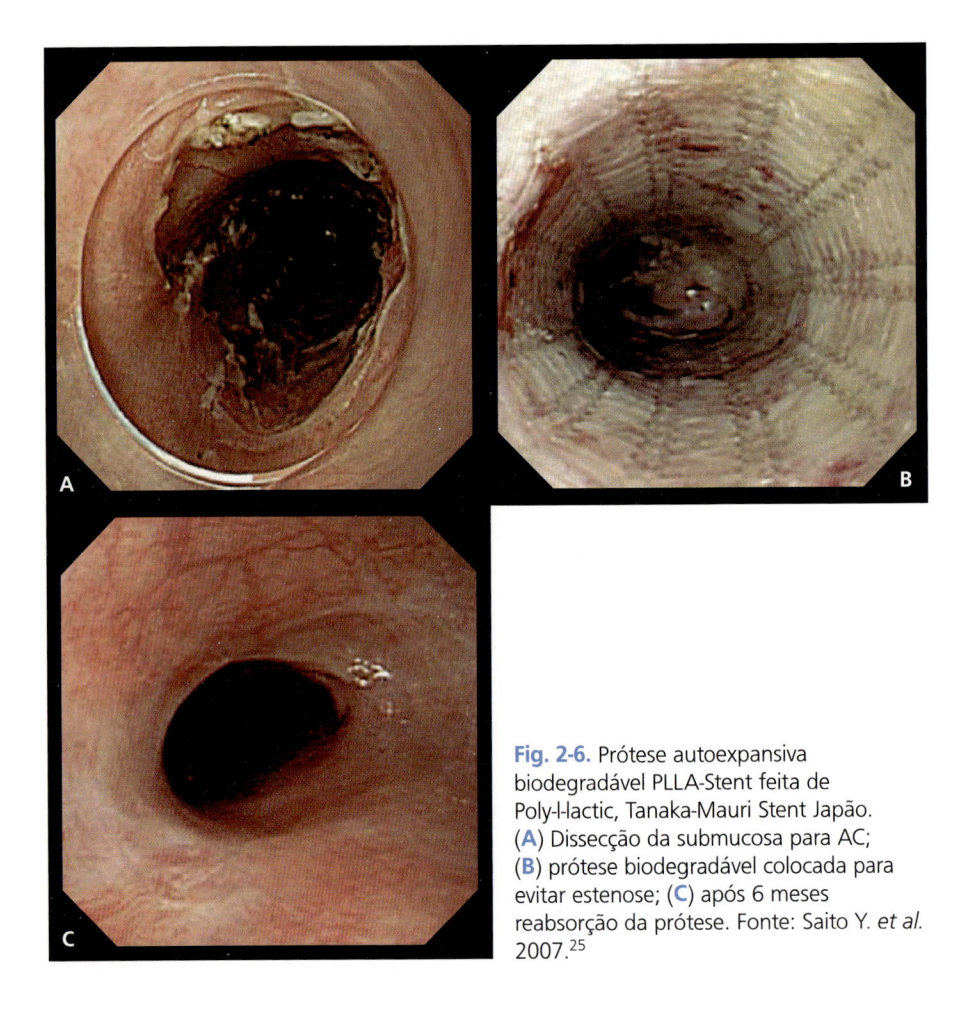

Fig. 2-6. Prótese autoexpansiva biodegradável PLLA-Stent feita de Poly-l-lactic, Tanaka-Mauri Stent Japão. (**A**) Dissecção da submucosa para AC; (**B**) prótese biodegradável colocada para evitar estenose; (**C**) após 6 meses reabsorção da prótese. Fonte: Saito Y. *et al.* 2007.[25]

semanas) em estenoses pós-cirúrgicas esofagogástricas.[15] Houve migração em apenas um caso, e a taxa de pacientes sem disfagia após 1 ano foi de 70,8%. Com base em estudos retrospectivos, com número limitado de pacientes, parece evidente que esse tipo de prótese não induz a quantidade significativa de crescimento de tecido hiperplásico entre suas malhas, o que pode tornar sua retirada mais fácil. A experiência inicial com esses dispositivos no tratamento das estenoses esofágicas refratárias parece encorajador, com taxa de sucesso razoável e número de complicações graves baixo. Contudo, são necessários mais estudos para definir a duração da permanência da prótese e melhores desenhos desses dispositivos que diminuam as taxas de migração.

Nos últimos anos, temos assistido a uma grande utilização de próteses plásticas para tratamento de lesões benignas esofágicas. Existem várias séries prospectivas e retrospectivas que analisam o uso temporário de próteses plásticas no tratamento das estenoses esofágicas refratárias, muitas delas, porém, com resultados antagônicos. Estudos iniciais demonstraram bons resultados quando se leva em conta alta taxa de pacientes sem disfagia no final do estudo. Em um trabalho prospectivo com 21 pacientes (17 estenoses benignas), a colocação temporária das próteses foi curativa em 13 de 17 pacientes (76,5%). Esses dispositivos permaneceram alocados durante um período que variou de 2 dias a 12 meses, e a taxa de migração foi de 52,9%.[17] Em outro estudo, 15 pacientes com estenoses refratárias foram tratados com aplicação temporária (6 semanas) de próteses plásticas e no final do estudo 12 de 15 pacientes (80%) não apresentavam disfagia. Os autores não demonstraram complicações significativas, e a taxa de migração foi de 6,7%.[18] Contudo, estudos posteriores diminuíram o entusiasmo inicial apresentando taxas de sucesso muito inferiores, variando entre os 0 aos 30%.[19,20] Holm *et al.*, em estudo retrospectivo de 30 pacientes com doença esofágica benigna (22 com estenoses).[19] A melhora clínica em longo prazo foi apenas obtida em 17% dos pacientes, e a taxa de migração foi de 62,1%. Em estudo prospectivo de 40 pacientes com estenoses benignas submetidos à colocação, durante 1 mês, de próteses plásticas apresentou uma taxa de sucesso de 30% no final do estudo.[21] Nesse trabalho, a taxa de migração foi de 22% tendo sido apresentada uma lista de complicações importantes, como hemorragia, dor torácica severa, perfuração e até um caso de óbito. Também um relato de cinco pacientes refere sucesso clínico de 0% e complicações em todos os pacientes, incluindo migração (60%), perfuração e dor torácica grave.[22] Em uma revisão sistemática incluindo 10 estudos e 130 pacientes submetidos à aplicação de próteses plásticas para o tratamento de estenoses refratárias do esôfago, Repici *et al.* descreveram uma taxa de sucesso técnico em 98% dos casos.[23] O sucesso clínico, em longo prazo, foi obtido em 52% dos pacientes. Com os dados disponíveis, o sucesso clínico em longo prazo das próteses plásticas é incerto, mas provavelmente inferior a 30%. De igual modo, o tempo de colocação não está definido e o uso das próteses não é desprovido de complicações, em especial a elevada taxa de migrações e reintervenções.

Mais recentemente surgiram trabalhos utilizando-se próteses biodegradáveis para tratamento de estenoses refratárias do esôfago. O primeiro relato pertence à Saito *et al.* que, em dois estudos consecutivos, descreveram sua experiência com uma prótese fabricada artesanalmente, composta de monofilamentos de acido poliláctico e aplicada em pacientes pós-dissecção mucosa do esôfago (Fig. 2-6).[24,25] Existem três estudos na literatura utilizando-se a prótese Ella um deles, prospectivo, com 21 pacientes refere taxa de sucesso clínico a longo prazo de 42,9%.[26] As principais complicações foram dor intensa (14,3%), migração (9,5%), hemorragia (4,75%) e tecido hiperplásico clinicamente significativo (4,75%). Um estudo comparativo entre próteses plásticas e biodegradáveis refere taxa de sucesso clínico em 33% dos pacientes.[12] As principais complicações foram: dor intensa (11%), hemorragia (2%) e tecido hiperplásico clinicamente significativo (11%). Um estudo recente, prospectivo com 10 pacientes com estenoses pós-anastomose esofagogástrica apresentou taxa de sucesso clínico em longo prazo de 70%.[27] Foi observada hiperplasia significativa em dois casos e não houve migração ou dor intensa. As próteses biodegradáveis parecem ser um campo promissor, e estão em estudo novas versões com diferentes aberturas de malhas e com tipos diferentes de coberturas.

As estenoses do esôfago resultam de várias agressões, como a doença do refluxo gastroesofágico, ingestão de cáusticos, cirurgia e radioterapia. O tratamento de escolha é a dilatação seriada com velas e balões, com ou sem injeção intralesional de corticosteroides. A grande questão é que em uma percentagem não desprezível de pacientes, se verifica recidiva das estenoses e da disfagia após o tratamento dilatatório. Em um grupo de doentes com poucas opções terapêuticas e onde a cirurgia poderá não ser a melhor escolha, a colocação temporária de próteses expansíveis, com efeito de dilatador permanente, tem emergido como uma possibilidade terapêutica. O grande entusiasmo inicial, relacionado com o uso de próteses plásticas diminuiu muito em decorrência de estudos associados a resultados pouco animadores. Surgiram recentemente duas outras opções, próteses biodegradáveis e metálicas totalmente recobertas, com resultados conflitantes. A interpretação desses resultados parece demonstrar um grande desafio que é a necessidade de estudos multicêntricos, randomizados e prospectivos entre os vários tipos de próteses em que se analise taxa de sucesso em longo prazo, satisfação dos pacientes, qualidade de vida, bem como a avaliação da melhor duração do tempo de colocação desses dispositivos.

REFERÊNCIAS BIBLIOGRÁFICAS

1. Song HY, Choi KC, Kwon HC et al. Esophageal strictures: treatment with a new design of modified Gianturco stent. *Radiology* 1992;184:729-34.
2. Andreollo NA, Lopes LR, Inogutti NA et al. Tratamento conservador das estenoses benignas do esôfago através de dilatações. Analise de 500 casos. *Rev Ass Med Brasil* 2001;47(3):236-43.
3. Didden P, Spaander MCW, Bruno MJ et al. Esophageal stents in malignant and benign disorders. *Curr Gastroenterol Rep* 2013;15:319.
4. Raymondi R, Pereira Lima JC, Valves A et al. Endoscopic dilation of benign esophageal strictures without fluoroscopy: experience of 2750 procedures. *Hepatogastroenterology* 2008;55:1342-48.
5. Eloubeidi MA, Talreja JP, Lopes TL et al. Success and complications associated with placement of fully covered removable self-expandable metal stents for benign esophageal diseases. *Gastroitest Endosc* 2011;73:673-81.
6. Siersema PD, Wijkerslooth LR. Dilatation of refractory benign esophageal strictures. *Gastrointest Endosc* 2009;70:1000-12.
7. Kockman ML, McClave SA, Boyce HW. The refractory and recurrent esophageal stricture: a definition. *Gastrointest Endosc* 2005;62:474-75.
8. Canena J, Liberato M, Rio-Tinto R et al. A comparison of the temporary placement of 3 different self-expanding stents for the treatment of refractory benign esophageal strictures: a prospective multicenter study. *BMC Gastroenterol* 2012 June 12;12:70.
9. Siersema PD. Stenting for benign esophageal strictures. *Endoscopy* 2009;41:363-73.
10. Sanda GS, Marcon NE. Expandable metal stents for benign esophageal obstruction. *Gastrointest Endosc Clin N Am* 1999;9:437-46.
11. Sharma P, Kozarek R. Role of esophageal stents in benign and malignant diseases. *Am J Gastroenterol* 2010;105:258-73.
12. van Boeckel PG, Vleggaar FP, Siersema PD. A comparison of temporary sef-expanding plastic and biodegradable stents forrefractory benign esophageal strictures. *Clin Gastroenterol Hepatol* 2011;9:653-59.
13. Wadhwa RP, Kozarek R, France R et al. Use of self expandable metal stent in benign esophageal disease. *Gastrointest Endosc* 2003;58:207-12.
14. Baron TH, Burgart LJ, Pochron NL. An internally covered (lined) self-expanding metal stent: tissue response in a porcine model. *Gastrointest Endosc* 2006;64:263-67.
15. Kim JH, Song HY, Choi EK et al. Temporary metallic stent placement in the treatment of refractory benign esophageal strictures: results and factors associated with outcome in 55 pacients. *Eur Radiol* 2009;19:384-90
16. Liu J, Hu Y, Cui C et al. Removable, fully covered, self expandable metal stents for the treatment of refractory benign esophagogastric anastomotic strictures. *Dysphagia* 2012 June;27(2):260-64.
17. Evrard S, Le Moine O, Lazaraki G et al. Sef-expanding plastic stents for benign esophageal lesios. *Gastrointest Endosc* 2004;60:894-900.
18. Repici A, Conio M, De Angelis C et al. Temporary placement of na expandable polyester silicone-covered stent for treatment of refractory benign esophageal strictures. *Gastrointest Endosc* 2004;60:513-19.
19. Holm AN, Levy JG, Goustout CL et al. self-expanding plastic stents in treatment of benign esophageal conditions. *Gastrointest Endosc* 2008;67:20-25.
20. Barthel JS, Kelley ST, Klapman JB. Management of persistent gastroesophageal anastomotic strictures with removable self-expandable polyester

silicon-covered(Polyflex) styents:an alternative to serial dilatation. *Gastrointest Endosc* 2008;67:546-52.
21. Dua KS, Vieggaar FP, Santharam R *et al*. Removable self-expanding plastic esophageal stent as a continuous, non permanent dilator in treating refractory benign esophageal strictures: a prospective two-center study. *Am J Gasstroenterol* 2008;103:2988-94.
22. Triester SL, Fleischer DE, Sharma VK. Failure of self-expanding plastic stents in treatment of refractory benign esophageal strictures. *Endoscopy* 2006;38:533-37.
23. Repici A, Hassan C, Sharma P *et al*. Systematic review: the role of self-expanding plastic stents for benign esophageal strictures. *Alim Pharm Ther* 2010;31:1267-75.
24. Saito Y, Tanaka T, Andoh A *et al*. Novel biodegradable stents for benign esophageal strictures following endoscopic submucosal dissection. *Dig Dis Sci* 2008;53:330-33.
25. Saito Y, Tanaka T, Andoh A *et al*. Usefulness of biodegradable stents constructed of poly-lactic acid monofilaments in patients with benign esophageal stenosis. *World J Gastroenterol* 2007;13(29):3977-80.
26. Repici A, Vieggaar FP, Hassan C ety al. Efficacy and safety of biodegradable stents for refractory benign esophageal strictures: the BEST(Biodegradable Esophageal Stent)study. *Gastrointest Endosc* 2010;72:927-34.
27. van Hoof JE, Henegouwen MI, Rauws EA *et al*. Endoscopic treatment of benign anastomotic esophagogastric strictures with a biodegradable stent. *Gastrointest Endosc* 2011;73(5):1043-4.

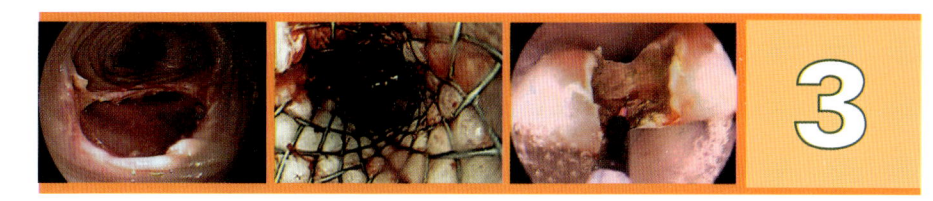

Botox nas Doenças do Esôfago

Luiz J. Abrahão Jr.

INTRODUÇÃO

A toxina botulínica é um inibidor da liberação da acetilcolina e um agente bloqueador neuromuscular utilizado, desde a década de 1970, para fins estéticos e no tratamento de inúmeras condições clínicas.

A toxina botulínica é produzida por uma bactéria, o *Clostridium botulinum*, e possui sete subtipos antigenicamente distintos classificados de A a G.

Nos EUA, quatro subtipos de toxina botulínica são comercializados; abobotulinumtoxin A, incobotulinumtoxin A, onabotulinumtoxin A e rimabotulinumtoxin B que diferem entre si pela potência no bloqueio neuromuscular.

É composta por duas cadeias polipeptídicas ligadas por uma ponte dissulfídrica, sendo a maior (comum a todos os subtipos) chamada de cadeia pesada e a menor (que confere sua especificidade) cadeia leve.

Uma vez em contato com a terminação nervosa colinérgica, é absorvida e internalizada sofrendo clivagem da ponte dissulfídrica, liberando, assim, a cadeia leve, que culminará bloqueando irreversivelmente a liberação da acetilcolina nas sinapses nervosas e impedindo a contração muscular.

Ramificações axonais que surgem a cada 2 a 6 meses permitirão o retorno gradual da função neuromuscular, reduzindo progressivamente o efeito da toxina botulínica.

Na gastroenterologia, pode ser empregado no tratamento das doenças do esôfago, estômago, disfunção do esfíncter de Oddi e doenças anorretais, sendo o objetivo desta revisão sua aplicação nas doenças esofágicas.

BOTOX NAS DISFAGIAS OROFARÍNGEAS

A disfagia orofaríngea (DOF) é percebida pelo paciente como uma incapacidade de deglutir sólidos e/ou líquidos através do esfíncter esofagiano superior (EES) podendo-se associar à disfunção oral (sialorreia, escape oral, deglutição fracionada, dificuldade em iniciar a deglutição) e/ou faríngea (regurgitação nasal, tosse ou pigarro ao comer, alterações da voz e aspiração).

Sua prevalência aumenta com a idade, sendo estimada em 15 a 22% em pacientes com mais de 50 anos de idade.

As consequências podem ser desastrosas, como desnutrição, desidratação e pneumonias por aspiração.

São inúmeras as causas de disfagia orofaríngea destacando-se o acidente vascular encefálico e as alterações estruturais como o divertículo de Zenker (Quadro 3-1).

A avaliação de pacientes com disfagia orofaríngea deve-se iniciar pelo estudo videofluoroscópico da deglutição (VFD) que, além de identificar as falhas no complexo mecanismo da deglutição orofaríngea, permite inferir o risco de penetração e/ou aspiração. Em caráter complementar, a esofagomanometria pode nos demonstrar defeitos no relaxamento do EES e na contração faríngea.

Quadro 3-1. Causas de disfagia orofaríngea

Estrutural	Neurológica	Miopática	Infecciosa	Iatrogênica
Barra cricofaríngea	Tumores de tronco	Colagenoses	Difteria	Medicamentosa
D. Zenker	TCE	Dermatomiosite	Botulismo	Pós-cirúrgica
Membranas	AVE	Mistenia	Dç Lyme	Actinica
Tumores	Paralisia cerebral	Distrofia miotônica	Sífilis	Corrosiva
Osteófitos	Guillain Barré	Distrofia oculofaríngea	Mucosites	
Congênitas	D. Huntington	Polimiosite		**Metabólica**
▪ divertículos	Esclerose múltipla	Sarcoidose		Amiloidose
▪ bolsas	Pólio	Paraneoplásica		Cushing
	S. Pós-pólio			Tireotoxicose
	Discinesia tardia			D. Wilson
	ELA			
	D. Parkinson			
	Demência			

A disfunção do cricofaríngeo pode ser identificada como um defeito na abertura do EED ao exame de VFD ou defeito de relaxamento ou incoordenação faringe-EES na esofagomanometria (Fig. 3-1). São poucas as opções terapêuticas na disfunção do cricofaríngeo, destacando-se o tratamento fonoterápico, a dilatação endoscópica do EES e a miotomia do cricofaríngeo.

O primeiro estudo empregando a toxina botulínica em pacientes com DOF foi realizado em 1994, em sete pacientes, sob visão endoscópica e guiado por um eletromiógrafo para identificação do músculo, com desaparecimento da disfagia em cinco e sem a ocorrência de nenhum efeito colateral.[1]

O procedimento pode ser realizado sob anestesia geral e visão endoscópica direta com o cuidado de se aplicar apenas nas fibras horizontais do músculo cricofaríngeo, evitando-se a aplicação inadvertida nas fibras caudais do constrictor inferior da faringe.[2,3] São potenciais complicações a injeção inadvertida na faringe ou cordas vocais produzindo rouquidão, dispneia, ou mesmo piora da disfagia por difusão da toxina para os tecidos adjacentes.

A aplicação transcutânea sem sedação, guiada por eletromiografia e sob anestesia local também foi descrita, com resolução da disfagia em 9 de 13 pacientes tratados.[3]

Uma revisão sistemática de 12 trabalhos que incluíram 100 pacientes com DOF tratados com Botox demonstrou uma eficácia que variou de 20 a 100% com apenas sete casos de complicações. A grande variabilidade nos resultados poderia ser explicada pelo grupo heterogêneo de etiologias incluídas e falta de uma metodologia e dose padrão para aplicação da toxina.[4]

Fatores de boa resposta ao uso da toxina botulínica na DOF foram descritos por Zaninotto *et al.* sendo eles a presença de função deglutitiva não muito comprometida na VFD e de espasmo de cricofaríngeo à eletromiografia.[5]

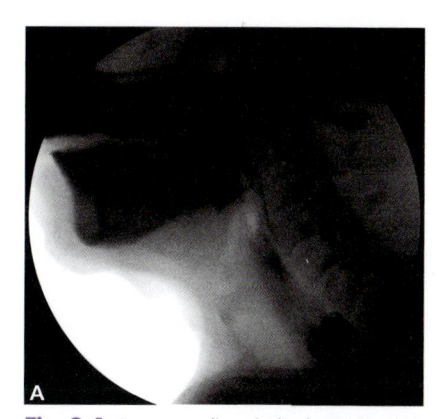

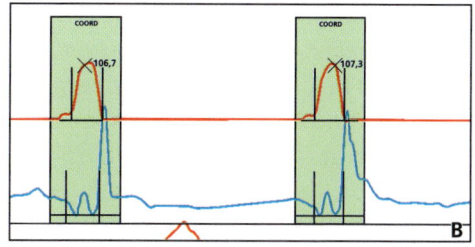

Fig. 3-1. Pequeno divertículo de Zenker (**A**) associado a relaxamentos incompletos do EES (**B**).

Atualmente, o uso rotineiro do Botox na disfunção do cricofaríngeo não encontra suporte na literatura, pela falta de estudos controlados atestando sua eficácia e segurança.

O divertículo de Zenker surge em uma área de fragilidade na parede posterior da hipofaringe, conhecida como trígono de Killian, é mais prevalente em pacientes acima de 70 anos e manifesta-se clinicamente como disfagia orofaríngea. Seu principal tratamento é a miotomia do cricofaríngeo que pode ser realizada por via endoscópica ou cirúrgica (Fig. 3-1).

O uso da toxina botulínica no tratamento do divertículo de Zenker foi avaliado por Spinelli e Ballardini em dois pacientes. Através da injeção endoscópica de 300 a 350 U de Botox A no septo diverticular, os autores observaram melhora significativa da disfagia após 12 horas do procedimento, que durou 3 meses em um deles e 12 meses no outro, sem relatar complicações. Neste estudo-piloto, os mesmos concluem que o procedimento é eficaz e pode ser considerado em pacientes com elevado risco para miotomia endoscópica ou cirúrgica.[6]

BOTOX NOS DISTÚRBIOS MOTORES DO ESÔFAGO

Acalasia

Acalasia é um distúrbio motor esofágico caracterizado pela incapacidade do esfíncter esofagiano inferior (EEI) de relaxar às deglutições associado à perda da peristalse do corpo esofágico. Pode ser um distúrbio motor primário ou pode ser secundário a doenças como doença de Chagas, neoplasias gástricas, doença de Parkinson dentre outras.

Manifesta-se clinicamente por disfagia, regurgitação alimentar e dor torácica, e seu diagnóstico pode ser sugerido pela endoscopia digestiva e esofagografia e confirmado pela esofagomanometria computadorizada.

A doença pode-se apresentar com diferentes graus de dilatação do corpo esofágico, sendo classificada em megaesôfago graus I a IV na dependência do diâmetro do corpo esofágico medido pela esofagografia.[7]

Mais recentemente, com o advento da manometria de alta resolução, a doença foi subclassificada em tipo I, quando não ocorre pressurização esofágica, tipo II quando há pressurização esofágica e tipo III ou acalasia espástica. O subtipo predizerá a resposta aos tratamentos, sendo a miotomia e a DPC boas opções no tipo II, a miotomia superior à DPC no o tipo I e resposta ruim para ambos no tipo III (Fig. 3-2).[8]

Diferentes formas de tratamento foram descritas, como tratamento medicamentoso, dilatação endoscópica, injeção de toxina botulínica no EEI, miotomia cirúrgica e mais recentemente o POEM *(Peroral endoscopic miotomy)*. Nenhum deles é capaz de reverter às alterações fisiopatológicas da acalasia, limi-

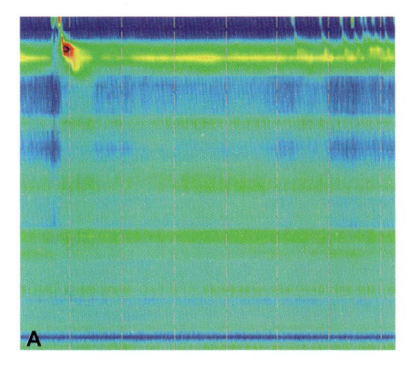

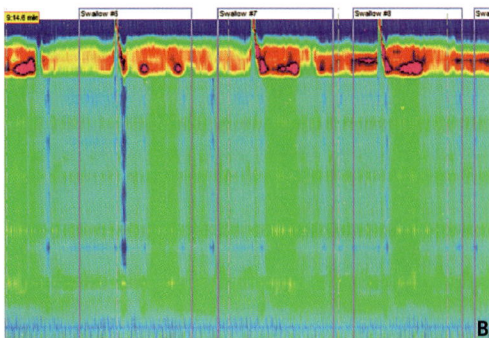

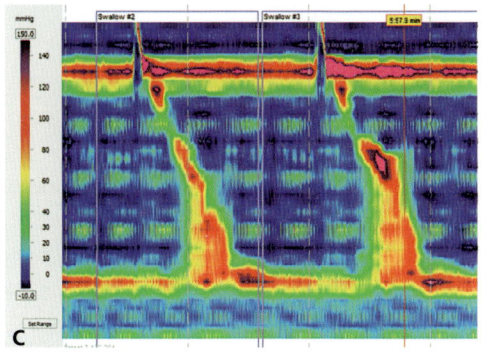

Fig. 3-2. Subtipos de acalasia: (**A**) tipo I (sem pressurização); (**B**) tipo II (com pressurização); (**C**) tipo III (espástica).

tando-se a reduzir a pressão basal do EEI e, assim, melhorar o transporte do bolo alimentar e os sintomas.

A técnica da injeção da toxina botulínica no EEI é simples e consiste na injeção no EEI de 80 a 100 U de toxina botulínica fracionadas nos quatro quadrantes (20 a 25 U em cada). A primeira descrição desta técnica é atribuída a Pasrischa *et al.* em um estudo-piloto que incluiu 10 pacientes com acalasia, com eficácia de 60% em 12 meses.[9]

Estudos subsequentes demonstraram sua grande eficácia em curto prazo, com elevada taxa de recorrência em longo prazo. Em uma revisão recente realizada por Campos *et al.*, que incluiu nove estudos, a eficácia inicial foi de 78,7% no 1º mês, caindo para 70% em 3 meses, 53,3% em 6 meses e 40,6% em 12 meses.[10]

O uso da toxina botulínica está indicado em pacientes idosos, com comorbidades que impeçam a realização da DPC ou miotomia cirúrgica.[11]

O procedimento é seguro, sendo o efeito colateral mais comum a dor torácica e raramente alterações autonômicas como xerostomia ou defeito de acomodação visual.[12]

Quando comparado à dilatação pneumática da cárdia, ambos os tratamentos são igualmente eficazes até 4 semanas, com progressivo declínio de eficácia no grupo tratado com Botox em longo prazo.[13] O mesmo é verdade na comparação entre Botox e miotomia videolaparoscópica, com eficácia em 24 meses de 34 *vs.* 87,5% respectivamente.[14]

O uso da toxina botulínica antes da DPC ou miotomia a Heller parece não influenciar os seus resultados, embora dados conflitantes sugiram piores resultados da miotomia e mais recentemente ao POEM em pacientes previamente tratados com a toxina.[12] Por outro lado, a eficácia da toxina também não parece ser influenciada por tratamentos prévios, constituindo importante opção terapêutica em pacientes com falha à DPC e/ou miotomia.[15]

Fatores de boa resposta à toxina botulínica incluem idade avançada, pressão basal do EEI não excedendo 50% do limite superior da normalidade e acalasia vigorosa (equivalente à acalasia tipos II e III da classificação da manometria de alta resolução) enquanto pacientes sem resposta a um primeiro tratamento, pressões basais do EEI muito elevadas e pressão residual do EEI > 18 mmHg após o tratamento constituem fatores de má resposta.[8,16,17]

Espasmo esofagiano difuso

O espasmo esofagiano difuso (EED) também é um distúrbio motor esofágico que pode-se manifestar clinicamente por dor torácica e disfagia, sendo seu diagnóstico essencialmente manométrico, com o achado em mais de 20% das deglutições de contrações simultâneas de amplitude normal, intercaladas por contrações peristálticas. Mais recentemente, com a manometria de alta resolução, seu diagnóstico passou a requerer a presença de latência distal inferior a 4,5 segundos. Do ponto de vista radiológico, o achado característico é o esôfago em "saca-rolhas" (Fig. 3-3A).

Seu principal tratamento é farmacológico, com nitratos e bloqueadores dos canais de cálcio.

O primeiro estudo a utilizar a toxina botulínica em pacientes com EED foi realizado por Miller *et al.* em 1996, em cinco pacientes, com boa resposta a longo prazo em três (60%).[18]

Outros quatro estudos subsequentes demonstraram eficácia a longo prazo que variou de 50 a 100%.[19]

Um estudo duplo cego e randomizado comparou o tratamento com toxina botulínica *vs.* placebo em 22 pacientes com EED, tendo encontrado melhora significativa da disfagia para sólidos comparados ao placebo, sem que houvesse diferença no alívio da dor torácica regurgitação ou pirose.[20]

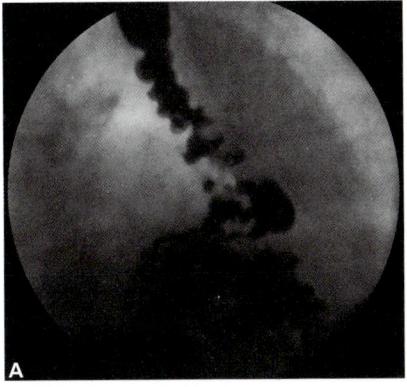

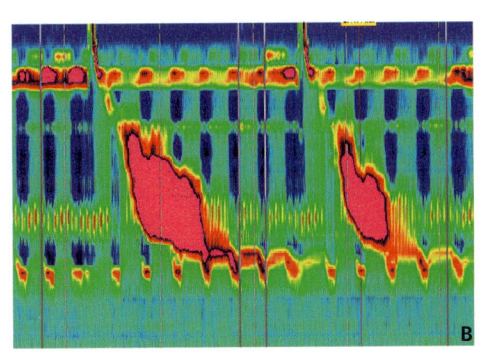

Fig. 3-3. Distúrbios motores hipercontráteis: (**A**) espasmo difuso e; (**B**) esôfago em quebra-nozes.

A toxina botulínica é uma opção terapêutica que, embora invasiva, possui poucos efeitos colaterais e é comprovadamente eficaz no alívio principalmente da disfagia em pacientes com EED.

Outros distúrbios motores hipercontráteis

O esôfago em quebra nozes caracteriza-se manometricamente por contrações peristálticas com elevada amplitude em esôfago distal e pode causar disfagia e dor torácica (Fig. 3-3B).[21]

Em cerca de 40% dos casos, há associação com doença do refluxo gastroesofágico (DRGE) sendo, nestes casos, recomendado o uso de inibidores da bomba de prótons.

Quando não associado à DRGE, o tratamento consiste no uso de relaxantes da musculatura lisa esofágica como nitratos, bloqueadores dos canais de cálcio e sildenafil.

Recentemente, Vanuytsel *et al.* utilizaram a toxina botulínica em 22 pacientes com distúrbios motores esofágicos não acalasia (sete com quebra nozes e 15 com EED) tendo observado no 1º mês melhora sintomática em 50% dos pacientes comparados a 10% do grupo-controle, independentemente do padrão manométrico.[20]

O esfíncter inferior hipertenso também é um distúrbio motor primário do esôfago do tipo hipercontrátil, e que pode causar disfagia e dor torácica.

Seu tratamento, à semelhança do esôfago em quebra-nozes, consiste na utilização de drogas relaxantes de musculatura lisa.[21]

Um relato de caso demonstrou eficácia da injeção da toxina botulínica no EEI de um paciente de 54 anos com disfagia e EEI hipertenso com alívio completo dos sintomas por 3 meses.

REFERÊNCIAS BIBLIOGRÁFICAS

1. Schneider I, Thumfart WF, Pototschnig C et al. Treatment of dysfunction of the cricopharyngeal muscle with botulinum A toxin: introduction of a new, noninvasive method. Ann Otol Rhinol Laryngol 1994;103(1):31-35.
2. Tieu BH, Hunter JG. Management of cricopharyngeal dysphagia with and without Zenker's diverticulum. Thorac Surg Clin 2011;21(4):511-17.
3. Cook IJ. Oropharyngeal dysphagia. Gastroenterol Clin North Am 2009;38(3):411-31.
4. Moerman MB. Cricopharyngeal Botox injection: indications and technique. Curr Opin Otolaryngol Head Neck Surg 2006;14(6):431-36.
5. Zaninotto G, Marchese Ragona R, Briani C et al. The role of botulinum toxin injection and upper esophageal sphincter myotomy in treating oropharyngeal dysphagia. J Gastrointest Surg 2004;8(8):997-1006.
6. Spinelli P, Ballardini G. Botulinum toxin type A (Dysport) for the treatment of Zenker's diverticulum. Surg Endosc 2003;17(4):660.
7. Ferreira-Santos R. Aperistalsis of the esophagus and colon (megaesophagus and megacolon) etiologically related to Chagas' disease. Am J Dig Dis 1961;6:700-26.
8. Pandolfino J, Kwiatek M, Nealis T et al. Achalasia: a new clinically relevant classification by high-resolution manometry. Gastroenterology 2008;135(5):1526-33.
9. Pasricha PJ, Ravich WJ, Hendrix TR et al. Treatment of achalasia with intrasphincteric injection of botulinum toxin. A pilot trial. Ann Intern Med 1994;121(8):590-91.
10. Campos GM, Vittinghoff E, Rabl C et al. Endoscopic and surgical treatments for achalasia: a systematic review and meta-analysis. Ann Surg 2009;249(1):45-57.
11. Triadafilopoulos G, Boeckxstaens GE, Gullo R et al. The Kagoshima consensus on esophageal achalasia. Dis Esophagus 2012;25(4):337-48.
12. Ramzan Z, Nassri AB. The role of Botulinum toxin injection in the management of achalasia. Curr Opin Gastroenterol 2013;29(4):468-73.
13. Leyden JE, Moss AC, MacMathuna P. Endoscopic pneumatic dilation versus botulinum toxin injection in the management of primary achalasia. Cochrane Database Syst Rev 2006(4):CD005046.
14. Zaninotto G, Annese V, Costantini M et al. Randomized controlled trial of botulinum toxin versus laparoscopic heller myotomy for esophageal achalasia. Ann Surg 2004;239(3):364-70.
15. Storr M, Born P, Frimberger E et al. Treatment of achalasia: the short-term response to botulinum toxin injection seems to be independent of any kind of pretreatment. BMC Gastroenterol 2002;2:19.
16. Eckardt AJ, Eckardt VF. Treatment and surveillance strategies in achalasia: an update. Nat Rev Gastroenterol Hepatol 2011;8(6):311-19.
17. Stefanidis D, Richardson W, Farrell TM et al. SAGES guidelines for the surgical treatment of esophageal achalasia. Surg Endosc 2012;26(2):296-311.
18. Miller LS, Parkman HP, Schiano TD et al. Treatment of symptomatic nonachalasia esophageal motor disorders with botulinum toxin injection at the lower esophageal sphincter. Dig Dis Sci 1996;41(10):2025-31.

19. Bashashati M, Andrews C, Ghosh S *et al.* Botulinum toxin in the treatment of diffuse esophageal spasm. *Dis Esophagus* 2010;23(7):554-60.
20. Vanuytsel T, Bisschops R, Holvoet L *et al.* A sham-controlled study of injection of botulinum toxin in non-achalasia esophageal hipermotility disorder. *Gastroenterology* 2009;136(5):A152-A.
21. Roman S, Kahrilas PJ. Management of spastic disorders of the esophagus. *Gastroenterol Clin North Am* 2013;42(1):27-43.

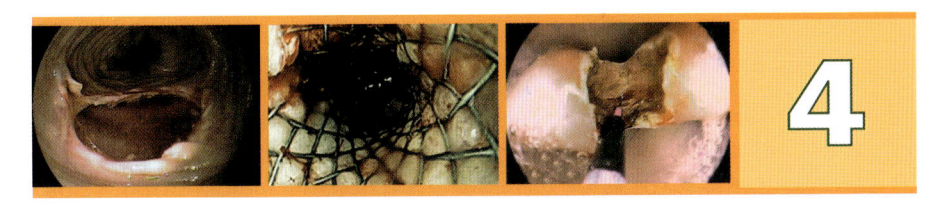

Acalasia da Cárdia – Dilatação Pneumática vs. Cardiomiotomia Laparoscópica

Jairo Silva Alves
Thiago Antunes Ferrari
Maria de Fátima Masiero Bittencourt
Carlos Alberto da Silva Barros

INTRODUÇÃO

Acalasia é um termo de origem grega que significa falha de relaxamento, tendo sido primeiramente utilizada por Hurst, em 1924. Constitui classicamente uma desordem motora primária do esôfago caracterizada pela associação da aperistalse do corpo esofágico, falta de relaxamento ou relaxamento incompleto do esfíncter esofagiano inferior. Estudo populacional americano mostrou que a incidência da doença nos Estados Unidos é de 1,6 por 100.000 com prevalência de 10,8 por 100.000.[1-3] No nosso meio, a doença de Chagas constitui a principal causa de acalasia secundária devendo ser sempre investigada. Tem prevalência semelhante entre homens e mulheres e pode acometer tanto crianças como idosos. A pseudoacalasia, que decorre de alterações estruturais na junção esofagogástrica, sempre deve ser pesquisada. Uma obstrução funcional pode ocorrer após realização de fundoplicatura e cirurgia com colocação de banda gástrica, mimetizando a acalasia.

O principal sintoma associado à acalasia é a disfagia para líquidos e sólidos que ocorre em 90% dos pacientes. Regurgitação de alimentos não digeridos (76 a 91%) e emagrecimento (35 a 91%) também são frequentes. Tosse noturna, dor retroesternal, pneumonias de repetição por aspiração também podem ocorrer.[3]

Sua fisiopatologia é bem estudada e relacionada com a perda seletiva dos neurônios inibitórios do plexo mioentérico, levando a produção de polipeptídeo vasoativo intestinal, óxido nítrico e infiltrado inflamatório com consequente disfunção do esfíncter inferior do esôfago (EIE). Sem haver inibição da excitação ocorre a disfunção ou a falha no relaxamento do esfíncter em resposta à deglutição.[2,3]

Embora seja uma afecção rara, o endoscopista é procurado com frequência com o objetivo de oferecer ao paciente abordagem terapêutica eficaz e menos invasiva. O objetivo deste capítulo é a discussão objetiva dos principais recursos disponíveis na atualidade para tratar o paciente com acalasia, pontuando as diferenças entre as opções disponíveis.

CONSIDERAÇÕES SOBRE A ETIOPATOGENIA

Os dados atuais sugerem que a acalasia resulta da degeneração do plexo neural esofagiano, particularmente das fibras inibitórias. Fatores ambientais, autoimunes e genéticos parecem estar envolvidos na patogênese desta entidade.

Os estudos que tentaram implicar agentes virais na patogênese da acalasia mostraram resultados conflitantes. O vírus do herpes simples, do sarampo e o papilomavírus têm sido sugeridos como potenciais fontes antigênicas. Um ponto forte a favor da evidência da infecção na patogênese da acalasia, entretanto, é o fato da doença de Chagas apresentar fisiopatologia muito semelhante à da acalasia primária.

A etiologia autoimune para esta entidade patológica tem sido considerada em virtude da presença de inflamação neural, na ausência de evidência conclusiva de infecção. Estudos demonstram infiltrado celular inflamatório do plexo mioentérico em 90 a 100% dos espécimes do esôfago de pacientes com acalasia. Ativação imunológica e inflamação estão associadas a alterações da motilidade gastrointestinal em virtude de disfunção neural.

Anticorpos antineurônios mioentéricos têm sido evidenciados em amostras de sangue de pacientes portadores de acalasia, especialmente, em alelos HLA DQA1*0103 e DQB1*0603.[4] Por causa de proteínas HLA ocorrem reações aberrantes com antígenos desconhecidos, liberação de citocinas inflamatórias que, provocam a inflamação dos gânglios mioentéricos do esôfago e do esfíncter inferior. Os estudos que buscam implicar aspectos genéticos na etiopatogenia da acalasia, embora com um número pequeno de casos, sugerem associação entre acalasia e polimorfismo genético em moléculas HLA classe II, receptor peptídeo vasoativo intestinal 1, KIT, promotor de interleucina 10 e receptor de interleucina 23 e, foram realizados em gêmeos e irmãos com acalasia. Mais estudos sobre etiopatogenia poderão esclarecer melhor em um futuro próximo.

DIAGNÓSTICO

O diagnóstico é realizado por meio de RX contrastado do esôfago, manometria esofágica e endoscopia digestiva alta. Ao RX evidencia-se o sinal típico de bico de pássaro ao nível da junção esofagogástrica com atonia do esôfago a montante, com dilatação e níveis hidroaéreos à fluoroscopia. Atualmente, tem sido utilizado o tempo de esvaziamento da coluna baritada do esôfago (considerado normal entre 1 e 5 minutos, na maioria dos indivíduos normais).[5] Para a classificação do megaesôfago chagásico o exame radiológico contrastado é o método mais importante. É necessária avaliação dinâmica por meio de intensificador de imagem para configuração morfofuncional. Há várias classificações baseadas no estudo radiológico. A classificação de Rezende, com técnica padronizada, utilizada pela maioria, define a presença de quatro grupos:

- *Grupo I:* esôfago de calibre aparentemente normal ao exame radiológico. Trânsito lento. Pequena retenção na radiografia tomada um minuto após a ingestão de sulfato de bário.
- *Grupo II:* esôfago com pequeno a moderado aumento do calibre. Significativa retenção de contraste. Presença frequente de ondas terciárias, associadas ou não à hipertonia do esôfago.
- *Grupo III:* esôfago com grande aumento de diâmetro. Atividade motora reduzida. Hipotonia do esôfago inferior. Grande retenção de contraste.
- *Grupo IV:* dolicomegaesôfago. Esôfago com grande capacidade de retenção, atônico, alongado, dobrando-se sobre a cúpula diafragmática.

A caracterização do grupo I apresenta os seguintes aspectos: diâmetro esofagiano normal (menos de 3,2 cm); retenção de bário no esôfago com nível perpendicular à parede esofagiana; presença de ar acima da coluna de bário associada a lúmen completamente aberto. Tais achados compõem a denominada "prova de retenção positiva", que pode identificar muitos casos da forma anectásica (sem dilatação) desta entidade patológica. A Organização Mundial da Saúde adotou tal classificação com acréscimo do grupo zero (antecedendo ao grupo I), para os casos assintomáticos e sem retenção esofagiana ao estudo radiológico, nos quais existe certo grau de denervação demonstrável por testes farmacológicos. Um achado comum nos exames radiológicos é a redução ou a ausência da bolha gasosa do fundo gástrico, pois há dificuldade para a passagem do ar do esôfago para o estômago.[6]

A endoscopia é o segundo exame a ser realizado para se excluir outras causas de disfagia como as neoplasias da junção, cirurgias gástricas com bandas e tumores esofagianos. O exame poderá mostrar um esôfago dilatado com resíduos alimentares em quantidade variada conforme a dilatação e, nos casos mais graves, dificuldade para transpor a cárdia.[7] Nos casos suspeitos de pseudoacalasia, de difícil diagnóstico, a tomografia computadorizada e a ecoendoscopia podem ser úteis.

A manometria esofagiana é o principal exame de diagnóstico sendo realizada com o paciente em posição supina para avaliação da função esofagiana e do EIE. A pressão de repouso do esôfago inferior pode ser baixa (comumente vista nas doenças do colágeno), normal ou elevada, com a pressão do EIE elevada em 50% do tempo. A ausência de contrações peristálticas e a ausência ou relaxamento parcial a menos de 8 mmHg do EIE são critérios diagnósticos de acalasia. Algumas variações são descritas por Hirano *et al.* e incluem a presença de contrações de alta amplitude *(vigorous achalasia)* e contrações em segmentos curtos do corpo do esôfago (ondas proximais são frequentes relacionadas com a musculatura estriada da região), retenção de material deglutido após relaxamento do EIE e relaxamento transitório do EIE intacto.[2]

Com o aparecimento da manometria de alta resolução, que consiste na colocação de 36 ou mais sensores de pressão desde a faringe até o estômago, este método tornou-se padrão ouro no diagnóstico da acalasia e possibilitou a denominada classificação de Chicago (2012) e que contempla diferentes variações ou alterações motoras no esôfago. Esta classificação categoriza a acalasia em três tipos distintos:

- *Tipo I:* acalasia clássica em que há ausência de relaxamento do EIE, mas não há aumento de pressão do corpo do esôfago.
- *Tipo II:* acalasia em que a deglutição de água provoca alta pressão do esôfago que fica com pressão maior que a do EIE e com isso ocorre o esvaziamento do órgão.
- *Tipo III:* acalasia espástica em que há também alta pressão intraluminal, porém relacionada com a dilatação do lúmen que impede a contração.

A manometria de alta resolução, quando estiver disponível em nosso meio, será de grande importância para este diagnóstico diferencial. Os estudos têm mostrado que o Tipo II responde melhor aos tratamentos de dilatação pneumática, miotomia à Heller ou toxina botulínica com bons resultados em 70 a 100%, comparados com o Tipo I que obtém resultados satisfatórios entre 50 e 63,3%.[8,9]

TRATAMENTO

Farmacológico

As drogas utilizadas no tratamento da acalasia são os nitratos e os bloqueadores dos canais de cálcio. Os nitratos inibem a contração do EEI por desfosforilação da cadeia leve de miosina. Em uma revisão Cochrane, Wen *et al*. identificaram apenas dois estudos randomizados que avaliaram a resposta clínica aos nitratos na acalasia e concluíram não existir recomendações consistentes para seu uso.[10] A nifedipina sublingual (10-20 mg, 15 a 60 minutos antes das refeições) é a droga mais utilizada. Inibe a contração do esfíncter esofagiano inferior por bloqueio da captação celular de cálcio e reduz a pressão de repouso do esfíncter esofagiano inferior em 30 a 60%.[11] Uma desvantagem para a sua utilização é a ocorrência de efeitos colaterais que incluem hipotensão, cefaleia e tontura em até 30% dos pacientes.[12] Além disso, o desenvolvimento de tolerância à droga tem sido descrito.[13]

O tratamento farmacológico mais utilizado é a toxina botulínica do tipo A, uma neurotoxina que bloqueia a liberação da acetilcolina a partir dos terminais nervosos. É injetada diretamente no esfíncter esofagiano inferior utilizando uma agulha de escleroterapia durante a endoscopia, em uma dose de 80-100 unidades, em quatro a oito pontos. Constitui abordagem segura e eficaz com poucos efeitos colaterais. Em mais de 80% dos casos, ocorre uma boa resposta clínica no primeiro mês. Esta boa resposta desaparece rapidamente e, menos de 60% dos pacientes mostram-se em remissão ao final do primeiro ano. Resultados de cinco ensaios clínicos randomizados que compararam a toxina botulínica com dilatação pneumática e com a miotomia laparoscópica mostraram, inicialmente, um alívio da disfagia comparável, mas com uma rápida deterioração dos doentes tratados com toxina botulínica após 6-12 meses.[14] A toxina botulínica, assim como os nitratos e bloqueadores dos canais de cálcio, deve ser usada apenas como uma opção provisória antes do tratamento definitivo ou em pacientes de alto risco.

Dilatação pneumática

Dilatação pneumática é realizada para romper o esfíncter esofagiano inferior por alongamento das suas fibras, utilizando um balão preenchido por ar. Foi simplificada pela utilização do sistema de balão Rigiflex (Boston Scientific, Marlborough, MA, EUA), de polietileno, disponíveis em três diâmetros (30, 35, e 40 mm) que são posicionados sobre um fio-guia, em abordagem endoscópica (Fig. 4-1).

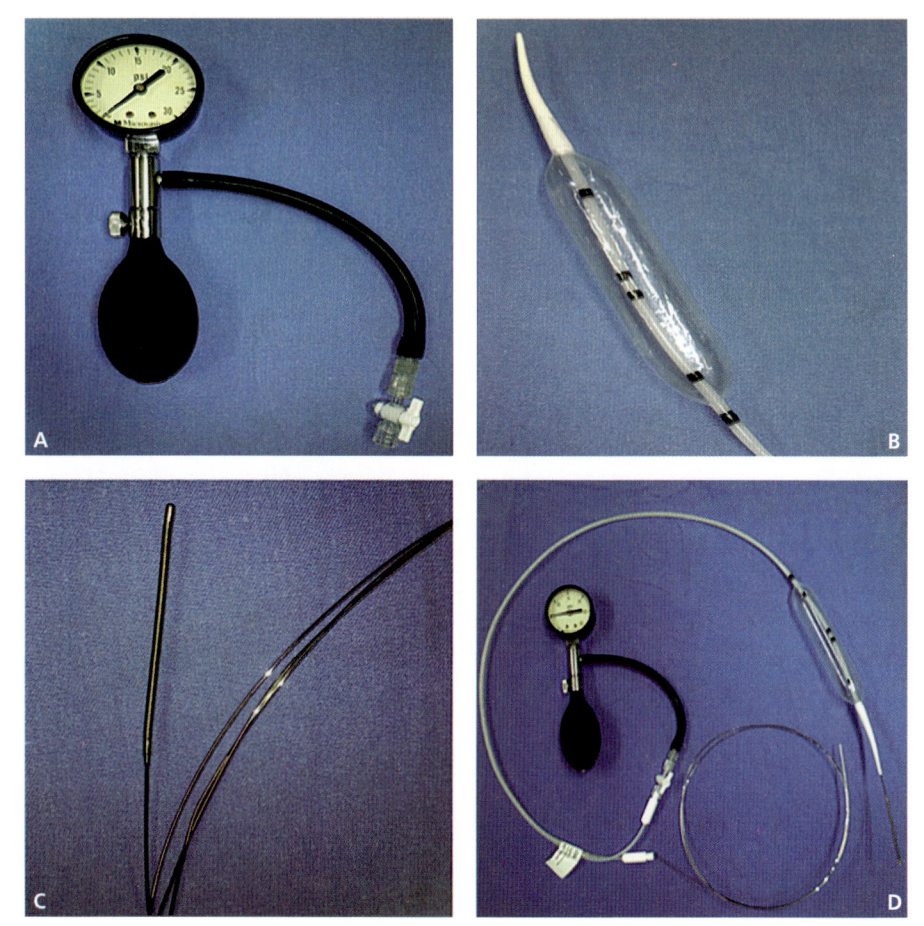

Fig. 4-1. (**A**) Manômetro; (**B**) balão Rigiflex; (**C**) fio-guia de Savary-Gilliard; (**D**) montagem esquemática dos acessórios para dilatação do EEI para o tratamento da acalasia.

A técnica geral de dilatação pneumática está resumida no Quadro 4-1, e pode apresentar pequenas variações de acordo com o protocolo de cada serviço de endoscopia.

A técnica mais utilizada propõe dilatação graduada, começando com o balão de menor calibre (30 mm) e com dilatações subsequentes em intervalos de 2 a 4 semanas baseando-se no alívio dos sintomas associado a medições de pressão do EEI de repetição ou melhoria do esvaziamento esofágico. Geralmente, é realizada ambulatorialmente, mas em ambiente hospitalar; o paciente é observado durante 2 a 6 horas e pode retomar as atividades habituais no dia seguinte (Figs. 4-2 e 4-3).[15,16]

Quadro 4-1. Técnica para a dilatação pneumática com o sistema de balão Rigiflex

- Dieta líquida por 1 a 3 dias e jejum de 12 horas antes da endoscopia (os pacientes com megaesôfago podem precisar de lavagem esofagiana com um tubo de grosso calibre)
- O procedimento é realizado preferencialmente pela manhã
- A endoscopia digestiva alta é realizada com sedação consciente e em decúbito lateral esquerdo
- O fio-guia de Savary é posicionado no estômago para direcionar o balão Rigiflex
- O menor balão (30 mm), geralmente, é utilizado como primeira opção. O balão de 35 mm pode ser preferido em pacientes com falhas de dilatação pneumática anteriores, pacientes jovens (< 40 anos), ou com miotomia prévia
- O posicionamento preciso do balão é realizado com fluoroscopia, mas essa não é imprescindível
- Quando realizado sob radioscopia, deve-se posicionar o meio do balão na projeção do EEI, identificado pela cintura no balão de ar
- Quando realizado sob visão direta, deve-se fazer coincidir a marcação do meio do balão com o EEI
- O balão é distendido gradualmente até a cintura desaparecer. A pressão necessária geralmente é de 7-15 psi de ar, realizada por 15-60 segundos
- A observação pós-procedimento é realizada durante 2-6 horas com objetivo de excluir complicações. Pacientes com dor significativa devem ser encaminhados para um exame de imagem contrastado para excluir perfuração esofagiana

Em uma revisão que incluiu 1.100 pacientes (24 estudos), com um seguimento médio de 37 meses, a dilatação pneumática com o balão Rigiflex resultou no alívio dos sintomas, classificado como bom ou excelente, em 74, 86 e 90% nas dilatações com balões de 30, 35 e 40 mm, respectivamente. Em uma reavaliação clínica após 4 e 6 anos, mostrou que aproximadamente 1/3 dos pacientes apresentaram recorrência dos sintomas.[17] Com a estratégia de dilatação seriada baseada na recorrência dos sintomas em longo prazo, a remissão pôde ser atingida em quase todos os pacientes.[18] Os pacientes que mais se beneficiam com esta abordagem são do sexo feminino, com mais de 40 anos, e com um padrão de acalasia tipo II classificados na manometria de alta resolução.[16] Alguns autores consideram que o tratamento com melhor custo-benefício para a acalasia, ao longo de um período de 5 a 10 anos após o procedimento, é a dilatação pneumática.[19]

A dilatação pneumática pode ser realizada com segurança após recidiva de uma miotomia à Heller, embora necessite de balões com maior diâmetro.[20] Até 33% dos pacientes apresentam complicações de menor gravidade, inerentes ao procedimento da dilatação pneumática incluindo, dor retroesternal, pneumo-

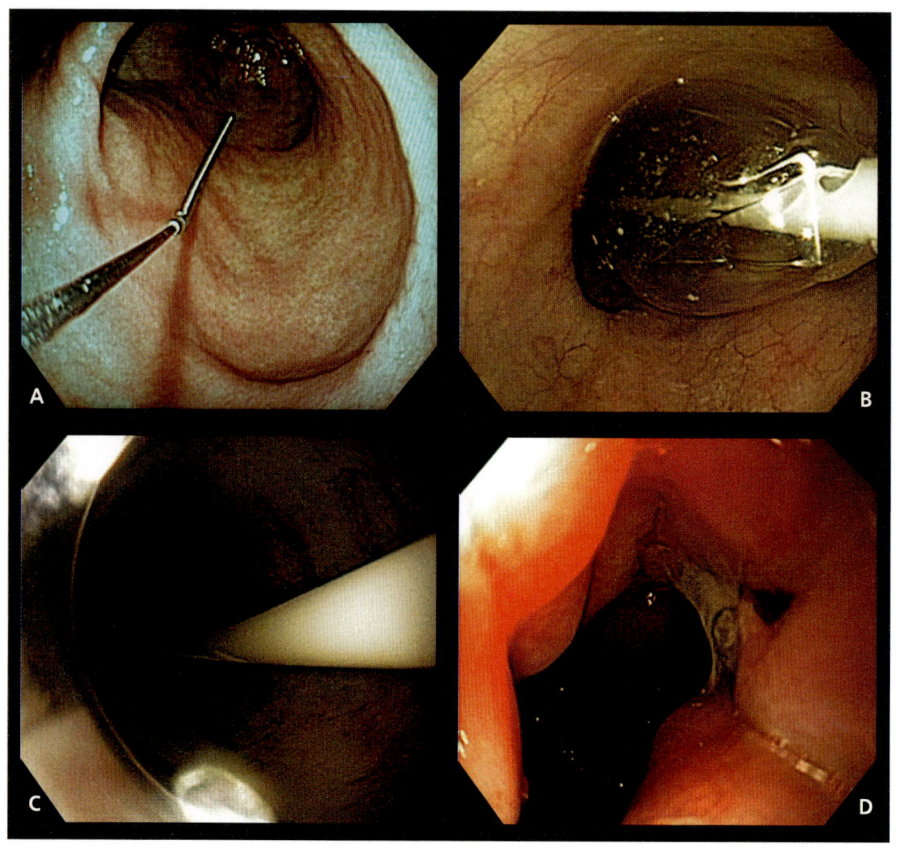

Fig. 4-2. (**A**) Posicionamento do fio-guia de Savary-Gilliard no antro; (**B**) posicionamento do balão Rigiflex no EEI em processo de insuflação gradual acompanhada por visão endoscópica; (**C**) visão da dilatação do cárdia (faixa brancacenta) através do balão Rigiflex; (**D**) controle.

nia aspirativa, sangramento, febre transitória, laceração de mucosa sem perfuração e hematoma esofágico. A perfuração esofagiana é a complicação mais grave, com incidência entre endoscopistas experientes de 2% (variação de 0-16%), das quais 50% necessitaram de tratamento cirúrgico.[21] Em uma série de casos publicada recentemente, com inclusão de 16 casos de perfuração transmural, todos os pacientes foram tratados conservadoramente.[22] Pequenas perfurações e lacerações profundas dolorosas podem ser tratadas com antibióticos e nutrição parenteral durante dias ou semanas.[22] A cirurgia por toracotomia está indicada para grandes perfurações, sintomática e com contaminação do mediastino. A maioria das perfurações ocorre durante a dilatação inicial; a dificuldade de manter o posicionamento do balão constitui fator de risco im-

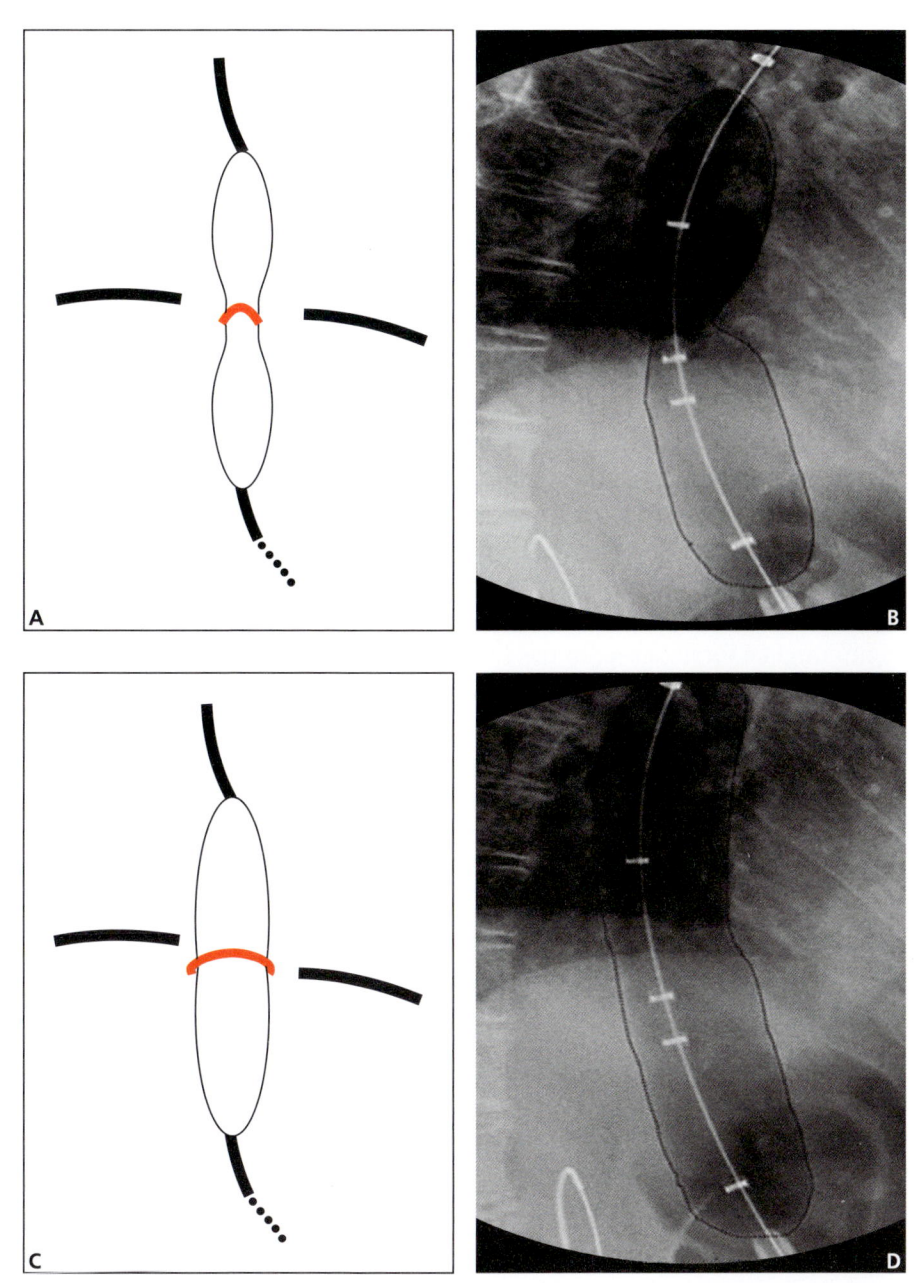

Fig. 4-3. (**A**) Balão posicionado no EEI; (**B**) cintura identificada à radioscopia antes da dilatação; (**C**) balão posicionado no EEI; (**D**) desaparecimento da cintura à radioscopia após a dilatação. Adaptada de Qurratulain *et al.* 2008 e Boeckxtaens GE. 2011.[15,16]

portante para esta complicação.[23] Buscando avaliar os possíveis fatores que predizem a perfuração, um ensaio clínico europeu evidenciou maior incidência em pacientes idosos e com a utilização de balões de 35 mm ou mais na primeira sessão de dilatação quando comparado com a utilização de balão de 30 mm.[16] A doença do refluxo gastroesofágico grave pode ocorrer raramente após a dilatação pneumática, mas 15 a 35% dos pacientes apresentam sintomas dispépticos que aliviam com o uso de inibidores da bomba de prótons.[24]

As contraindicações para a dilatação pneumática são relativas e constituídas pelas doenças cardiopulmonares ou outras comorbidades que impediriam uma cirurgia caso ocorra como complicação uma perfuração esofágica.

Miotomia laparoscópica de Heller

A miotomia cirúrgica da camada muscular do esôfago distal e do EEI, conhecida como miotomia de Heller, é um tratamento consagrado pelo tempo para a acalasia. Foi descrita pela primeira vez em 1913, pelo cirurgião alemão Ernst Heller e, desde então, tem sido amplamente utilizada, com algumas adaptações da técnica.[25] As duas modificações mais importantes relacionadas com o procedimento original foram a secção das fibras do músculo da cárdia apenas na face anterior combinada com uma fundoplicatura para redução do risco de refluxo gastroesofágico (Fig. 4-4).[26,27]

O advento da cirurgia minimamente invasiva mudou profundamente a abordagem da miotomia de Heller. Pellegrini descreveu, inicialmente, uma abordagem da miotomia por toracoscopia, em 1992.[28] No entanto, a abordagem laparoscópica oferece melhor visualização das camadas musculares do esôfago distal e das fibras elásticas do fundo gástrico, resultando em um menor tempo cirúrgico, com melhores resultados. Em uma revisão recente, Campos mostrou uma melhora sintomática significativamente maior da miotomia de Heller, realizada por laparoscopia quando comparado à realizada por toracoscopia (89 *vs.* 77,6%) com redução da incidência de refluxo gastroesofágico no pós-operatório (15 *vs.* 28%).[29] A razão da perda da função de barreira antirrefluxo do EEI após a miotomia com consequente necessidade de associação de uma válvula antirrefluxo (fundoplicatura) foi estudada por muitos anos. As conclusões da metanálise conduzida por Campos *et al.*, considerando resultado terapêutico semelhante com relação à acalasia, foi de que ocorreu uma redução significativa de refluxo gastroesofágico quando a fundoplicatura foi associada à miotomia de Heller (31,5 *vs.* 8,8%).[29] Resultados semelhantes foram relatados em um estudo controlado randomizado.[30] Tendo em vista a ausência de peristaltismo na acalasia, o tipo de fundoplicatura empregada pode ter um grande efeito nos resultados. Disfagia pós-operatória é maior após fundoplicatura a Nissen do

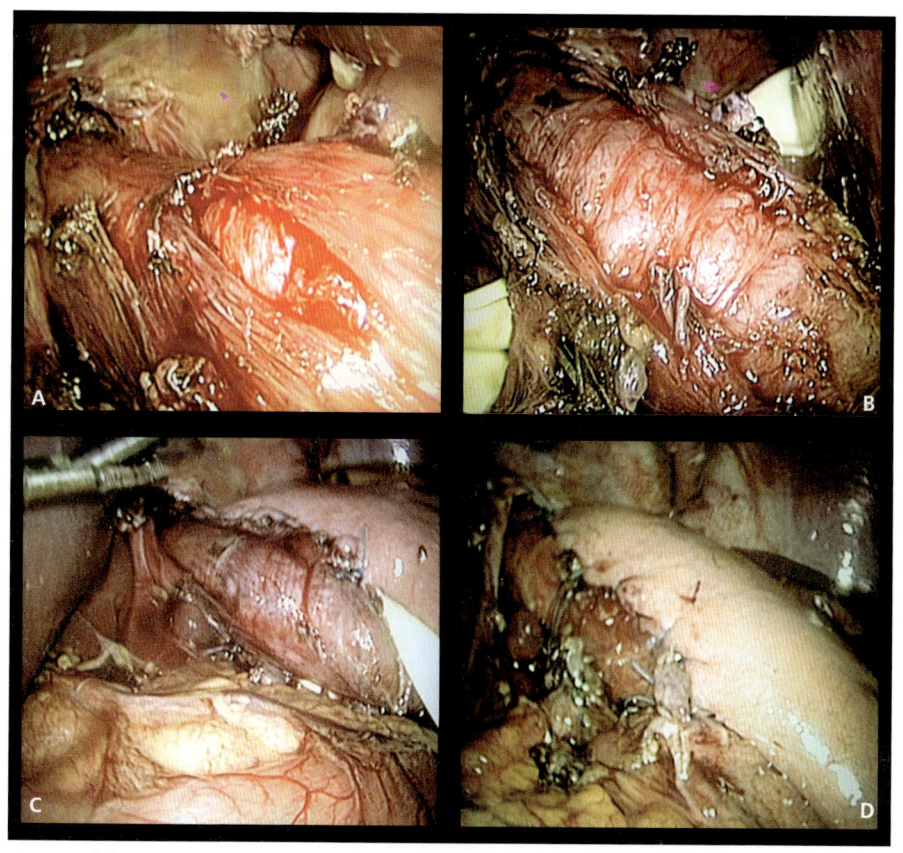

Fig. 4-4. (**A**) Divulsão das fibras musculares longitudinais do esôfago distal; (**B**) secção das fibras circulares do EEI; (**C**) segundo plano de sutura do fundo gástrico com a borda lateral da miotomia; (**D**) terceiro plano de sutura do fundo gástrico com a borda medial da miotomia, concluindo a confecção da válvula.

que após fundoplicatura anterior parcial (15 *vs.* 2,8%). Os resultados de um estudo multicêntrico recente sugerem que tanto a fundoplicatura parcial anterior (dor) quanto a posterior (Toupet) apresentam controle comparável de "mecanismo antirrefluxo" após a miotomia laparoscópica de Heller.[31]

A miotomia laparoscópica de Heller combinada com a fundoplicatura parcial é uma operação segura com uma mortalidade de 0,1%.[29] A complicação mais comum da miotomia laparoscópica de Heller é a perfuração da mucosa do esôfago ou do estômago durante a miotomia, o que é geralmente reconhecido durante o procedimento e reparado imediatamente, sem consequências significativas. A taxa de complicação global da miotomia laparoscópica de Heller é de 6,3% (variação de 0-35%), mas com consequências clínicas relatadas em apenas 0,7% dos casos.[32] O Quadro 4-2 resume os dados sobre os resultados de uma revisão sistemática.

No Quadro 4-2, com compilação dos dados de cinco estudos considerados relevantes, a taxa média de sucesso foi de 89% em um período de acompanhamento médio de 35 meses.[29] No entanto, as taxas de sucesso diminuem, dependendo da definição utilizada, para 65 a 85%, em 5 anos de acompanhamento, provavelmente, por causa da progressão da doença.[33]

Dentre os fatores prognósticos positivos para a realização da miotomia de Heller identificam-se a idade jovem (< 40 anos), a pressão de repouso do EEI maior que 30 mmHg e um esôfago retilíneo.[34] Assim como na dilatação pneumática, o padrão manométrico no momento do diagnóstico também afeta as taxas de sucesso clínico após miotomia de Heller, ou seja, os pacientes com acalasia tipo II têm o melhor resultado.[35,36] Embora nenhuma diferença tenha sido observada no resultado entre a miotomia de Heller e a dilatação pneumática nos pacientes com acalasia tipos I e II, os pacientes com a doença tipo III parecem responder melhor à miotomia de Heller do que a dilatação pneumática, provavelmente porque a miotomia implica em uma ruptura mais extensa e mais proximal do músculo esofágico do que se faz na dilatação.[27,35] O resultado da miotomia laparoscópica de Heller em pacientes com tratamento endoscópico prévio é controverso, e alguns estudos sugerem que a abordagem endoscópica prévia compromete os resultados da cirurgia. Portale *et al.* relataram que os pacientes previamente tratados com injeção de toxina botulínica ou dilatação pneumática tiveram um resultado menos favorável do que aqueles sem tais procedimentos.[33]

Quadro 4-2. Remissão dos sintomas após miotomia laparoscópica em série de 100 ou mais pacientes

	Pacientes N	Seguimento (meses)	Pacientes em remissão N (%)
Oelschlager *et al.* (2003)	110	46	100 (91%)
Torquati *et al.* (2006)	200	43	170 (85%)
Schuchert *et al.* (2008)	194	32	180 (93%)
Zaninotto *et al.* (2008)	400	30	348 (87%)
Snyder *et al.* (2009)	134	22	115 (86%)
Total	1.038	35*	89%

*Média.
Adaptado de Boeckxstaens *et al.*[3]

A recorrência da disfagia após o tratamento cirúrgico ocorre, na maioria das vezes, entre 12 e 18 meses após o procedimento.[37] A miotomia incompleta, especialmente na parte gástrica (local onde a miotomia é mais difícil), a cicatrização tardia da miotomia, e um envoltório antirrefluxo excessivamente apertado são as possíveis causas de falha do tratamento.[38] Como mencionado anteriormente, a dor retroesternal é mais difícil de tratar do que os outros sintomas, e os pacientes devem ser informados sobre esta questão. Sintomas recorrentes após miotomia de Heller podem ser tratados com segurança utilizando a dilatação pneumática ou, quando houver falha com esse tratamento conservador, por nova abordagem laparoscópica da miotomia.[38]

Dilatação pneumática comparada com a miotomia laparoscópica de Heller

Até recentemente, a falta de estudos comparativos randomizados prospectivos, entre dilatação pneumática ou miotomia laparoscópica de Heller, dificultava a definição da melhor abordagem para a acalasia. Em uma revisão de séries de casos (1989-2006), Campos *et al.* relataram uma taxa de melhoria global de 68% em 1.065 doentes submetidos à dilatação pneumática com balões Rigiflex enquanto a miotomia laparoscópica de Heller teve uma taxa de melhoria de 89% em 3.086 pacientes.[29] Em um estudo Clínico de Cleveland, 106 pacientes foram tratados com dilatação pneumática e 73 pacientes submetidos ao tratamento cirúrgico.[39] A taxa de sucesso terapêutico, definida como disfagia ou regurgitação com ocorrência menor do que três vezes por semana, foi semelhante entre os dois grupos nos primeiros 6 meses (96 *vs.* 98%), reduzindo após 6 anos (44 *vs.* 57%) Um estudo longitudinal retrospectivo Canadense permite uma boa estimativa dos resultados em longo prazo com os procedimentos mais utilizados na prática clínica.[40] Entre 1991 e 2002, 1.461 pacientes adultos foram tratados para acalasia; 81% submetidos à dilatação pneumática, e 19% a miotomia cirúrgica como seu primeiro tratamento. Transcorridos 1, 5 e 10 anos, o risco acumulado para uma segunda intervenção terapêutica (dilatação, miotomia ou esofagectomia) foi de 36,8; 56,2 e 63,5% após dilatação pneumática inicial contra 16,4; 30,3 e 37,5%, após miotomia inicial. Essa diferença de risco ocorreu apenas quando foi registrada repetição da dilatação pneumática como um evento adverso.

Em 2011, um estudo prospectivo e randomizado comparou a abordagem endoscópica com a cirúrgica, ambas realizadas por profissionais com grande experiência.[8] Neste estudo, os pacientes foram aleatoriamente designados para dilatação com o balão Rigiflex (n = 94) ou miotomia laparoscópica com fundoplicatura do tipo Dor (n = 106). Não ocorreu diferença estatisticamente significativa nos parâmetros avaliados nos primeiros 2 anos (sintomas, nível de pressão no EEI, esvaziamento esofagiano e qualidade de vida).

Miotomia endoscópica peroral (POEM)

POEM é uma técnica endoscópica recentemente desenvolvida para o tratamento de acalasia por Inoue et al.[41] A técnica se baseia na criação de um túnel submucoso para alcançar o esfíncter esofagiano inferior, dissecção das fibras do músculo circular (7 cm no esôfago e 2 cm no estômago). Neste primeiro trabalho, os autores relataram uma taxa de sucesso de 100% e uma redução significativa na pressão do esfíncter esofagiano inferior em 17 pacientes. Estudos posteriores de 11 e 18 pacientes confirmaram a alta taxa de sucesso (89-100%), mesmo em pacientes submetidos a várias dilatações pneumáticas anteriormente.[42] Estes resultados iniciais são promissores, mas devemos considerar que os estudos são limitados e o período de acompanhamento ainda muito curto (média de 6 meses). Além disso, o potencial risco de refluxo gastroesofágico pode representar uma importante desvantagem.[43] É necessário um maior tempo de acompanhamento e estudos randomizados para comparar POEM com dilatação pneumática ou miotomia laparoscópica de Heller antes de propor o POEM como nova opção terapêutica para a acalasia.

Esofagectomia na acalasia avançada

Apesar da eficiência da dilatação pneumática e da miotomia laparoscópica de Heller, 2 a 5% dos pacientes desenvolverão doença em fase terminal, definida como uma dilatação maciça de esôfago com retenção de alimentos, doença do refluxo sem resposta, ou a presença de lesões pré-neoplásicas.[44,45] Nestes casos, a ressecção esofagiana pode ser necessária para melhorar a qualidade de vida do paciente e, até mesmo, para evitar o risco de evolução para o carcinoma invasivo. A possibilidade da esofagectomia é maior se o esôfago já apresentar nítida dilatação na intervenção primária comparada aos casos de dilatação discreta (< 4 cm).[46] O método ideal de reconstrução após esofagectomia ainda não foi estabelecido. A interposição gástrica tem a vantagem de necessitar apenas de uma anastomose, podendo causar um grave refluxo gastroesofágico com sérios danos pela anastomose intratorácica. Se a anastomose na esofagectomia total for realizada no pescoço, o suprimento vascular para o tubo gástrico pode ser comprometido, resultando formações de fístulas, e evoluir com estenoses.[45] Uma outra opção é a interposição de cólon, porém com grandes possibilidades de deiscência da anastomose ou evolução para estenoses em virtude de isquemia. O segmento curto de interposição colônica com uma anastomose intratorácica pode ser um opção válida em tais pacientes. Em uma revisão recente, que incluiu 295 pacientes, resultados satisfatórios (definido como dieta sem restrições ou dieta habitual) foram descritos em 65 a 100% dos pacientes, em um seguimento médio de 44 meses, independentemente da técnica utilizada.[47]

FATORES DE RISCO E DIRETRIZES TERAPÊUTICAS

A padronização dos balões para dilatação, o desenvolvimento da miotomia laparoscópica e, mais recentemente, a manometria de alta resolução têm auxiliado na definição de quais pacientes responderão bem à dilatação pneumática ou à miotomia laparoscópica. Entre os principais fatores preditores inclui-se idade, sexo e manometria de alta resolução. Os efeitos favoráveis na idade mais avançada (> 40 anos) sobre o sucesso de dilatação pneumática são os mais reprodutíveis.[16] Vários estudos sugerem que homens jovens possuem menor resposta à dilatação pneumática do que as mulheres.[39,48] Pandolfino *et al.* relataram que o padrão da manometria de alta resolução na acalasia prediz o sucesso do tratamento, especialmente após a dilatação pneumática.[49] As taxas de sucesso fora significativamente maior no grupo II da acalasia (96%) do que para o grupo I (56%) e o grupo III (29%). Esses achados também foram relatados em um estudo prospectivo, denominado **Estudo Europeu sobre Acalasia**, que sugeriu ser o grupo III mais bem abordado pela miotomia laparoscópica de Heller.[50]

A identificação de fatores preditores de sucesso pode conduzir a recomendações para o tratamento da acalasia. Pacientes hígidos com acalasia podem ser submetidos à dilatação pneumática graduada ou à miotomia laparoscópica de Heller. A escolha da miotomia pode ser o tratamento mais efetivo em adolescentes e adultos jovens, especialmente os homens e, possivelmente, pacientes do grupo III da acalasia. A miotomia também é o tratamento de escolha em pacientes não cooperativos. As mulheres e os pacientes com idade maior que 40-50 anos podem também apresentar bons resultados com a dilatação pneumática ou a miotomia. A injeção da toxina botulínica deve ser o tratamento de primeira escolha para os pacientes idosos ou aqueles com comorbidades graves, pois ele é seguro, melhora os sintomas e pode ser repetido. No entanto, a dilatação pneumática é uma alternativa razoável em pacientes de alto risco se for realizada em centros com experiência, que possuem uma equipe cirúrgica capaz de intervir se ocorrer complicação. O papel do POEM como um substituto para miotomia laparoscópica será definido com o tempo, com base em estudos prospectivos, com acompanhamento em longo prazo.

REFERÊNCIAS BIBLIOGRÁFICAS

1. Chuah SK, Tai WC, Changchien CS et al. 2011 update on esophageal achalasia. *World J Gastroenterol* 2012;18(14):1573-78.
2. Beck WC, Sharp KW. Achalasia. The history of achalasia dates. *Surg Clin Noth Am* 2011;91:1031-37.
3. Boeckxstaens GE, Zaninotto G, Richer JE. Achalasia. *Lancet* 2014;383:83-93.
4. Ghoshal UC, Daschakraborty SB, Singh R. Pathogenesis of achalasia cardia. *Word J Gastroenterol* 2012;18(24):3050-57.

5. Neyaz Z, Gupta M, Ghoshal UC. How to perform and interpret timed barium esophagogram. *J Neurogastroenterol Motil* 2013;19(2): 251-56.
6. Figueiredo SS, Carvalho TN, Nóbrega BB *et al*. Caracterização radiográfica das manifestações esofagogastrointestinais da doença de Chagas. *Radiol Bras* 2002;35(5):293-97.
7. Farrokhi F, Vaezi MF. Idiophatic (primary) achalasia. *Orphanet J Rare Dis* 2007;2:38.
8. Bredenoord AJ, Fox MR, Kahrilas PJ *et al*. Chicago classi?cation criteria of esophageal motility disorders defined in high resolution esophageal pressure topography. The International High Resolution Manometry Working Group. *Neurogastroenterol Motil* 2012;24(Suppl 1):57-65.
9. Pandolfino JE, Fox MR, Bredenoord AJ *et al*. High-resolution manometry in clinical practice: utilizing pressure topography to classify oesophageal motility abnormalities. *Neurogastroenterol Motil* 2009;21(8):796-806.
10. Wen ZH, Gardener E, Wang YP. Nitrates for achalasia. *Cochrane Database Syst Rev* 2004;1:CD002299.
11. Gelfond M, Rozen P, Gilat T. Isosorbide dinitrate and nifedipine treatment of achalasia: a clinical, manometric and radionuclide evaluation. *Gastroenterology* 1982;83:963-69.
12. Traube M, Dubovik S, Lange RC *et al*. The role of nifedipine therapy in achalasia: results of a randomized, double-blind, placebo-controlled study. *Am J Gastroenterol* 1989;84:1259-62.
13. Richter JE. Achalasia – An update. *J Neurogastroenterol Motil* 2010;16:232-42.
14. Muehldorfer SM, Schneider TH, Hochberger J *et al*. Esophageal achalasia: intrasphincteric injection of botulinum toxin A versus balloon dilation. *Endoscopy* 1999;31:517-21.
15. Hyder Q, Rashid R, Hadi SF *et al*. Endoscopic assessment of effacement of balloon waist during pneumatic dilatation of primary achalasia cardia under topical anesthesia. *Pak J Med Sci* 2008;24(4):491-96.
16. Boeckxstaens GE, Annese V, des Varannes SB *et al*. Pneumatic dilation versus laparoscopic Heller's myotomy for idiopathic achalasia. *N Engl J Med* 2011;364:1807-16.
17. Hulselmans M, Vanuytsel T, Degreef T *et al*. Long-term outcome of pneumatic dilation in the treatment of achalasia. *Clin Gastroenterol Hepatol* 2010;8:30-35.
18. Zerbib F, Thetiot V, Richy F *et al*. Repeated pneumatic dilations as long-term maintenance therapy for esophageal achalasia. *Am J Gastroenterol* 2006;101:692-97.
19. Karanicolas PJ, Smith SE, Inculet RI *et al*. The cost of laparoscopic myotomy versus pneumatic dilatation for esophageal achalasia. *Surg Endosc* 2007;21:1198-206.
20. Guardino JM, Vela MF, Connor JT *et al*. Pneumatic dilation for the treatment of achalasia in untreated patients and patients with failed Heller myotomy. *J Clin Gastroenterol* 2004;38:855-60.
21. Katzka DA, Castell DO. Review article: an analysis of the efficacy, perforation rates and methods used in pneumatic dilation for achalasia. *Aliment Pharmacol Ther* 2011;34:832-39.
22. Vanuytsel T, Lerut T, Coosemans W *et al*. Conservative management of esophageal perforations during pneumatic dilation for idiopathic esophageal achalasia. *Clin Gastroenterol Hepatol* 2012;10:142-49.

23. Metman EH, Lagasse JP, d'Alteroche L et al. Risk factors for immediate complications after progressive pneumatic dilation for achalasia. Am J Gastroenterol 1999;94:1179-85.
24. Richter JE. Update on the management of achalasia: balloons, surgery and drugs. Clin Gastroenterol Hepatol 2008;2:435-45.
25. Heller E. Extra mukose kardioplastik beim chronischen kardiospasmmit dilatation des oesophagus. Mitt Greenzgeb Med Chir 1913;27:141-48.
26. Zaaijer JH. Cardiospasm in the aged. Ann Surg 1923;77:615-17.
27. Dor J, Humbert P, Paoli JM et al. Treatment of reflux by the so-called modified Heller-Nissen technic. Presse Med 1967;75:2563-65.
28. Pellegrini C, Wetter LA, Patti M et al. Thoracoscopicesophagomyotomy. Initial experience with a new approach for the treatment of achalasia. Ann Surg 1992;216:291-96; discussion 296-99.
29. Campos GM, Vittinghoff E, Rabl C et al. Endoscopic and surgical treatments for achalasia: a systematic review and meta-analysis. Ann Surg 2009;249:45-57.
30. Richards WO, Torquati A, Holzman MD et al. Heller myotomy versus Heller myotomy with Dor fundoplication for achalasia: a prospective randomized double-blind clinical trial. Ann Surg 2004;240:405-12; discussion 412-15.
31. Rawlings A, Soper NJ, Oelschlager B et al. Laparoscopic Dor versus Toupet fundoplication following Heller myotomy for achalasia: results of a multicenter, prospective, randomized-controlled trial. Surg Endosc 2012;26:18-26.
32. Oelschlager BK, Chang L, Pellegrini CA. Improved outcome after extended gastric myotomy for achalasia. Arch Surg 2003;138:490-95; discussion 495-97.
33. Snyder CW, Burton RC, Brown LE et al. Multiple preoperative endoscopic interventions are associated with worse outcomes after laparoscopic Heller myotomy for achalasia. J Gastrointest Surg 2009;13:2095-103.
34. Torquati A, Richards WO, Holzman MD et al. Laparoscopic myotomy for achalasia: predictors of successful outcome after 200 cases. Ann Surg 2006;243:587-91; discussion 591-93.
35. Salvador R, Costantini M, Zaninotto G et al. The preoperative manometric pattern predicts the outcome of surgical treatment for esophageal achalasia. J Gastrointest Surg 2010;14:1635-45.
36. Rohof WO, Salvador R, Annese V et al. Outcomes of treatment for achalasia depend on manometric subtype. Gastroenterology 2013;144:718-25.
37. Schuchert MJ, Luketich JD, Landreneau RJ et al. Minimally-invasive esophagomyotomy in 200 consecutive patients: factors influencing postoperative outcomes. Ann Thorac Surg 2008;85:1729-34.
38. Zaninotto G, Costantini M, Portale G et al. Etiology, diagnosis, and treatment of failures after laparoscopic Heller myotomy for achalasia. Ann Surg 2002;235:186-92.
39. Vela MF, Richter JE, Khandwala F et al. The long-term efficacy of pneumatic dilatation and Heller myotomy for the treatment of achalasia. Clin Gastroenterol Hepatol 2006;4:580-87.
40. Lopushinsky SR, Urbach DR. Pneumatic dilatation and surgical myotomy for achalasia. JAMA 2006;296:2227-33.
41. Inoue H, Minami H, Kobayashi Y et al. Peroral endoscopic myotomy (POEM) for esophagealachalasia. Endoscopy 2010;42:265-71.
42. Von Renteln D, Inoue H, Minami H et al. Peroral endoscopic myotomy for the treatment of achalasia: a prospective single center study. Am J Gastroenterol 2012;107:411-17.

43. Swanstrom LL, Kurian A, Dunst CM et al. Long-term outcomes of an endoscopic myotomy for achalasia: the POEM procedure. *Ann Surg* 2012;256:659-67.
44. Duranceau A, Liberman M, Martin J et al. End-stage achalasia. *Dis Esophagus* 2012;25:319-30.
45. Triadafilopoulos G, Boeckxstaens GE, Gullo R et al. The Kagoshima consensus on esophageal achalasia. *Dis Esophagus* 2012;25:337-48.
46. Eldaif SM, Mutrie CJ, Rutledge WC et al. The risk of esophageal resection after esophagomyotomy for achalasia. *Ann Thorac Surg* 2009;87:1558-62; discussion 1562-63.
47. Molena D, Yang SC. Surgical managemente of end-stage achalasia. *Semin Thorac Cardiovasc Surg* 2012;24:19-26.
48. Ghoshal UC, Rangan M. A review of factors predicting outcome of pneumatic dilation in patients with achalasia cardia. *J Neurogastroenterol Motil* 2011;17:9-13.
49. Pandolfino JE, Kwiatek MA, Nealis T et al. Achalasia: a new clinically relevant classification by high-resolution manometry. *Gastroenterology* 2008;135:1526-33.
50. Eckardt VF. Clinical presentations and complications of achalasia. *Gastrointest Endosc Clin N Am* 2001;11:281-9.

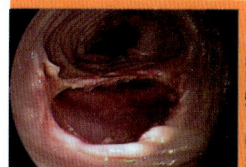

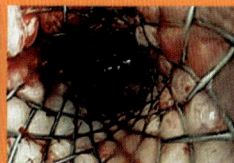

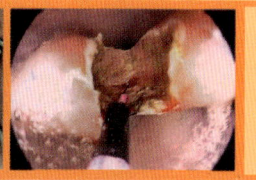

Tratamento Endoscópico da Doença do Refluxo Gastroesofágico

Eduardo Guimarães Hourneaux de Moura
Eduardo Turiani Hourneaux de Moura
Diogo Turiani Hourneaux de Moura

INTRODUÇÃO

A doença do refluxo gastroesofágico (DRGE) é definida como afecção crônica decorrente do fluxo retrógrado de parte do conteúdo gastroduodenal para o esôfago e/ou órgãos adjacentes, acarretando variável espectro de sintomas (esofágicos ou extraesofágicos), associados ou não a lesões teciduais.[1]

Moraes Filho *et al.*, em estudo populacional empreendido em 22 metrópoles no Brasil, no qual foi entrevistada uma amostra populacional de 13.959 indivíduos, observaram que 4,6% das pessoas avaliadas apresentavam pirose 1 vez por semana e que 7,3% apresentavam tal queixa 2 ou mais vezes por semana. Com base nesses dados, estima-se que a prevalência da DRGE em nosso meio seja ao redor de 12%.[2]

O sintoma típico é geralmente descrito como uma sensação de queimação retroesternal (pirose).

É sabido que o aumento da frequência do relaxamento transitório do esfíncter inferior do esôfago (RTEIE) é característica bem reconhecida na fisiopatologia da DRGE.[3]

Kahrilas *et al.* comentam que, com a disponibilidade dos inibidores da bomba de prótons (IBP), o tratamento da DRGE tem-se tornado mais eficiente, com redução da morbidade e complicações.[4] Os IBPs têm se mostrado mais eficazes na cura da esofagite que os antagonistas dos receptores H2, com ganho terapêutico de 57 a 74% com relação ao placebo. Além disso, os IBPs levam à recuperação mais rápida e alívio dos sintomas do que os antagonistas dos receptores H2.

Em combinação com as mudanças nos hábitos de vida que devem ser praticadas sempre que possível, os IBPs podem ser administrados como drogas de escolha para a esofagite erosiva, alcançando melhora clínica em mais de 80% dos pacientes em 4 semanas – significativamente maior do que as taxas alcançadas por outras drogas.[5]

Embora a terapia medicamentosa seja eficiente na maior parte dos pacientes – muitos continuam a ter regurgitação, apesar do uso de medicações antissecretoras. Considerando que alguns não aderem ou não podem aderir ao uso contínuo da medicação (fator financeiro), há necessidade de outras formas terapêuticas não farmacológicas.

Entre estas opções, é conhecido que o emprego das diferentes técnicas operatórias permite o controle dos sintomas da DRGE, particularmente indicadas quando há refratariedade ao uso de IBP ou na vigência de complicações, como: esôfago de Barrett, estenose e/ou úlcera.

Velanovich e Nilsson *et al.*, são concordantes com a observação de que o desenvolvimento de técnicas por via laparoscópica resultou em diminuição acentuada da manifestação dolorosa pós-operatória e rápido restabelecimento na maioria dos pacientes.[6,7]

Há inúmeros estudos controlados comparando os resultados ao longo do tempo entre o tratamento cirúrgico e medicamentoso na DRGE, destacando-se a revisão sistemática de Mahon *et al.*, que concluíram que a terapia medicamentosa com IBP e a técnica operatória da fundoplicatura apresentam a mesma eficácia quando se consideram os objetivos de maior impacto do tratamento, como a melhoria dos sintomas, a qualidade de vida e a reparação completa da esofagite em até dois anos de seguimento.[8,9]

A partir da década de 1990, estudos envolvendo procedimentos endoscópicos para o tratamento da DRGE foram desenvolvidos, objetivando o controle do refluxo gastroesofágico (RGE) e a diminuição da necessidade de drogas antissecretoras.

Coube a Swain e Mills a iniciativa, a partir do advento de dispositivo de sutura endoscópica (EndoCinch®), empregado na confecção de barreira antirrefluxo na junção esofagogástrica (JEG), caracterizado como um método simples, com baixo índice de complicações, realizado em regime ambulatorial e com aparente eficácia.[10]

A possibilidade da aplicação desta técnica, caracterizada como procedimento minimamente invasivo, despertou o interesse e o desenvolvimento de diferentes dispositivos por via endoscópica, visando coibir ou atenuar o RGE.

Diferentes formas de abordagem, visando interferir com o mecanismo de contenção do RGE, foram, então, desenvolvidas e agrupadas em três métodos: **injeção de polímero** (Enteryx®, Durasphere® entre outros) ou prótese (Gatekeeper®), **sutura endoluminar** (EndoCinch®, Plicator®, Wilson-Cook ESD®, Syntheon Anti-Reflux Device®, His-Wiz Anti-Reflux Device®, Medigus SRS®; Esophyx®) e **indução térmica de fibrose por radiofrequência** (Stretta® *radiofrequency ablation*).

INDICAÇÕES E CONTRAINDICAÇÕES DO TRATAMENTO ENDOSCÓPICO

Em decorrência da limitação à adequada correção dos fatores anatômicos facilitadores da ocorrência do RGE, as indicações ao tratamento endoscópico restringem-se aos seguintes casos: 1) portadores da DRGE sintomática; 2) pacientes sem HH por deslizamento ou HH pequena com menos de 2 cm de extensão; 3) histórico de tratamento farmacológico bem-sucedido com dependência de fármacos que podem incluir antiácidos, drogas bloqueadoras dos receptores de H2 da histamina e IBP; 4) refluxo ácido documentado por pHmetria, com evidência de pH sustentado menor que 4 por mais de 4% do tempo livre após a interrupção de todas as medicações da DRGE por 7 dias.

Possíveis indicações futuras incluem: 1) terapia primária para DRGE em pacientes que não desejam tratamento medicamentoso ou cirúrgico; 2) terapia adjuvante para diminuir a necessidade de medicação ou melhorar a resposta medicamentosa ou de cirurgia antirrefluxo prévia.

São desconhecidos estudos conclusivos justificando as contraindicações destas técnicas, mas são excludentes as seguintes situações: 1) HH superior a 3 cm de extensão; 2) desordens motoras do esôfago; 3) esofagite complicada (esôfago de Barrett, estenose ou úlcera péptica do esôfago); 4) índice de massa corpórea (IMC) superior a 30; 5) pressão do esfíncter inferior menor que 5 mmHg.

TÉCNICAS ENDOSCÓPICAS

Embora iremos abordar as diferentes técnicas, cabe a seguir a descrição minuciosa de duas técnicas em particular, tendo em vista que iremos ao longo da análise crítica comparar a experiência do Serviço de Endoscopia Gastrointestinal do Hospital das Clínicas da Faculdade de Medicina da Universidade de São Paulo (HCFMUSP), com o da literatura.

Dispositivo endoscópico – injeção de polímero – Enteryx®

O produto Enteryx® (Boston Scientific, Natick – MA – EUA) é um polímero inerte à base de álcool-vinil-etileno dissolvido em dimetil-sulfoxida (DMSO). As substâncias que se apresentam de forma líquida, quando em contato com a água, precipitam-se para formar uma massa sólida esponjosa, inerte e biocompatível. A essa solução é adicionada uma substância, tantalum, com efeito radiopaco, como meio de contraste radiológico. Este composto é utilizado por meio de um cateter de injeção para aplicação na musculatura do esôfago, na área do esfíncter inferior, com a configuração de uma barreira em forma de anel.[11]

Inicialmente, o cateter de 4 mm é enxaguado com agulha 23 gauges, usando-se DMSO, preenchendo-o, em seguida, totalmente com Enteryx®. O cateter é inserido através do canal acessório, efetuando-se o ponto de injeção entre 1 e 3 mm, proximalmente, à junção escamocolunar ("linha Z") dentro da musculatura da cárdia. A injeção é realizada com seringa de 1 mL preenchida com Enteryx® sob observação fluoroscópica e endoscópica simultâneas. Esta técnica garante a prevenção da injeção submucosa e transmural. Quando o polímero é injetado na submucosa, identifica-se uma protuberância negra, que indica a necessidade de introdução mais profunda da agulha. Em contrapartida, a injeção extramural é definida pela ausência de depósito do material radiopaco na parede do órgão, determinando a necessidade premente de retração da agulha. Quando se observa acúmulo intramuscular de Enteryx® do ponto de vista fluoroscópico, sem visibilidade endoscópica da injeção submucosa, mantém-se a infusão até uma taxa aproximada de 1 mL/min. A agulha deve permanecer no local por 30 segundos, sendo removida em seguida. Devem ser feitas implantações nos quatro quadrantes, cada qual com um volume de 1 a 2 mL, no mesmo nível. Durante a injeção, ao se observar difusão do material ao redor da circunferência interna do esôfago (com aparência de arco ou anel), mantém-se a implantação de Enteryx® no mesmo ponto até um volume de 3 a 4 mL. O volume total injetado não deve ultrapassar 10 ML (Figs. 5-1 e 5-2).

Dispositivo endoscópico de plicatura – NDO Plicator®

O equipamento Plicator da empresa NDO Surgical, Inc. (125 High St. Suíte 7 Mansfield, MA 02048 USA) é composto por um instrumento de aplicação de sutura endoscópica e do implante mantenedor da prega construído como barreira de contenção. O instrumento de aplicação é composto por um retrator de tecido e um conjunto de duas agulhas, que permitem a passagem do fio através de toda a espessura da parede gástrica e da colocação do referido implante, formando, com isso, uma prega de tecido.

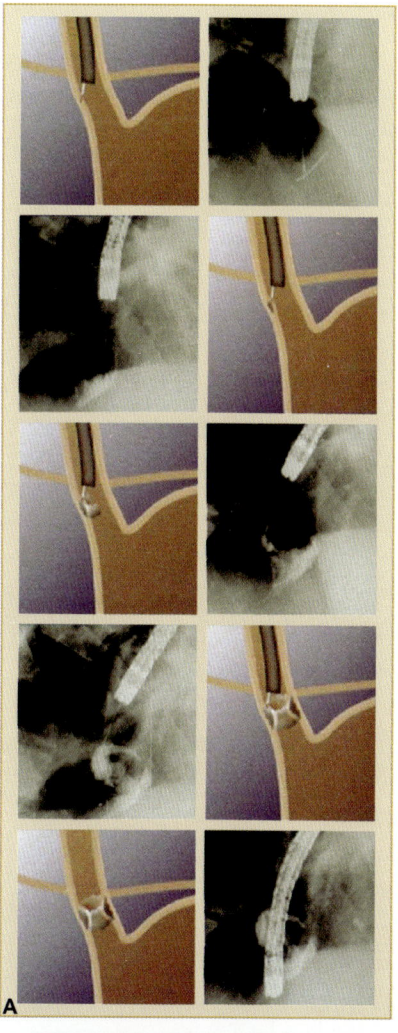

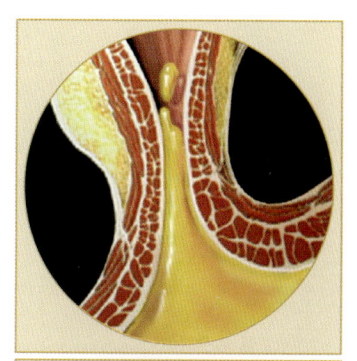

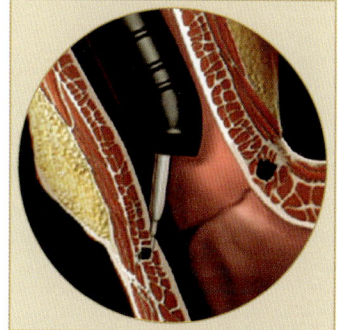

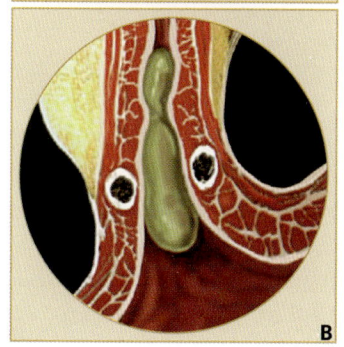

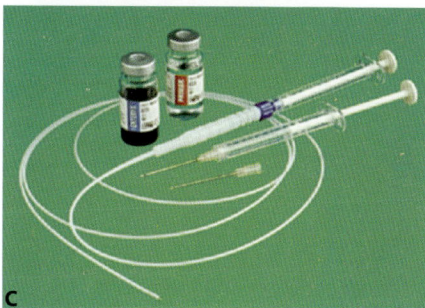

Tratamento Endoscópico da Doença do Refluxo Gastroesofágico 93

Fig. 5-1. (**A**) Sequência radiológica da injeção do polímero com formação de anel de contenção (punção; injeção inicial; injeção parcial; formação do anel de contenção; passagem do endoscópio).
(**B**) Esquema da injeção intramural do polímero (refluxo; injeção; contenção).
(**C**) Material e soluções (frascos com agente, diluidor, seringas, agulhas e cateter).
Fonte: Boston Scientific Corporation.

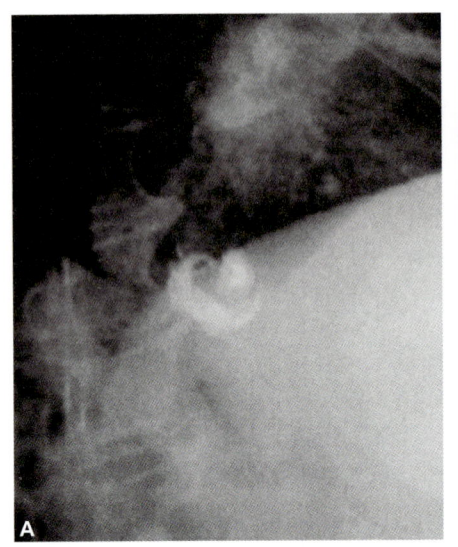

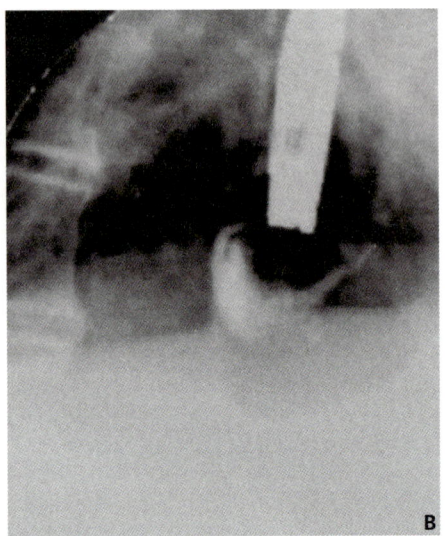

Fig. 5-2. (**A**) Aspecto final pós-injeção do polímero com formação do anel de contenção e; (**B**) correlação do diâmetro do endoscópio e a formação anelar pós-injeção do polímero.
Fonte: Boston Scientific Corporation.

O plicador endoscópico (NDO plicator®) e o gastroscópio são introduzidos pela cavidade oral até a câmara gástrica, com distensão da mesma por meio de insuflação de ar. Mediante controle visual endoscópico, o plicador é a seguir posicionado no estômago próximo à junção gastroesofágica. Ocorre exposição do retrator, com apreensão do tecido gástrico, tração contra o referido instrumento, aspiração do ar, fechamento das garras do instrumento e liberação do implante, configurando a referida barreira de contenção. A plicatura é realizada com um ou dois implantes, dependendo da anatomia identificada durante o procedimento. Em seguida, o plicador e o endoscópico são retirados (Figs. 5-3 e 5-4).[12]

Fig. 5-3. Esquema da aplicação da técnica de plicatura endoscópica – NDO Plicator®: (**A**) aparelho; (**B**) retrovisão da cárdia; (**C**) exposição do retrator; (**D**) retrator da parede gástrica; (**E**) fechamento do dispositivo; (**F**) implante liberado. Fonte: NDO Surgical Inc.

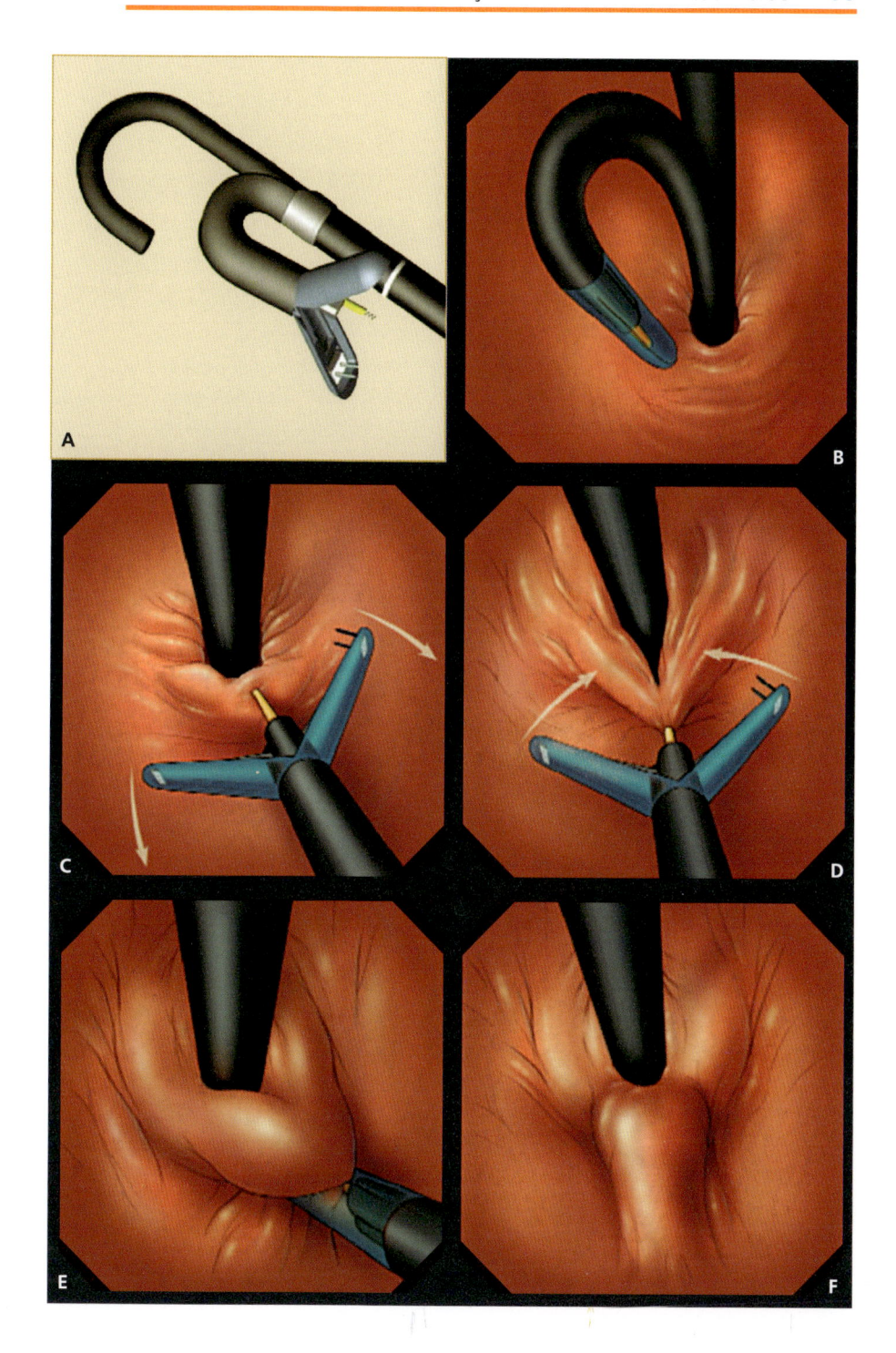

Tratamento Endoscópico da Doença do Refluxo Gastroesofágico 95

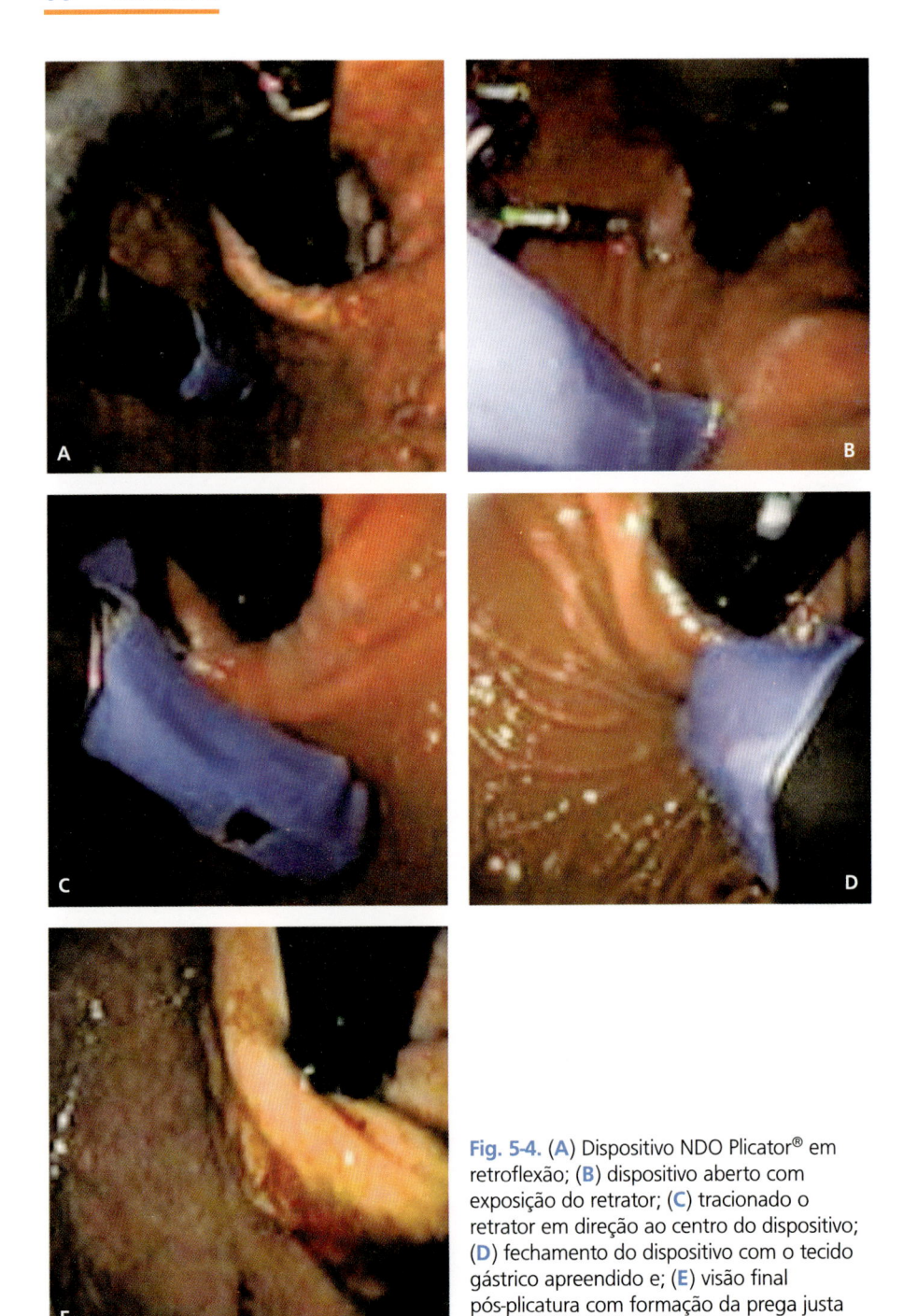

Fig. 5-4. (A) Dispositivo NDO Plicator® em retroflexão; **(B)** dispositivo aberto com exposição do retrator; **(C)** tracionado o retrator em direção ao centro do dispositivo; **(D)** fechamento do dispositivo com o tecido gástrico apreendido e; **(E)** visão final pós-plicatura com formação da prega justa cárdica. Fonte: NDO Surgical Inc.

ANÁLISE CRÍTICA DAS DIFERENTES TÉCNICAS – DISCUSSÃO

A discussão que se segue envolve o mecanismo de ação das diferentes terapêuticas e resultados, tentando objetivar qual paciente ou grupo pode-se beneficiar de determinada abordagem.

Técnica de indução de fibrose no EIE

A técnica de indução térmica de fibrose do EIE com radiofrequência, conhecida como Stretta® (Curon Medical Inc., Sunnyvale, CA – EUA) é uma modalidade de tratamento da DRGE iniciada em fins da década de 1990 (Fig. 5-5). Quatro eletrodos penetram na parede esofágica, um em cada quadrante; após insuflação do balão, a corrente de radiofrequência é aplicada. A vibração molecular gera calor, que é programado para até 80°C e com determinados pulsos. A superfície da mucosa é resfriada com irrigação de água para prevenção de lesões térmicas extensas.[13]

O procedimento com Stretta® foi avaliado em estudo prospectivo em 118 pacientes por Triadafilopoulos *et al.*, sendo que, após 12 meses, 94 destes foram reavaliados, obtendo melhora significativa com relação ao índice de sintomas do RGE, de satisfação do paciente (QVSR-DRGE), SF-36 e a pHmetria de 24 horas. O uso do IBP foi diminuído.[13] A incidência e o grau de esofagite não se alteraram. Vários estudos seguiram-se, obtendo resultados semelhantes, com períodos de análise que variaram de 6 meses a 4 anos.[14-20]

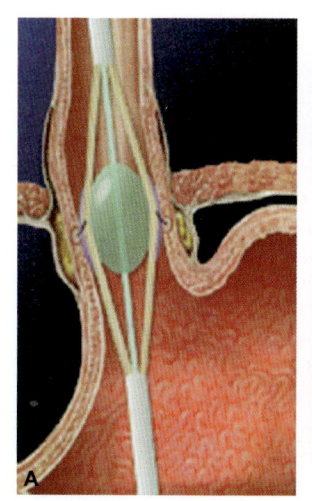

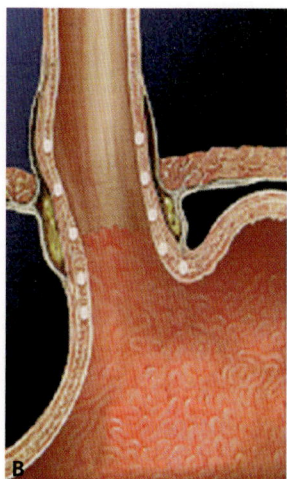

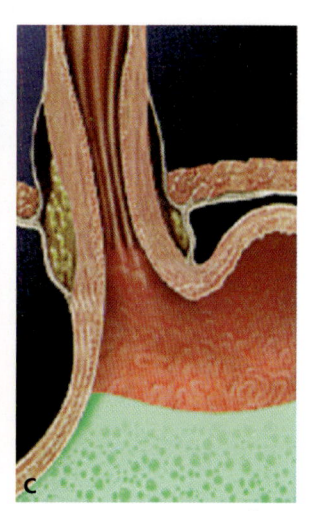

Fig. 5-5. (A-C) Sequência de imagens apresentando a liberação da radiofrequência Stretta®. Fonte: Curon Medical Inc., Sunnyvale, CA – EUA.

Coube a Corley *et al.* publicar o primeiro estudo comparativo com procedimento simulado *(sham procedure)*, obtendo significativa melhora dos sintomas da DRGE (61%) e na qualidade de vida (61%).[21] Porém, referiu não ter havido diminuição no tempo de exposição ácida em esôfago distal ou da necessidade do uso de medicamentos na análise até 6 meses. Aziz *et al.*, em contrapartida, também utilizando estudo com procedimento simulado, envolvendo, inclusive, um terceiro grupo com a realização por 2 vezes do procedimento de radiofrequência, apresentaram resultados de melhora na necessidade do uso de medicamentos inibidores da secreção ácida e no tempo de exposição ácida.[22] Salientam, no entanto, que, neste estudo, o grupo-controle apresentou um decréscimo significativo da necessidade diária de medicamentos e que não houve superioridade global em se fazer por 2 vezes a radiofrequência.

As complicações podem ocorrer em aproximadamente 8 a 9% dos casos, incluindo desconforto durante a liberação da energia de radiofrequência, ulcerações da mucosa, febre e disfagia. São complicações transitórias e com resolução pela administração de analgésico.

Segundo Torquati e Richards e Dundon *et al.*, os resultados tardios não são estimulantes para a difusão deste método.[23,24]

Em recente publicação, Noar M *et al.*, apresentam o resultado do acompanhamento tardio de 217 pacientes sem grupo-controle, passados 10 anos, em que a análise empregada foi por intenção de tratamento.[25] Obteve normalização dos índices de qualidade de vida (GERD-QVRS) em 72%; e redução superior a 50% ou eliminação do uso do IBP em 64% dos pacientes. Conclui como método adequado na manutenção de resultados em longo prazo.

O referido dispositivo não foi aplicado no nosso meio.

Técnica de implante de prótese de hidrogel

Técnica de implante com material inerte foi desenvolvida e aplicada em humanos e denominada como implante de prótese hidrogel, comercializada com o nome de Gatekeeper® (Medtronic Lexington, Schroeview, MN – EUA). O princípio básico é intumescer a região do esôfago distal e transição esofagogástrica com a implantação submucosa de hidrogel expansível à base de poliacrilonitrilo, um material biocompatível que absorve a água do tecido (Fig. 5-6). Originalmente, é um pequeno filete de hidrogel de 1,5 × 15 mm que é introduzido na

Fig. 5-6. (A-E) Sequência esquemática da aplicação do Hidrogel (Gatekeeper®). (F) Imagem endoscópica, notando-se a presença do Hidrogel na submucosa. (G) Demonstração ecoendoscópica do hidrogel aplicado na camada submucosa do esôfago distal.
Fonte: Medtronic Lexington, Schroeview, MN – EUA.

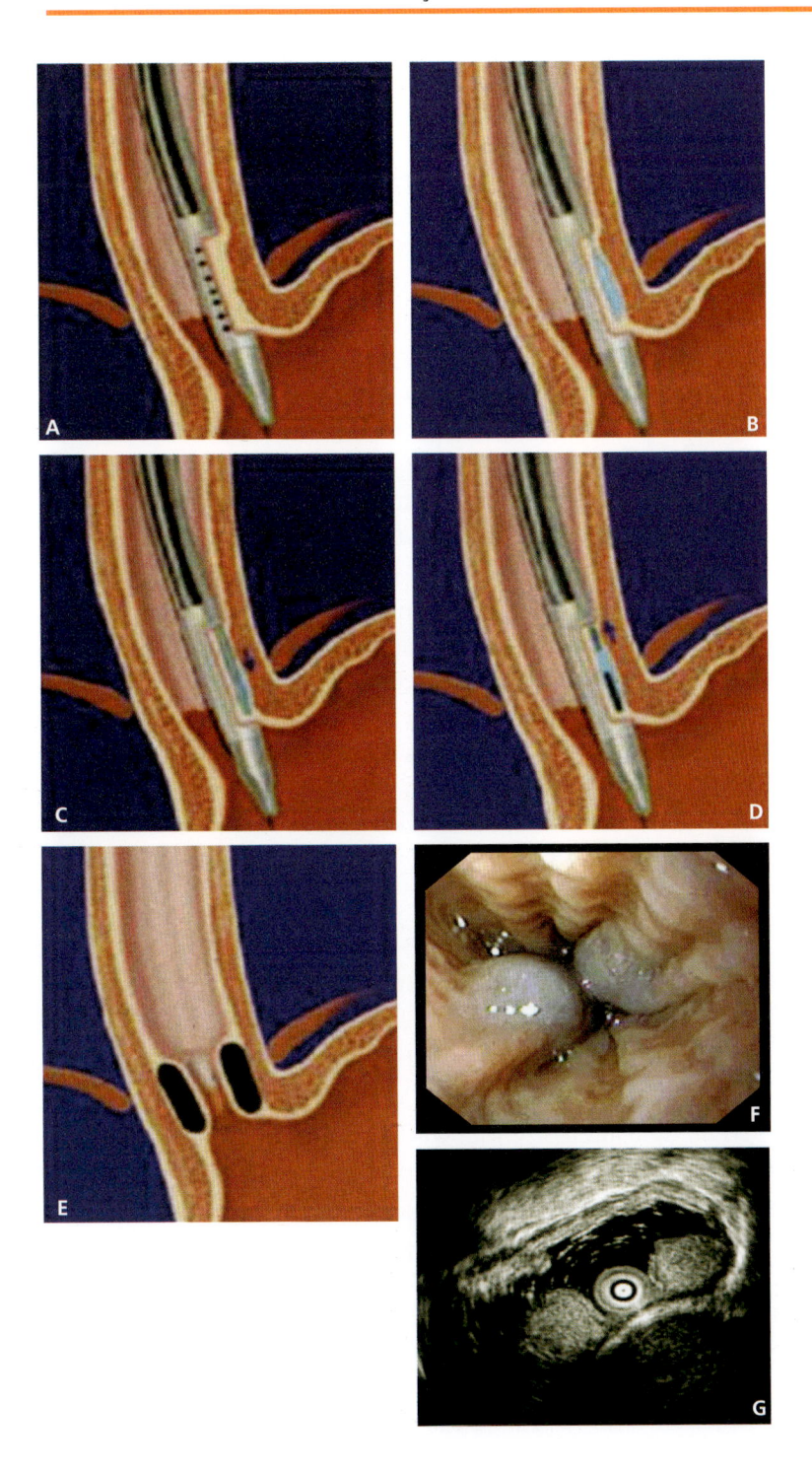

Tratamento Endoscópico da Doença do Refluxo Gastroesofágico

submucosa do esôfago distal e, à medida que vai absorvendo a água tecidual, ocorrerá intumescimento até 6 mm de diâmetro no período de 4 a 7 dias. Em geral, são implantadas duas próteses.

Fockens *et al.* trataram 67 pacientes com implantes, totalizando 270 próteses.[26] Houve eliminação espontânea de próteses nas avaliações de 1 e 6 meses após o procedimento, sendo que 80,4 e 70,4% dos pacientes mantinham-se, respectivamente, com as próteses. A pHmetria, após 6 meses, demonstrou redução significativa ($p < 0,05$) do tempo de exposição ácida com pH < 4. A pressão média do esfíncter inferior do esôfago aumentou de 8,8 mmHg para 13,8 mmHg, com melhora significativa também da qualidade de vida.

As complicações foram relacionadas com a passagem oral do equipamento, tendo em vista o segmento distal rígido e longo. Em decorrência da absorção do referido material ao longo do tempo e os resultados insatisfatórios, o fabricante optou pelo cancelamento da produção ao final de 2005.

Em recente publicação, Fockens *et al.*, na tentativa de resgatarem este método, empregaram o referido implante em estudo prospectivo *(Sham Study)*, randomizado, placebo-controlado, duplo-cego, multicêntrico internacional, com perspectiva de envolver 204 pacientes, porém interrompido com 143 pacientes em virtude da falta de dados de eficácia convincente. Relataram quatro eventos adversos graves (duas perfurações), melhora inicial dos sintomas e dos achados do tempo de exposição ácida, mas concluíram que, após 6 meses do procedimento, não houve diferença estatisticamente significativa nos resultados observados entre os grupos tratamento e controle em comparação com os valores basais.[27]

Técnicas de injeção de substâncias no EIE

Método de injeção, inicialmente descrito, com a intenção de interferir com a pressão do EIE e alterar o tempo de RTEIE, de forma experimental, através do uso de substância esclerosante em região da cárdia e fundo, foi empregado por Carvalho *et al.*, sem intercorrências e acompanhado por 12 meses, com resultados iniciais animadores. No entanto, não há relato do emprego em humanos.[28]

Feretis *et al.*, objetivando alcançar a musculatura do EIE e aumentar a contenção ao RGE, injetaram a substância polimetilmetacrilato (PMMA), comercializado com a marca Plexiglas® em 10 pacientes com acompanhamento de 7,2 meses. Os resultados iniciais foram favoráveis com relação à diminuição da necessidade de drogas em 70%, melhoria nos índices de sintomas relacionados com o refluxo de forma significativa (12,2 → 6,2) e no tempo de exposição ácida (24,5 → 7,2). O aspecto endoscópico melhorou em 20%, cicatrizou em 60% e não modificou em 20% dos pacientes. Dor torácica, disfagia e hemorragia autolimitada foram as complicações observadas.[29]

Em nosso meio, Freitag *et al.* e Fornari *et al.* empregaram esta técnica em animais de laboratório, observaram aumento da pressão gástrica, mas não alteração dos níveis pressóricos do EIE em repouso. Houve ainda o relato de complicações graves, como perfurações em esôfago e cólon no pós-operatório.[30,31]

Recentemente, Kamler *et al.* empregaram em estudo animal a substância PMMA, em diferentes dimensões, na submucosa ao nível da cárdia, objetivando estudar biocompatibilidade e resistência à degradação.[32] A detecção de microesferas de PMMA de 40 mícrons nos gânglios linfáticos adjacentes, fígado e pulmões em alguns animais na fase I do estudo documentou claramente o transporte à distância a partir do local da injeção. Este achado foi eliminado com o aumento do tamanho das microesferas de 125 mícrons. No entanto, os potenciais efeitos terapêuticos dessas moléculas maiores de PMMA em seres humanos com RGE permanecem sem ser avaliados. Não há comercialização deste produto com este intuito até a presente data.

Na linha de novos desenvolvimentos na técnica de injeção, destaca-se o Durasphere® (Carbon Medical Technologies, St Paul, Minnesota), que é um agente aprovado pelo *Food and Drug Administration* (FDA), que tem sido utilizado para tratar a incontinência urinária desde 1999. Consiste em esferas revestidas por carbono pirolítico, variando de 90 a 212 mm suspensos em gel à base de água. As partículas foram projetadas, especificamente, para evitar a migração e são inertes.

Ganz *et al.* publicaram estudo-piloto em humanos, com o objetivo de avaliar a segurança e a eficácia em longo prazo da substância Durasphere®, como um novo agente indicado no tratamento da DRGE (Fig. 5-7).[33] Foram envolvidos 10 pacientes com o diagnóstico confirmado pelo exame de pHmetria esofágica prolongada, responsíveis a IBP, com HH inferior a 3 cm e esofagite erosiva de leve intensidade. O procedimento endoscópico foi realizado através da injeção da substância na camada submucosa no nível da JEG.

Nove dos 10 pacientes completaram o estudo de 12 meses. Houve boa tolerância na realização do procedimento com desconforto mínimo. Não foram observados eventos adversos, nem mesmo disfagia. Houve redução superior a 50% da dose do IBP em 90% dos pacientes, diminuição do índice de DeMeester (44,5 → 26,5) e, em quatro pacientes, a normalização da pHmetria (40%). O exame endoscópico não evidenciou erosões, úlceras ou despreendimento do material injetado.

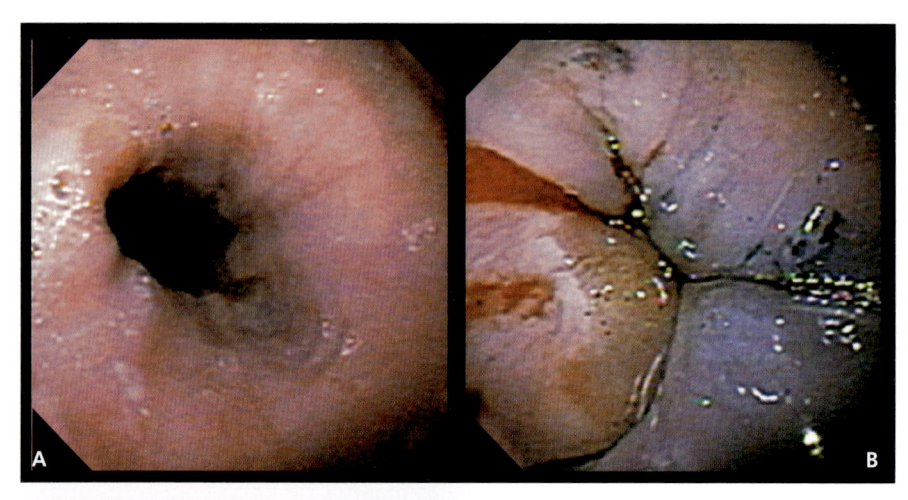

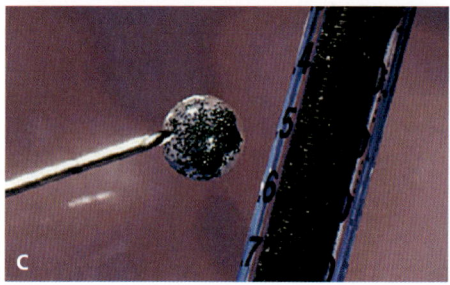

Fig. 5-7. Imagem endoscópica do esôfago distal: (**A**) SEM o implante e; (**B**) pós-colocação do implante. (**C**) Moléculas carbono. Fonte: Ganz, RA, 2009.[33]

Houve, no entanto, a necessidade de retratamento em cinco pacientes no prazo de 90 dias para controle dos sintomas remanescentes. Este estudo não foi randomizado nem apresentava grupo-controle, e o número de pacientes foi muito pequeno, razões de suas limitações.

Os estudos acima com as diferentes técnicas de injeção apresentam resultado inicial adequado no controle dos sintomas, porém sem qualquer eficácia em longo prazo, na necessidade do uso de drogas antissecretoras e no controle do tempo de exposição ácida em esôfago distal.

▪ Injeção do polímero Enteryx®

A injeção do polímero (Enteryx®) no EIE tem por finalidade modificar sua distensibilidade, aumentando, eventualmente, sua pressão e capacidade de contenção do refluxo. Devière *et al.* observaram a difusão de forma circular do álcool-vinil-etileno (Enteryx®), injetado na camada muscular da cárdia em 10 dos 15 casos e de forma não circular em 5. Houve significativo aumento da pressão do EIE em 13 dos 15 casos, passando de 12 para 17 mmHg (p = 0,038) em 1 mês e que foi mantida durante o acompanhamento de 6 meses. Não há menção da modificação da extensão do esfíncter. Houve também redução substancial no índice de pirose (3,40 → 1,87). Nove dos 15 pacientes mantinham mais de 50% do material injetado no sítio de aplicação no segundo acompanhamento (6 meses para oito pacientes e 1 ano para um paciente). Somente dois deles apresentaram perda de mais de 75% do material injetado, cuja permanência, de mais de 50%, foi associada à obtenção de injeção circular. Doze dos 15 pacientes mantiveram-se sem a necessidade de drogas antissecretoras. Não foram, no entanto, avaliados a porcentagem do tempo de exposição ácida em esôfago distal e os achados endoscópicos referentes à esofagite.[11]

Em nosso estudo, realizado no Serviço de Endoscopia Gastrointestinal do HCFMUSP, a análise inicial de 3 e 6 meses referente à não necessidade do uso de IBP foi de 71,4 e 61,9%, respectivamente, corroborando os bons resultados iniciais descritos no estudo acima.

Johnson *et al.*, em estudos subsequentes com 6 e 12 meses de acompanhamento, observaram queda com relação ao número de pacientes sem a necessidade de drogas antissecretoras, respectivamente, 74 e 70% e ausência de modificações nos valores da pressão do EIE. Contudo, ocorreu melhora significativa e mantida no índice de pirose, no tempo de exposição ácida e no comprimento do esfíncter (2 → 3 cm). Houve normalização da pHmetria esofágica prolongada em 38% dos pacientes. Com relação aos achados endoscópicos, não houve modificação em 56%, com melhoria em 18% e piora em 26% dos pacientes. Os efeitos adversos observados foram a dor torácica (91%) e a disfagia (20%).[34]

Observamos, nas análises de 6 e 12 meses, redução no número de pacientes sem a necessidade do uso de IBP, respectivamente, 61,9 e 50%, culminando após 60 meses para apenas 27,2%. Demonstrou-se, assim, a ineficiência do método com o passar do tempo, permitindo inferir que, para mantermos em longo prazo os bons resultados iniciais, necessitaríamos repetir o procedimento anualmente.

Schumacher *et al.*, em préstito de 74 pacientes submetidos ao referido procedimento há 12 meses, observaram que 65% não necessitavam de drogas e que se mantinham com melhorias significativas no índice de qualidade de vida; no entanto, não havia qualquer benefício no tempo de exposição ácida, no comprimento e na pressão do esfíncter inferior do esôfago. Relatam ainda que, quanto ao aspecto endoscópico, 55% não haviam se alterado, 12% pioraram e 33% melhoraram. Assim como no estudo anterior, a dor torácica esteve presente em 77% dos pacientes, enquanto a disfagia ocorreu em 27%, a febre em 26%, e a bradicardia em um caso.[35]

Com relação às complicações observadas em nosso Serviço, houve concordância com os demais estudos da literatura, com predomínio da dor em 71,4% dos pacientes, de leve a moderada intensidade, seguido de vômitos em 44,7%, dificuldade de eructação em 38,1%, halitose em 28,6%, febre autolimitada em 19%, sensação de bolha de ar em 9,5%, tosse em 9,5% e dispneia em 4,8%. Estas complicações foram tratadas clinicamente e com resolução completa, sem sequelas.

Estudo com acompanhamento de 24 meses, envolvendo 144 pacientes, demonstrou a queda dos índices de sucesso, no contexto da necessidade de uso de IBP, nas avaliações de 12 e 24 meses, respectivamente, 73 e 67%. O índice de qualidade de vida relacionada com a DRGE melhorou em 71% dos pacientes; houve ainda a melhora do tempo de exposição ácida do esôfago distal (10 → 6,4), porém sem qualquer interferência nos achados manométricos. O achado endoscópico manteve-se inalterado em 55%, melhor em 13% e pior em 32% dos pacientes. A dor torácica esteve presente em 85%, a disfagia em 24%, coleção paraesofagiana em um paciente e a necessidade de dilatação da cárdia em três indivíduos.[36]

Em concordância com estes achados, nossos dados demonstram que, sob o ponto de vista endoscópico de esofagite, houve a normalização em 43,75%, manutenção da esofagite em 43,75% e piora em 12,5% dos pacientes após 12 meses. Em longo prazo, não houve qualquer modificação na extensão do esfíncter inferior do esôfago ($p = 0,179$) e da pressão respiratória média ($p = 0,279$). Da mesma forma, os dados pHmétricos não apresentaram qualquer alteração com relação à pontuação de DeMeester ($p = 0,179$) e do tempo de exposição ácida ($p = 0,364$).

A análise dos dados acima expostos e cotejados com a literatura demonstra claramente não haver relação entre normalização dos exames subsidiários e as manifestações clínicas de melhora ou piora.

Corrobora a esta observação em nossa experiência a avaliação da redução do índice de sintomas, através da escala analógica visual, onde são avaliadas a gravidade do desconforto em episódio típico de azia, a frequência da azia e dos episódios de regurgitação, correlacionados ao uso de IBP, em que foram notados: o benefício pelo emprego da técnica de injeção do polímero inerte e a não necessidade de drogas até 12 meses ($p = 0,003$). No entanto, a partir deste período ($p = 0,01$), houve aumento significativo do número de pacientes sem resposta à terapêutica empregada e que necessitaram retornar ao tratamento medicamentoso.

Na avaliação da qualidade de vida e saúde relacionada com a DRGE (QVSR-DRGE) cotejada ao uso de medicamentos antissecretores, notamos que houve melhora significativa de resposta total (ausência do uso de IBP) à terapêutica já a partir do primeiro até o 12º mês (p = 0,002), havendo falência na análise tardia de 60 meses (p = 0,250). Porém, é interessante notar que há um grupo significativo de pacientes sem resposta clínica (necessidade de IBP) já a partir do 6º (p = 0,030) até o 60º mês (p = 0,019), demonstrando a progressiva falha terapêutica.

Devière et al., em estudo com procedimento simulado *(Sham study)* envolvendo 32 pacientes em cada ramo, em acompanhamento de 6 meses, demonstraram a ausência da necessidade do uso de drogas em 68 contra 41% e melhoria no índice de qualidade de vida em 67 contra 22% no grupo procedimento *vs.* grupo-controle. No entanto, não houve alteração significativa do tempo de exposição ácida nem foi avaliada alteração eletromanométrica ou endoscópica. Uma vez mais, as dores torácica e epigástrica, assim como a disfagia, ulceração e extrusão do implante foram observadas.[37]

El Nakadi et al. publicaram artigo descritivo sobre a realização da fundoplicatura por via laparoscópica após a falência do método Enteryx®. Comentaram a viabilidade, segurança e eficácia da cirurgia laparoscópica nesta circunstância, porém destacaram o achado de aderências, tecido de fibrose e material estranho negro em torno do esôfago, que requer especial atenção durante a dissecção dos tecidos. Embora não tenham ocorrido complicações durante os procedimentos, deve-se salientar a necessidade de cirurgião experiente nesta situação especial.[38]

Toydemir e Yerdel relataram experiência com a realização de nove cirurgias de fundoplicatura realizadas após a falência de seis procedimentos endoluminais com radiofrequência, dois com Enteryx® e um com NDO Plicator®; demonstraram ainda que não houve dificuldades técnicas para a realização da válvula antirrefluxo, exceto nos casos submetidos previamente ao Enteryx®, em que o resultado final foi inadequado em decorrência da extrema dificuldade técnica para a liberação da região da cárdia.[39]

No presente estudo, sentimos a dificuldade vivenciada por um cirurgião experiente, em situação similar, o que nos remete à necessidade de adequada seleção do paciente, evitando, com isso, a realização de procedimentos fadados ao fracasso.

Técnicas de sutura endoluminar

Entre outras técnicas endoluminais desenvolvidas com o intuito de conter o refluxo gastroesofágico destacam-se as diferentes abordagens pelo sistema de sutura endoluminar. Entre estas, o EndoCinch® (Bard, Billerica, MA – USA) surgiu como o primeiro produto disponível no mercado, com os estudos iniciando-se em fins da década de 1980, quando Swain *et al.* desenvolveram dispositivo de sutura em miniatura e adaptado na extremidade do endoscópio. A passagem da agulha em duas pregas da parede gástrica próximas à cárdia e aproximação das mesmas com fio de sutura promoviam a plicatura endoluminal. A confecção de duas ou mais suturas poderia aumentar a pressão do EIE ou, de certa maneira, formar uma barreira antirrefluxo.[40]

Em 2001, Filipi *et al.* apresentaram os primeiros resultados do estudo multicêntrico avaliando 79 procedimentos em 64 pacientes. Após 6 meses do procedimento, os pacientes apresentavam melhora significativa ($p < 0,0001$) da sintomatologia, como a redução na intensidade da pirose e sua frequência e regurgitação. A pHmetria de 24 horas demonstrou a porcentagem do tempo total de $pH < 4$ menor em comparação anterior ao procedimento endoscópico ($p < 0,01$). Não houve diferença com relação à pressão do EIE. A intensidade da esofagite observada à endoscopia não se alterou significativamente. Os pacientes referiram melhora da qualidade de vida à medida que 62% deixaram de fazer uso do IBP ou o fizeram esporadicamente.[41]

No nosso serviço, em 8/2001, empregamos esta técnica terapêutica em 20 pacientes e após o controle de 18 meses, obtivemos eficácia no controle da pirose e da regurgitação em 66,7%. A parada total do uso de IBP alcançou 60% dos pacientes. Não houve alterações nos dados manométricos, pHmétricos e achados endoscópicos de esofagite. Complicações foram observadas em dois pacientes, caracterizadas pela dor abdominal de acentuada intensidade e, em outros dois pacientes, ocorreu hemorragia controlada por terapêutica endoscópica. Estes dados permitiram concluir que esta metodologia empregada melhorou parcialmente os sintomas e reduziu a necessidade de medicação em avaliação de curto prazo.

As avaliações tardias com esse método têm demonstrado que as suturas podem não se manter efetivas, ocorrendo desgarro espontâneo ou relaxamento em 52 a 90% dos casos.[42] Existem variações na técnica com sutura tipo linear ou circunferencial, porém, sem impacto no resultado final. Quando os pontos de sutura englobam apenas a mucosa, a ocorrência do desgarro é mais precoce. É desconhecido ainda o real mecanismo do desgarro das suturas mais profundas envolvendo a camada muscular.

A ecoendoscopia tem mostrado que a maioria das suturas engloba até a submucosa, sem envolvimento da muscular e/ou serosa.

Ozawa *et al.* referiram que em acompanhamento por 24 meses, cerca de 60% dos pacientes mantinham-se controlados com relação à recidiva de sintomas. Porém, assim como na nossa experiência, não foram observadas alterações nos exames de manometria e pHmetria esofágica prolongadas.[43]

Há grande carência na publicação dos dados de seguimento a longo prazo (60 meses) com esta técnica; os poucos relatos de resultados tardios não têm sido satisfatórios, estando, portanto, esta técnica praticamente em desuso nos dias atuais.

Com princípios técnicos similares ao sistema EndoCinch®, há publicações de dispositivos não comercializados e comercializados, como o dispositivo de sutura endoscópica ESD® (Cook Medical, USA) em 2005, que, por não apresentar eficácia e pelo baixo volume de vendas, foi interrompida sua fabricação.[44,45]

Vassiliou *et al.* comentaram que aos 6 meses, apenas 5% das suturas foram encontradas *in situ*. Nenhuma mudança significativa no padrão da esofagite de refluxo ou no exame de pHmetria de 24 horas foi observada em 6 meses (mediana de pH < 4 em 24 horas = 9,9% inicial *vs.* 12,3% pós-terapia com p = 0,60). A pressão do EIE manteve-se inalterada (pressão média 7,2 mmHg *vs.* 9,9 mmHg, com p = 0,22).[46] Não houve diminuição da necessidade do uso de IBP.[47] Resultados similares foram observados em estudo subsequente, principalmente relacionados com a perda precoce das suturas.[48]

Gastroplicatura com NDO Plicator®

Objetivando a manutenção da sutura endoscópica, visto que a técnica anterior apresentava perda ao longo do tempo, outros instrumentos foram desenvolvidos com o intuito de permitir o envolvimento da espessura total da parede; entre estes, destaca-se o método denominado NDO Plicator®. Chuttani *et al.* publicaram estudo de eficácia e segurança em modelo porcino, não tendo sido observados sinais de infecção ou óbito nem complicações.[49]

Coube a Chuttani *et al.* a primeira publicação de implantes em humanos com sucesso em seis de sete pacientes, com tempo médio do procedimento de 21 minutos, dor abdominal de moderada intensidade autolimitada e manutenção das plicaturas após 6 meses ao exame endoscópico. Houve redução sustentada dos índices de pirose e no uso de medicamentos. Um paciente não apresentou melhora e foi submetido à fundoplicatura a Nissen após 6 meses.[49,50]

A justificativa do efeito benéfico desta terapêutica baseou-se na restauração do mecanismo valvular na junção esofagogástrica através da reconstrução de barreira com a plicatura gástrica proximal única. Outra possibilidade aventada inclui a alteração do ângulo de His e redução da complacência do fundo e da cárdia.[51]

Empregamos a técnica acima, NDO Plicator®, no período de 11/2/2003 a 5/7/2005, em 27 pacientes, com predomínio do sexo masculino. Houve necessidade da realização de uma segunda plicatura em cinco pacientes. A mediana do tempo de realização foi de 20 minutos, variando de 10 a 59.

Pleskow *et al.* relataram o resultado desta técnica em 64 pacientes com idade média de 46,3 anos (entre 23 a 71 anos). O tempo médio do procedimento foi de 17,2 minutos. Após 6 meses do procedimento, 74% dos pacientes previamente dependentes de IBP haviam deixado o uso do medicamento. A média da qualidade de vida deles (QVSR-DRGE) melhorou em 67% (19 *vs.* 5; p < 0,001). A melhora também foi observada na média da escala dos sintomas gastrointestinais e no SF-36. O exame endoscópico não demonstrou alterações no grau de esofagite durante o período. A média da exposição ácida esofagiana melhorou significativamente (10 *vs.* 8; p < 0,008) com normalização do pH verificado em 30% dos pacientes, não tendo sido notada alteração no exame eletromanométrico.[52]

Na análise de nosso estudo envolvendo o mesmo período, com relação à não necessidade do uso de IBP com o emprego desta técnica, observamos no primeiro mês a taxa de 84,6% de resposta total, com queda no terceiro mês para 69,2% e no sexto mês para 42,3%, demonstrando a falência gradativa do método. Da mesma forma, houve diminuição significativa no índice de sintomas (p < 0,001) e melhoria da QVSR-DRGE (p < 0,001). No emprego do questionário SF-36, entre os oito domínios pesquisados, somente no item vitalidade houve melhora significativa, porém restrita à análise de 6 meses (p = 0,02), permitindo concluir ausência de benefício deste método na qualidade de vida dos pacientes. A única complicação observada nos pacientes foi a manifestação de dor, de leve intensidade e autolimitada. A resolução da esofagite erosiva aos 3 meses ocorreu em 40% dos pacientes, a persistência dos achados iniciais em 48% e a piora em 12% deles. Não houve qualquer benefício dos achados manométricos e pHmétricos aos 6 meses.

A melhora significativa no índice QVSR-DRGE (19 → 5), a não necessidade de IBP em 70% e a diminuição do tempo de exposição ácida em 80% dos pacientes após 12 meses da realização do procedimento trouxeram a esperança de que se havia encontrado uma maneira relativamente simples e de baixa morbidade para a solução da DRGE, embora a normalização do exame de pHmetria esofágica prolongada somente tenha ocorrido em 30% dos pacientes.[53]

Haber *et al.*, em estudo multicêntrico, envolvendo nossa Instituição, com acompanhamento de 12 meses, demonstraram controle da sintomatologia, ausência da necessidade de IBP em 68%, melhoria no tempo de exposição ácida de 73% e normalização da pHmetria esofágica prolongada em 23% dos pacientes.[54]

Na análise de 12 e 60 meses, observamos aumento na necessidade do uso de IBP de 42,3 e 75%, respectivamente, com aumento do índice de sintomas (azia e regurgitação) de forma significativa (p = 0,02 com 12 meses e p = 0,05 com 60 meses). Da mesma forma, houve piora do índice de qualidade de vida (SF-36) tanto aos 12 (p = 0,01), quanto aos 60 meses (p = 0,003). A esofagite erosiva havia sido reparada em 60% aos 12 meses, havendo manutenção dos achados iniciais em 35% e piora em 5% dos pacientes. Não houve qualquer benefício sob o ponto de vista eletromanométrico de aumento na extensão nem da pressão respiratória média do EIE aos 12 meses, bem como nos dados do exame de pHmetria esofágica prolongada, referente à pontuação de DeMeester e do tempo de exposição ácida.

Rothstein *et al.* publicaram o primeiro estudo modelo *sham study* envolvendo 159 pacientes, sendo 78 Plicator® e 81 Sham, avaliados por um período curto de tempo de 3 meses, o que permitiu demonstrar a efetividade do método, quando comparado ao procedimento fantasma, nos fatores ausência da necessidade de IBP, melhora do QVSR-DRGE e porcentagem do tempo de exposição ácida.[55]

Os resultados de longo prazo foram inicialmente publicados envolvendo comparações entre os períodos 12 e 36 meses, havendo discreta diminuição da efetividade do procedimento, no entanto sem diferenças estatísticas.[56]

Pleskow *et al.*, em estudo multicêntrico, avaliando os resultados tardiamente (60 meses), demonstraram que 67% dos pacientes mantinham-se sem a necessidade de IBP e com manutenção da melhoria do índice QVSR-DRGE em 50%. Relataram ainda não terem ocorrido complicações novas ao longo do tempo.[57]

Diferentemente desse estudo, vivenciamos a melhora inicial e mantida até 12 meses, com perda progressiva e ausência de benefício após 60 meses.

von Renteln *et al.*, objetivando melhorar a resposta à terapêutica do Plicator®, propuseram, em estudo unicêntrico, a realização de duas plicaturas em 37 pacientes, acompanhados por 6 meses, obtendo melhora do índice QVSR-DRGE em 68%, suspensão mantida do uso de IBP em 59% e normalização da pHmetria esofágica prolongada em 28% dos pacientes.[58] Em estudo subsequente, multicêntrico, von Renteln *et al.*, empregando duas ou mais suturas em 41 pacientes, obtiveram resultados similares em análise também por 6 meses.[59] Não houve randomização para comparação com implante único. Estes mesmos pacientes em análise posterior, de 12 meses, mantiveram-se livres da necessidade de IBP em 59% e com melhora do índice QVSR-DRGE em 63%.[60]

Quando comparamos as técnicas por nós empregadas nos grupos (Enteryx®) e (NDO Plicator®), referentes ao tempo de realização do procedimento, não foram observadas diferenças significativas, assim como nos resultados referentes à não necessidade do uso de IBP aos 12 meses (50 e 57,7% respectivamente) e aos 60 meses (27,2 *vs.* 16,7%). Da mesma forma, com relação ao índice de sintomas, houve aumento significativo do retorno dos mesmos, assim como na piora do índice QVSR-DRGE e no SF-36, em ambos os grupos aos 12 e 60 meses. Estes dados são corroborados por outros estudos em que, embora empregando diferentes técnicas, os resultados obtidos são muito similares.

Jeansonne *et al.* publicaram estudo envolvendo duas técnicas: a radiofrequência (RF) Stretta® e o NDO Plicator® acompanhados por 4 anos (51% dos pacientes), porém com mediana de 6 meses, envolvendo 126 pacientes, sendo 68 no grupo RF e 58 no grupo NDO Plicator®. Houve no grupo RF diminuição na intensidade da pirose de 55 para 22%, do uso de IBP de 84 para 50% e sem modificações nos exames de pHmetria esofágica prolongada. No grupo Plicator®, houve diminuição na intensidade da pirose de 53 para 43%, no uso de IBP de 95 para 43% e na porcentagem de tempo de exposição ácida de 10 para 6,1%.[61]

É interessante observar que, embora aparentemente tenha havido efetividade dos métodos, esta representa, na verdade, um período de mediana de 6 meses, sem que tenha havido normalização dos exames. Essa falsa ideia de sucesso merece reflexão.

Koch OO *et al.*, publicaram recentes resultados com a nova versão do Plicator™ (Ethicon Endosurgery, Sommerville, NJ), em acompanhamento de 1 ano em pacientes sem hérnia do hiato com DRGE apesar do tratamento com IBP. Houve melhora dos parâmetros da impedâncio-pHmetria, achados manométricos inalterados, necessidade da manutenção de drogas diárias em 11,5% dos pacientes a falha do tratamento, necessitando de cirurgia corretiva em 8,3%.[62]

NOVOS DISPOSITIVOS ENDOSCÓPICOS

Os dispositivos mais recentes Anti-Reflux Device (ARD® Syntheon, Miami, Florida), o His-Wiz® (Olympus, Center Valley, Pennsylvania), Medigus SRS® (Omer, Israel) e o EsophyX® (EndoGastric Solutions, Redmond, Washington), assim como o NDO Plicator®, envolvem sutura de plano total e merecem ser mencionados como novas alternativas ao tratamento endoscópico da DRGE.

O ARD® libera o implante de titânio no nível da cárdia para criar uma justaposição entre a serosa semelhante ao dispositivo NDO Plicator®. Difere-se por ser passado ao lado do endoscópio e controlado de forma independente. Resultados de ensaio clínico multicêntrico foram publicados em forma de resumo. Setenta pacientes portadores de DRGE foram tratados e 57 seguidos pelo período mínimo de 6 meses. Houve melhora da sintomatologia DRGE em 79% dos indivíduos. Aos 6 meses, 33 dos 52 indivíduos (63%) suspenderam o uso de IBP. Mas os resultados foram decepcionantes com relação à redução do tempo de exposição ácida (redução somente de 27%). Neste período, os implantes foram identificados na totalidade, e um caso de perfuração foi relatado como complicação do método, tendo sido necessária a reparação cirúrgica.[63] Este equipamento não está disponível para comercialização.

Com relação ao The His-Wiz® Antireflux Procedure (Apollo Group Olympus Optical, Tokyo, Japan), é um dispositivo de sutura endoscópica com emprego de *overtube*, que permite a sutura com espessura total da parede gástrica e da realização de corte em uma única etapa. Duas suturas são executadas, sendo uma em parede anterior e outra em parede posterior, imediatamente abaixo da linha Z.

Sud *et al.*, em ensaio clínico com sete pacientes acompanhados por um ano, observaram melhoria da sintomatologia e dos dados da pHmetria de 24, porém com deterioração dos resultados ao longo dos meses. Estes resultados pouco alentadores provavelmente sejam responsáveis pela não comercialização do referido dispositivo.[64]

Há poucos dados disponíveis sobre o dispositivo Medigus SRS®, que consiste de videoendoscópio ultrassônico e grampeador cirúrgico integrado (Fig. 5-8). O cartucho é montado sobre o eixo do equipamento, ao alcance de um sistema de bigorna localizado na ponta. Grampos modelo B-shaped 4,8 mm são liberados sob a orientação ultrassônica para criar plicatura anterior, de espessura total, caracterizando fundoplicatura de 180 graus. Kauer *et al.*, em estudo com modelo porcino, submeteram 12 animais ao procedimento, obtendo sucesso e sobrevivência por 6 semanas. O procedimento foi efetuado, em mé-

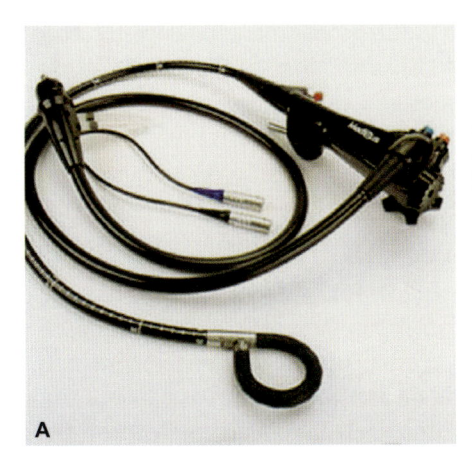

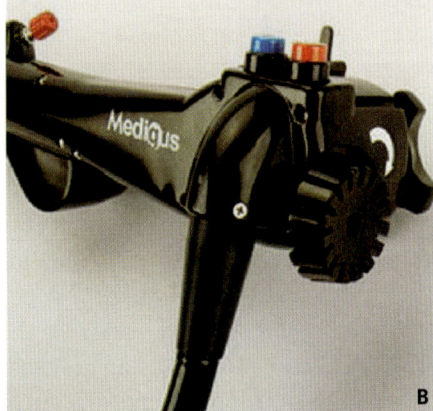

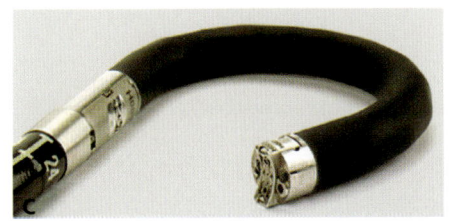

Fig. 5-8. (**A**) Equipamento de inserção; (**B**) detalhe dos mecanismos de controle do equipamento e; (**C**) sítio de contato e do liberador da sutura do sistema Medigus.
Fonte: MUSE™, SRS, Medigus, Omer, Israel.

dia, em 12 minutos e todas as fundoplicaturas pareciam estar adequadas ao final do estudo. Não há estudo publicado na literatura até a presente data.[65]

Zacheri J *et al.* relatam os resultados iniciais de 6 meses, de experiência em humanos, envolvendo 66 pacientes que completaram o seguimento, tendo sido evidenciada a melhora no escore GERD-HRQL [73% (48/66) deixaram de utilizar o IBP (95% CI 60-83%) (Fig. 5-9). Quarenta e dois pacientes (64,6%) não mais utilizavam a medicação diariamente. Dos 23 pacientes que continuaram fazendo uso diário do IBP 13 (56,5%) relataram utilizar a metade da dose inicial. A percentagem média de tempo total com pH esofágico < 4, diminuiu de linha de base a 6 meses ($P < 0,001$). Os resultados adversos comuns eram peroperatória desconforto no peito e dor de garganta. No entanto, foram observados dois eventos adversos graves, perfuração esofágica com derrame pleural e empiema, e, hemorragia com necessidade de transfusão.[66]

O dispositivo EsophyX® (Endogastric Solutions Inc, Redmond, Washington) tem recebido especial atenção por melhor aproximar-se das características da fundoplicatura cirúrgica. É um dispositivo que utiliza um grande *overtube*, com canal de inserção para o videogastroscópio. Inclui uma porção articulada para flexão, à semelhança de um cotovelo, e retroflexão para alcançar e manipular o tecido no ângulo de His. O sistema é projetado para criar uma plicatura endoscópica circunferencial a 270 graus. A técnica utiliza um afastador helicoidal para envolver e manipular o tecido no fundo e criar o ângulo correto. Após apreender o tecido e fixá-lo, liberam-se suturas com anteparos bilaterais (t-tags), que visam o envolvimento de espessura total da parede do órgão. O método envolve a colocação de cerca de 6-14 suturas para criar uma gastroplicatura circunferencial perto de 180 a 260 graus. O dispositivo pode ser utilizado para reduzir a pequena hérnia hiatal e apresenta liberação para comercialização na comunidade europeia e nos EUA, através do FDA (Fig. 5-10).[67]

Cadière *et al.* publicaram o primeiro estudo com 17 de 19 pacientes submetidos à fundoplicatura endoscópica, com acompanhamento de 12 meses, apresentando significativa melhoria no índice de qualidade de vida relacionado com a doença do refluxo (67%), não necessidade de medicamentos em 82% e pHmetria esofágica prolongada normal em 63% dos pacientes. As complicações des-

Fig. 5-9. Imagens endoscópicas do passo a passo do procedimento MUSE™, que envolve a colocação de 15 grampos no total, para criar uma válvula eficaz antirrefluxo. (**A**) Terço distal do esôfago; (**B**) pré-grampeamento, Hill Grade III vista da pequena curvatura; (**C**) terço distal do esôfago; (**D**) primeira plicatura; (**E**) primeiro grampeamento – vista do esôfago; (**F**) após segundo grampeamento, esôfago esquerdo.

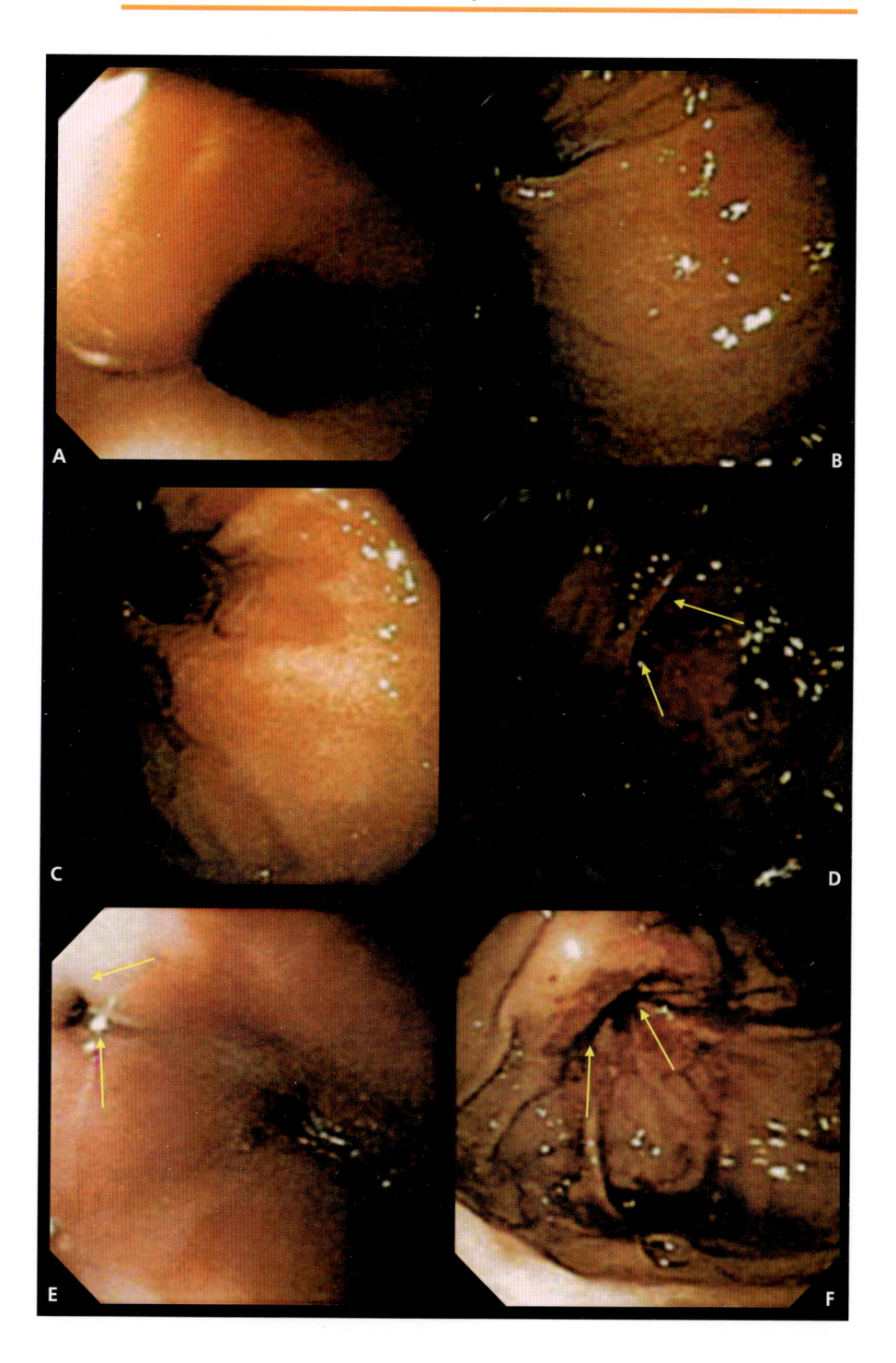

Tratamento Endoscópico da Doença do Refluxo Gastroesofágico 113

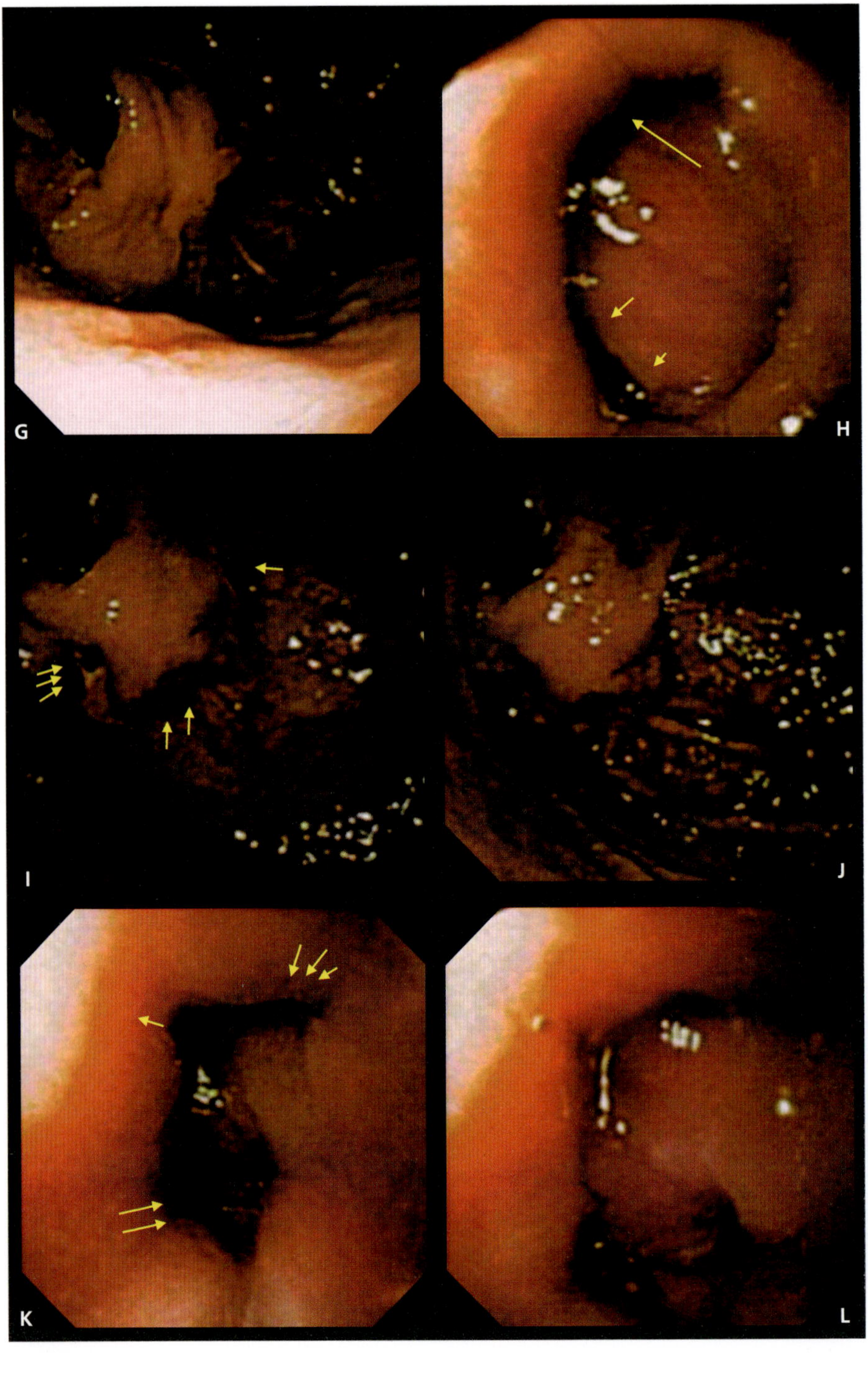
G
H
I
J
K
L

critas relatavam irritação da faringe de leve a moderada intensidade e dor abdominal.[67]

Em estudo subsequente, Cadière *et al.*, multicêntrico, envolvendo 79 de 86 pacientes, com acompanhamento de 1 ano, observaram melhoria da qualidade de vida em 73%, parada no uso de inibidor de bomba de prótons em 81% e normalização da pHmetria esofágica prolongada em 37%. Há relato de dois casos de perfuração do esôfago e uma hemorragia intraluminal.[68]

Em pacientes com controle incompleto da regurgitação e com manifestações extraesofágicas da DRGE, a aplicação deste método demonstrou ser mais eficaz, quando comparado ao efeito do IBP.[69]

Wilson EB *et al.*, em estudo envolvendo 100 pacientes, destacam no acompanhamento após 12 meses que 78% dos pacientes eliminaram a manifestação clínica de queimação retroesternal, 83% a regurgitação, 74% não mais utilizaram o IBP e houve normalização da pHmetria de 24 horas em 52%, concluindo pela indicação em casos selecionados.[70]

O Esophyx™ (TIF – Fundoplicatura transoral sem incisão) reduziu o número de episódios pós-prandiais de relaxamento transitório do esfíncter inferior do esôfago (TLESRs), o número de TLESRs associadas ao refluxo e a distensibilidade da junção esofagogástrica (EGJ). Isto resultou na redução do número e da extensão proximal dos episódios de refluxo e melhoria da exposição ao ácido na posição vertical. O efeito antirrefluxo de TIF mostrou ser seletivo apenas para refluxo com conteúdo líquido, preservando, desse modo, a capacidade de eliminação do ar da câmara gástrica através da eructação.[71]

Diferentes autores em períodos de tempo entre 6 e 12 meses descreveram resultados similares, com melhoria do índice de sintomas entre 60 a 73,3%, com suspensão de drogas antissecretoras entre 55 a 82% e normalização da pHmetria entre 16,6 a 61%. Há, porém, complicações graves, como: abscesso mediastinal, hemorragia intraluminal, necessidade de transfusão e impossibilidade de passar o dispositivo.[72-77]

Cadière *et al.*, em publicação após 2 anos de seguimento de 14 pacientes, observaram a manutenção na melhoria do índice de sintomas em 64%, com suspensão completa do uso de IBP em 71%, redução da hérnia do hiato em 60%,

Fig. 5-9. *(Cont.)* (G) depois do segundo grampeamento; **(H)** depois do segundo grampeamento (setas) – vista esofágica; **(I)** depois do terceiro grampeamento; **(J)** cárdia gástrica; **(K)** depois do terceiro grampeamento – vista esofágica; **(L)** terço distal do esôfago. Fonte: Zacheri J, 2014.[66]

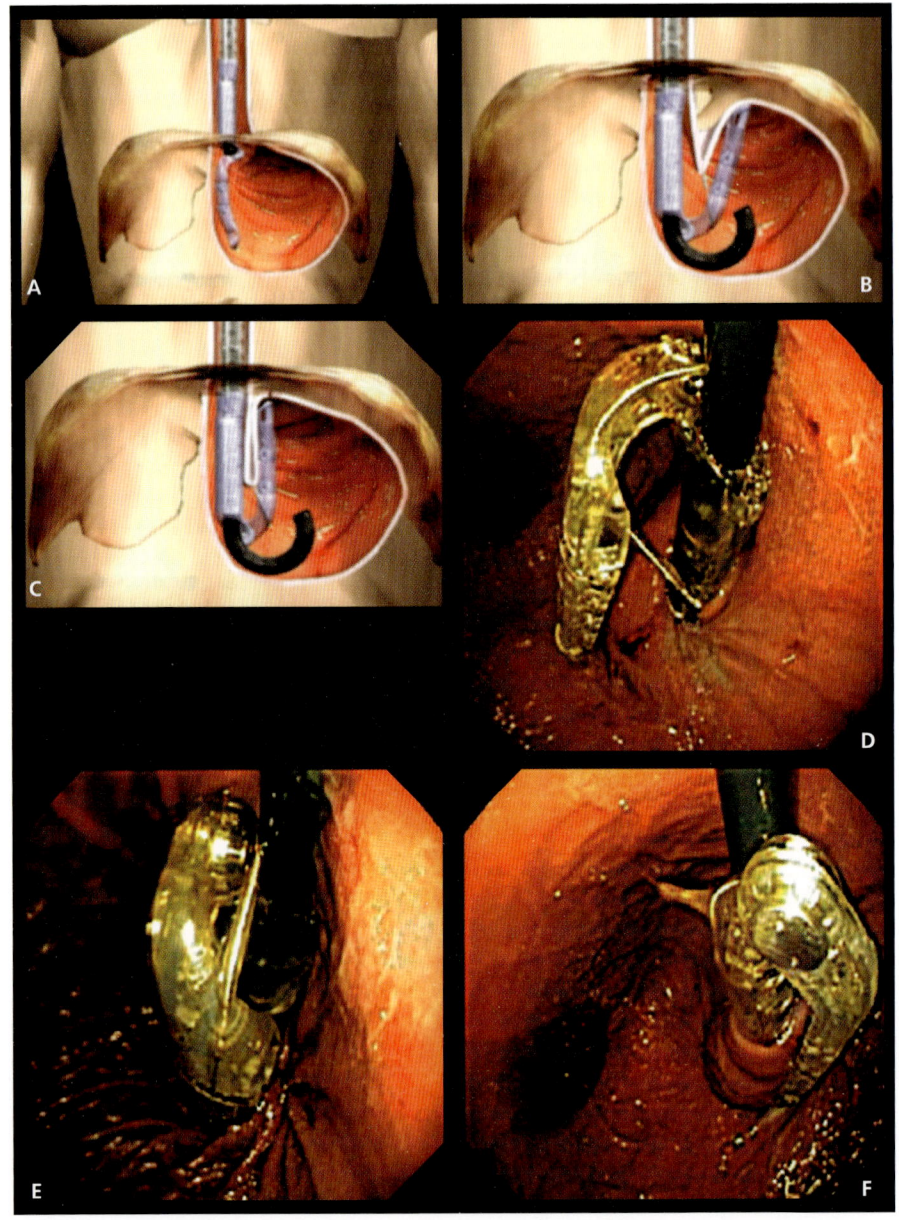

Fig. 5-10. (A-C) Sequência esquemática do posicionamento e fechamento para disparo da plicatura. **(D-F)** Imagens endoscópicas do posicionamento e fechamento para disparo da plicatura. Fonte: Cadiére GB, 2008.[67]

melhoria da esofagite em 55%, remissão da doença em 50% e cura em 29% dos pacientes.[78]

Com base no conceito de procedimento endoluminal, minimamente invasivo, com potencial para eliminar a necessidade do uso de IBP e com baixo índice de efeitos adversos, Reavis KM e Perry KA propõem a aplicação deste método em casos selecionados.[79]

Estes resultados iniciais estimulantes necessitam de acompanhamento em longo prazo, para verificarmos se haverá perda da eficácia do método. Já há descrições da realização de fundoplicatura laparoscópica em decorrência da falência do Esophyx®.[80,81]

É fato observado nas diferentes técnicas endoluminais a impossibilidade de correção dos fatores anatômicos envolvidos na contenção do refluxo gastroesofagiano. Neste sentido, Fritscher-Ravens *et al.* publicaram estudo em modelo animal, empregando técnica de sutura, guiada pela ecoendoscopia, onde foi possível a realização da gastropexia posterior e crurorrafia com endoscópio flexível sem acesso peritoneal. Esta é uma perspectiva em que há necessidade do desenvolvimento de acessórios específicos, além de requerer proficiência em estudo de imagem, fatores que, certamente, estão relacionados com a não difusão do método, passados 8 anos da publicação inicial. Não há, no momento, estudo aplicado em humanos.[82]

REVISÃO SISTEMÁTICA DO TRATAMENTO ENDOSCÓPICO DA DRGE

No conceito da medicina baseada em evidências, que deve ser vista como a integração da experiência clínica com a capacidade de analisar e aplicar racionalmente a informação científica ao cuidar de pacientes, coube a Fry *et al.*, por meio de revisão sistemática, envolvendo 43 estudos, incluindo quatro randomizados, placebo-controlado que atenderam aos critérios de inclusão, de 4.182 citações, tendo como desfecho primário a redução em 50% do uso IBP, observarem que, com base neste desfecho, a maioria dos estudos sugere a eficácia de terapias endoluminais para o controle dos sintomas na DRGE. Não referiram estudos comparando as técnicas endoscópicas com o uso de IBP. O seguimento destes estudos são curtos, a maioria por 1 ano e todos associados a complicações leves e graves, que incluem perfuração, abscessos e óbito. Em conclusão, salientaram que os dados, dos pontos de vista científico e clínico, não são suficientes na análise de segurança, eficácia e durabilidade para suportar o uso destas terapias na prática clínica rotineira.[83]

Chen *et al.*, em recente revisão sistemática, utilizaram 33 estudos que examinaram sete diferentes dispositivos para o tratamento endoscópico da DRGE, como: o Stretta® procedure, EndoCinch®, ESD®, NDO Plicator®, Enteryx®, Gatekeeper Reflux Repair System® e Plexiglas®. Dos três procedimentos que foram testados contra o grupo sham (Stretta©, EndoCinch® e Enteryx®), os resultados dos pacientes no grupo de tratamento eram tão bons quanto ou significativamente melhor do que aqueles de pacientes de controle em termos de sintomas de azia, qualidade de vida e uso de medicação. No entanto, para os dois processos que eram testados contra fundoplicatura laparoscópica (Stretta®, EndoCinch®), os resultados para os pacientes no grupo endoscópico eram tão bons quanto ou inferiores a estes.[84] Atualmente, não há provas suficientes para determinar a segurança e a eficácia de procedimentos endoscópicos na DRGE, especialmente em longo prazo.

Conforme observado nos estudos acima, há evidente limitação na análise da maioria dos estudos publicados, em decorrência, entre outros fatores, da falta de dados objetivos uniformes, como avaliação endoscópica, manométrica e pHmétrica a longo prazo. A avaliação de dados subjetivos, como sintomatologia relacionada com o uso ou não de IBP, não reflete a realidade do resultado, tendo em vista o fator placebo, que deve ser considerado, razão pela qual, para se ter validade do estudo, há necessidade de se incluir grupo-controle por meio do tratamento fictício *(sham study)* ou placebo.

CONSIDERAÇÕES FINAIS

Terapias endoscópicas para tratamento da doença do refluxo gastroesofágico têm sido desenvolvidas como mais uma opção para pacientes com sintomas de refluxo, que não querem continuar a medicação por tempo indeterminado ou não estão dispostos a passar por intervenção cirúrgica. Embora as diferentes técnicas endoscópicas sejam capazes de melhorar os sintomas de refluxo para a maioria dos pacientes tratados por um curto espaço de tempo, a durabilidade tem sido variável entre os diferentes tratamentos. A melhora dos sintomas tem sido universalmente mostrada no resultado em curto prazo de acompanhamento, bem como tem sido variável a menor necessidade de medicamentos antissecretores. Os estudos de pH mostram normalização da exposição ácida do esôfago distal em apenas uma minoria dos pacientes tratados. Muitas das técnicas foram abandonadas em decorrência da perda da eficácia em longo prazo ou pela ocorrência de sérios eventos adversos.

Rothstein referiu que, exceto para a técnica Plicator®, em estudos controlados por placebo, não houve diferenças significativas entre os indivíduos tratados e placebo na suspensão das medicações antissecretoras ou normalização do exame de pHmetria esofágica prolongada. Comentou que o problema na interpretação dos resultados destes estudos preliminares é a influência da curva de aprendizado de uma nova tecnologia, além do fato de que os dispositivos e técnicas não foram otimizados.[85] Atualmente, apenas o EndoCinch® e o Plicator® estão disponíveis para uso comercial. Há vários novos dispositivos em estudo ou em desenvolvimento; testes suplementares e experiência demonstrarão a sua capacidade de contenção do refluxo gastroesofágico.

Com relação à terapêutica endoscópica futura, existem vários projetos excitantes em desenvolvimento. Um potencial é a possibilidade de injeção de células-tronco diretamente na área do EIE, estimulando a formação biológica de novas células do EEI com potencial de restauração da dinâmica esfincteriana.[86]

Neste momento, após a análise de nossa experiência pessoal cotejada com a vasta literatura pertinente, somos da opinião que a eficácia inexpressiva das diferentes técnicas, não permitem a adoção destas no rol da terapêutica da DRGE.

REFERÊNCIAS BIBLIOGRÁFICAS

1. Moraes-Filho JP, Navarro-Rodriguez T, Barbuti R et al. Brazilian Gerd Consensus Group. Guidelines for the diagnosis and management of gastroesophageal reflux disease: an evidence-based consensus. *Arq Gastroenterol* 2010 Jan.-Mar.;47(1):99-115.
2. Moraes-Filho JPP, Chinzon D, Eisig JN et al. PrEAVlence of heartburn and gastroesophageal reflux disease in the urban Brazilian population. *Arq Gastroenterol* 2005;42:122-27.
3. Kahrilas PJ, Shi G, Manka M et al. Increased frequency of transient lower esophageal sphincter relaxation induced by gastric distention in reflux patients with hiatal hernia. *Gastroenterology* 2000;118:688-95.
4. Kahrilas PJ, Shaheen NJ, Vaezi MF et al. American gastroenterological association medical position statement on the management of gastroesophageal reflux disease. *Gastroenterology* 2008;135:1383-91.
5. Klinkenberg-Knol EC, Nelis F, Dent J et al. Long-term omeprazole treatment in resistant gastroesophageal reflux disease: efficacy, safety, and influence on gastric mucosa. *Gastroenterology* 2000;118:661-69.
6. Velanovich V. Comparison of symptomatic and quality of life outcomes of laparoscopic versus open antireflux surgery. *Surgery* 1999;126:782-89.
7. Nilsson G, Wenner J, Larsson S et al. Randomized clinical trial of laparoscopic versus open fundoplication for gastro-oesophageal reflux. *Br J Surg* 2004;91:552-59.
8. Spechler SJ, Castell DO. Classification of oesophageal motility abnormalities. *Gut* 2001;49:145-51.
9. Mahon D, Rhodes M, Decadt B et al. Randomized clinical trial of laparoscopic Nissen fundoplication compared with proton-pump inhibitors for treatment of chronic gastro-oesophageal reflux. *Br J Surg* 2005;92:695-99.
10. Swain CP, Mills TN. An endoscopic sewing machine. *Gastrointest Endosc* 1986;32:36-38.

11. Devière J, Pastorelli A, Louis H et al. Endoscopic implantation of a biopolymer in the lower esophageal sphincter for gastroesophageal reflux: a pilot study. *Gastrointest Endosc* 2002;55:335-41.
12. Chuttani R, Kozarek R, Critchlow J et al. A novel endoscopic full-thickness plicator for treatment of GERD: an animal model study. *Gastrointest Endosc* 2002a;56:116-22.
13. Triadafilopoulos G. Clinical experience with the Stretta procedure. *Gastrointest Endosc Clin N Am* 2003a;13:147-55.
14. Triadafilopoulos G. Stretta: an effective, minimally invasive treatment for gastroesophageal reflux disease. *Am J Med* 2003b;115:192S-200S.
15. Torquati A, Houston HL, Kaiser J, Holzman MD, Richards WO. Long-term follow-up study of the Stretta procedure for the treatment of gastroesophageal reflux disease. *Surg Endosc.* 2004;18:1475-9.
16. Triadafilopoulos G. Changes in GERD symptom scores correlate with improvement in esophageal acid exposure after the Stretta procedure. *Surg Endosc* 2004;18:1038-44.
17. Arts J, Sifrim D, Rutgeerts P et al. Influence of radiofrequency energy delivery at the gastroesophageal junction (the Stretta procedure) on symptoms, acid exposure, and esophageal sensitivity to acid perfusion in gastroesophagal reflux disease. *Dig Dis Sci* 2007;52:2170-77.
18. Meier PN, Nietzschmann T, Akin I et al. Improvement of objective GERD parameters after radiofrequency energy delivery: a European study. *Scand J Gastroenterol* 2007;42:911-16.
19. Noar MD, Lotfi-Emran S. Sustained improvement in symptoms of GERD and antisecretory drug use: 4-year follow-up of the Stretta procedure. *Gastrointest Endosc* 2007;65:367-72.
20. Reymunde A, Santiago N. Long-term results of radiofrequency energy delivery for the treatment of GERD: sustained improvements in symptoms, quality of life, and drug use at 4-year follow-up. *Gastrointest Endosc* 2007;65:361-66.
21. Corley DA, Katz P, Wo JM et al. Improvement of gastroesophageal reflux symptoms after radiofrequency energy: a randomized, sham-controlled trial. *Gastroenterology* 2003;125:668-76.
22. Aziz AM, El-Khayat HR, Sadek A et al. A prospective randomized trial of sham, single-dose Stretta, and double-dose Stretta for the treatment of gastroesophageal reflux disease. *Surg Endosc* 2010;24:818-25.
23. Torquati A, Richards WO. Endoluminal GERD treatments: critical appraisal of current literature with evidence-based medicine instruments. *Surg Endosc* 2007;21:697-706.
24. Dundon JM, Davis SS, Hazey JW et al. Radiofrequency energy delivery to the lower esophageal sphincter (Stretta procedure) does not provide long-term symptom control. *Surg Innov* 2008;15:297-301.
25. Noar M, Squires P, Noar E et al. Long-term maintenance effect of radiofrequency energy delivery or refractory GERD: a decade later. *Surg Endosc* 2014;28:2323-33.
26. Fockens P, Bruno MJ, Gabbrielli A et al. Endoscopic augmentation of the lower esophageal sphincter for the treatment of gastroesophageal reflux disease: multicenter study of the Gatekeeper Reflux Repair System. *Endoscopy* 2004;36:682-89.
27. Fockens P, Cohen L, Edmundowicz SA et al. Prospective randomized controlled trial of an injectable esophageal prosthesis versus a sham procedure for

endoscopic treatment of gastroesophageal reflux disease. *Surg Endosc* 2010;24:1387-97.
28. Carvalho PJ, Donahue PE, Davis PE et al. Endoscopic sclerosis prevents experimental reflux for longer than 12 months: reinforcement of the gastric component of the reflux barrier? *Curr Surg* 1990;47:20-22.
29. Feretis C, Benakis P, Dimopoulos C et al. Endoscopic implantation of Plexiglas (PMNA) microspheres for the treatment of GERD. *Gastrointest Endosc* 2001;53:423-26.
30. Freitag CP, Kruel CR, Duarte ME et al. Endoscopic implantation of polymethylmethacrylate augments the gastroesophageal antireflux barrier: a short-term study in a porcine model. *Surg Endosc* 2009;23:1272-78.
31. Fornari F, Freitag CP, Duarte ME et al. Endoscopic augmentation of the esophagogastric junction with polymethylmethacrylate: durability, safety, and efficacy after 6 months in mini-pigs. *Surg Endosc* 2009;23:2430-37.
32. Kamler JP, Lemperle G, Lemperle S et al. Endoscopic lower esophageal sphincter bulking for the treatment of GERD: safety EAVluation of injectable polymethylmethacrylate microspheres in miniature swine. *Gastrointest Endosc* 2010;72:337-42.
33. Ganz RA, Fallon E, Wittchow T et al. A new injectable agent for the treatment of GERD: results of the Durasphere pilot trial. *Gastrointest Endosc* 2009;69:318-23.
34. Johnson DA, Ganz R, Aisenberg J et al. Endoscopic, deep mural implantation of Enteryx™ for the treatment of GERD: 6-month follow-up of a multicenter trial. *Am J Gastroenterol* 2003;98:250-58.
35. Schumacher B, Neuhaus H, Ortner M et al. Reduced medication dependency and improved symptoms and quality of life 12 months after enteryx implantation for gastroesophageal reflux. *J Clin Gastroenterol* 2005;39:212-19.
36. Cohen LB, Johnson DA, Ganz RA et al. Enteryx implantation for GERD: expanded multicenter trial results and interim postapproval follow-up to 24 months. *Gastrointest Endosc* 2005;61:650-58.
37. Devière J, Costamagna G, Neuhaus H et al. Nonresorbable copolymer implantation for gastroesophageal reflux disease: a randomized sham-controlled multicenter trial. *Gastroenterology* 2005;128:532-40.
38. El Nakadi I, Closset J, De Moor V et al. Laparoscopic Nissen fundoplication after failure of Enteryx injection into the lower esophageal sphincter. *Surg Endosc* 2004;18:818-20.
39. Toydemir T, Yerdel MA. Laparoscopic antireflux surgery after failed endoscopic treatments for gastroesophageal reflux disease. *Surg Laparosc Endosc Percutan Tech* 2011;21:17-19.
40. Swain CP, Brown GJ, Gong F et al. An endoscopically deliverable tissue-transfixing device for securing biosensors in the gastrointestinal tract. *Gastrointest Endosc* 1994;40:730-34.
41. Filipi CJ, Lehman GA, Rothstein RI et al. Transoral, flexible endoscopic suturing for treatment of GERD: a multicenter trial. *Gastrointest Endosc* 2001;53:416-22.
42. Abou-Rebyeh H, Hoepffner N, Rösch T et al. Long-term Failure of endoscopic suturing in the treatment of gastroesophageal reflux: a prospective follow-up study. *Endoscopy* 2005;37:213-16.
43. Ozawa S, Kumai K, Higuchi K et al. Short-term and long-term outcome of endoluminal gastroplication for the treatment of GERD: the first multicenter trial in Japan. *J Gastroenterol* 2009;44(7):675-84.

44. DeMeester TR, Mason RJ, Filipi CJ. Endoscopic intraluminal valvuloplasty a therapy of the future for gastroesophageal reflux. *Chirurg* 1998;69:158-62.
45. Mason RJ, De Meester TR, Schurr MO *et al*. Endoscopic nissen fundoplication: the introduction of a new era [abstract]. *Gastrointest Endosc* 2001;53:AB736.
46. Vassiliou MC, von Rentein D, Rothstein RI. Recent advances in endoscopic antireflux techniques. *Gastrointest Endosc Clin N Am* 2010;20:89-101.
47. Schiefke I, Neumann S, Zabel-Langhennig A *et al*. Use of an endoscopic suturing device (the "ESD") to treat patients with gastroesophageal reflux disease, after unsuccessful EndoCinch endoluminal gastroplication: another failure. *Endoscopy* 2005;37:700.
48. Schilling D, Kiesslich R, Galle PR *et al*. Endoluminal therapy of GERD with a new endoscopic suturing device. *Gastrointest Endosc* 2005;62:37-43.
49. Chuttani R, Sud R, Sachdev G *et al*. Endoscopic full-thickness plication for GERD: final results of human pilot study [abstract]. *Gastrointest Endosc* 2002;55:AB258.
50. Chuttani R, Sud R, Sachdev G *et al*. A novel endoscopic full-thickness plicator for the treatment of GERD: a pilot study. *Gastrointest Endosc* 2003a;58:770-76.
51. Chuttani R. Endoscopic full-thickness plication: the device, technique, pre-clinical and early clinical experience. *Gastrointest Endosc Clin N Am* 2003b;13:109-16.
52. Pleskow D, Rothstein R, Lo S *et al*. Endoscopic full-thickness plication for the treatment of GERD: a multicenter trial. *Gastrointest Endosc* 2004;59:163-71.
53. Pleskow D, Rothstein R, Lo S *et al*. Endoscopic full-thickness plication for the treatment of GERD: 12-month follow-up for the North American open-label trial. *Gastrointest Endosc* 2005;61:643-49.
54. Haber G, Sakai P, Moura E *et al*. The plicator procedure for the treatment of GERD: 12-month multicenter results [abstract]. *Gastrointest Endosc* 2005;61:AB96.
55. Rothstein R, Filipi C, Caca K *et al*. Endoscopic full-thickness plication for the treatment of gastroesophageal reflux disease: a randomized, sham-controlled trial. *Gastroenterology* 2006;131:704-12.
56. Pleskow D, Rothstein R, Kozarek R *et al*. Endoscopic full-thickness plication for the treatment of GERD: long-term multicenter results. *Surg Endosc* 2007;21:439-44.
57. Pleskow D, Rothstein R, Kozarek R *et al*. Endoscopic full-thickness plication for the treatment of GERD: five-year long-term multicenter results. *Surg Endosc* 2008;22:326-32.
58. von Renteln D, Brey U, Riecken B *et al*. Endoscopic fullthickness plication (Plicator) with two serially placed implants improves esophagitis and reduces PPI use and esophageal acid exposure. *Endoscopy*. 2008a;40:173-8.
59. von Renteln D, Schiefke I, Fuchs KH *et al*. Endoscopic full-thickness plication for the treatment of GERD by application of multiple Plicator implants: a multicenter study (with video). *Gastrointest Endosc* 2008b;68:833-44.
60. von Renteln D, Schiefke I, Fuchs KH *et al*. Endoscopic full-thickness plication for the treatment of gastroesophageal reflux disease using multiple Plicator implants: 12-month multicenter study results. *Surg Endosc* 2009;23:1866-75.
61. Jeansonne LO 4th, White BC, Nguyen V *et al*. Endoluminal full-thickness plication and radiofrequency treatments for GERD: an outcomes comparison. *Arch Surg* 2009;144:19-24.
62. Koch OO, Kaindlstorfer A, Antoniou SA *et al*. Subjective and objective data on esophageal manometry and impedance pH monitoring 1 year after endoscopic

full-thickness plication for the treatment of GERD by using multiple plication implants. *Gastrointest Endosc* 2013;77:7-14.
63. Ramage JI, Rothstein RI, Edmundowicz SA et al. Endoscopically placed titanium plicator for GERD: pivotal phase-preliminary 6-month results [abstract]. *Gastrointest Endosc* 2006;63:126.
64. Sud R, Puri R, Chung S et al. The His-Wiz antireflux procedure results in symptomatic and pH improvement at 1 year of follow-up [abstract]. *Gastrointest Endosc* 2006;63:13.
65. Kauer WK, Roy-Shapira A, Watson D et al. Preclinical trial of a modified gastroscope that performs a true anterior fundoplication for the endoluminal treatment of gastroesophageal reflux disease. *Surg Endosc* 2009;23(12):2728-31.
66. Zacherl J, Roy-Shapira A, Bonavina L et al. Endoscopic anterior fundoplication with the Medigus Ultrasonic Surgical Endostapler (MUSE™) for gastroesophageal reflux disease: 6-month results from a multi-center prospective trial. *Surg Endosc* DOI 10.1007/s00464-014-3731-3.
67. Cadière GB, Buset M, Muls V et al. Antireflux transoral incisionless fundoplication using EsophyX: 12-month results of a prospective multicenter study. *World J Surg* 2008a;32:1676-88.
68. Cadière GB, Rajan A, Germay O et al. Endoluminal fundoplication by a transoral device for the treatment of GERD: a feasibility study. *Surg Endosc* 2008b;22:333-42.
69. Trad KS, Barnes WE, Simoni G et al. Transoral incisionless fundoplication effective in eliminating GERD symptoms in partial responders to proton pump inhibitor therapy at 6 months: The TEMPO randomized clinical trial. *Surg Innov* 2014 Apr.;21. [Epub ahead of print].
70. Wilson EB, Barnes WE, MavrelisPG et al. The effects of transoral incisionless fundoplication on chronic GERD patients: 12-month prospective multicenter experience. *Surg Laparosc Endosc Percutan Tech* 2014;24(1):36-46.
71. Rinsma NF, Smeets FG, Bruls DW et al. Effect of transoral incisionless fundoplication on reflux mechanisms. *Surg Endosc* 2014;28(3):941-49.
72. Demyttenaere SV, Bergman S, Pham T et al. Transoral incisionless fundoplication for gastroesophageal reflux disease in an unselected patient population. *Surg Endosc* 2010;24:854-58.
73. Repici A, Fumagalli U, Malesci A et al. Endoluminal fundoplication (ELF) for GERD using EsophyX: a 12-month follow-up in a single-center experience. *J Gastrointest Surg* 2010;14:1-6.
74. Velanovich V. Endoscopic, endoluminal fundoplication for gastroesophageal reflux disease: initial experience and lessons learned. *Surgery* 2010;148:646-51.
75. Testoni PA, Corsetti M, Di Pietro S et al. Effect of transoral incisionless fundoplication on symptoms, PPI use, and ph-impedance refluxes of GERD patients. *World J Surg* 2010;34(4):750-57.
76. Bell RC, Cadière GB. Transoral rotational esophagogastric fundoplication: technical, anatomical, and safety considerations. *Surg Endosc* 2011;25:2387-99.
77. Bell RC, Freeman KD. Clinical and pH-metric outcomes of transoral esophagogastric fundoplication for the treatment of gastroesophageal reflux disease. *Surg Endosc* 2011;25:1975-84.
78. Cadière GB, Van Sante N, Graves JE et al. Two-year results of a feasibility study on antireflux transoral incisionless fundoplication using EsophyX. *Surg Endosc* 2009;23:957-64.

79. Reavis KM, Perry KA. Transoral incisionless fundoplication for the treatment of gastroesophageal reflux disease. *Expert Rev Med Devices* 2014;11(4):341-50.
80. Furnée EJ, Broeders JA, Draaisma WA et al. Laparoscopic Nissen fundoplication after failed EsophyX fundoplication. *Br J Surg* 2010;97:1051-55.
81. Fumagalli Romario U, Barbera R, Repici A et al. Nissen fundoplication after failure of endoluminal fundoplication: short-term results. *J Gastrointest Surg* 2011;15:439-43.
82. Fritscher-Ravens A, Mosse CA, Mukherjee M et al. Transgastric gastropexy and hiatal hernia repair for GERD under EUS control: a porcine model. *Gastrointest Endosc* 2004;59:89-95.
83. Fry LC, Mönkemüller K, Malfertheiner P. Systematic review: endoluminal therapy for gastro-oesophageal reflux disease: evidence from clinical trials. *Eur J Gastroenterol Hepatol* 2007;19:1125-39.
84. Chen D, Barber C, McLoughlin P et al. Systematic review of endoscopic treatments for gastro-oesophageal reflux disease. *Br J Surg* 2009;96:128-36.
85. Rothstein RI. Endoscopic therapy of gastroesophageal reflux disease: outcomes of the randomized-controlled trials done to date. *J Clin Gastroenterol* 2008;42:594-602.
86. Ganz RA. The future of endoscopic esophageal therapy – What comes next. *Gastrointest Endosc Clin N Am* 2010;20:147-5.

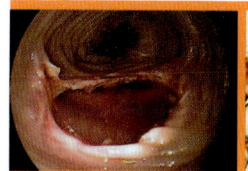

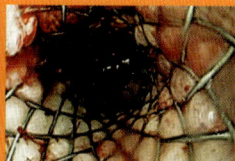

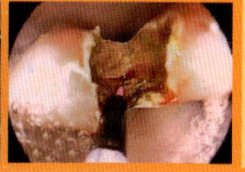

Corpo Estranho no Trato Digestório Alto

Alexandre Pelosi
Patrícia Abrantes Luna
Luiz Leite Luna

INTRODUÇÃO

A maioria das informações sobre o manuseio de pacientes com corpos estranhos (CEs) no tubo digestório advém de experiência adquirida e não de trabalhos prospectivos ou randomizados. Já em 1909 Einhorn relatou a retirada de dois corpos estranhos do esôfago usando instrumentos rígidos. O famoso Chevalier Jackson, na década de 1930 foi um dos primeiros a sistematizar o tema. No Brasil, Flávio Aprigliano no Rio de Janeiro e Plínio Barreto em São Paulo, entre outros, foram pioneiros no assunto.

A ingestão e a impactação de corpos estranhos (CEs) no esôfago é considerada uma urgência médica na grande maioria das vezes.

Apesar de haver risco de complicações graves, em cerca de 80% das vezes a passagem do corpo estranho se dá de forma espontânea. Em apenas 20% dos casos, estará indicada uma intervenção endoscópica, e em menos de 1% será preciso cirurgia.[1] No trabalho retrospectivo de Crysdale, 7,8% dos CEs do esôfago passaram espontaneamente em 24 horas, 2,5% passaram com auxílio de terapia farmacológica, e os restantes foram removidos.[2] Com relação a impactação por pedaço de carne, aproximadamente 40% passam espontaneamente em 12 horas. Tibbling e Stenquist relatam passagem espontânea em 21% de CEs de esôfago chegando a 29% se a endoscopia for retardada por mais de 24 horas.[3]

Apesar de este livro ser sobre **"TERAPÊUTICA ENDOSCÓPICA NO ESÔFAGO"**, incluiremos, neste capítulo, alguns aspectos de CEs também localizados no estômago e duodeno, uma vez que, na sua remoção, pode haver lesão no nível do esôfago, sendo, portanto, necessário o uso de técnicas especiais para sua prevenção.

ANATOMIA

O esôfago é um órgão tubular com pouco mais de 20 cm, uma porção cervical, uma torácica e uma abdominal. Ao longo de sua extensão podem-se notar quatro áreas de constrição fisiológica: o esfíncter esofagiano superior, a impressão do arco aórtico, a impressão do brônquio fonte esquerdo, que, poucas vezes, é percebida e o esfíncter esofagiano inferior. A impactação de CE se faz comumente em uma dessas regiões, em especial o esfíncter superior.

Patologias que reduzam o calibre do órgão aumentam as chances de impactação. Assim, tumores, anéis, membranas e estenoses benignas devem ser considerados fatores de risco.

A esofagite eosinofílica também é um fator de risco, mesmo na ausência de estenoses, sendo responsável por número considerável de impactações de bolo alimentar.

Também existem relatos de variações anatômicas como causa de disfagia e impactação. É o caso das variantes, também chamadas de anomalias vasculares do arco aórtico. A mais comum delas é a implantação anômala da artéria subclávia direita (prevalência de até 1,8% na população geral) que cruza a linha média, entre o esôfago e a coluna vertebral em 80% dos casos e entre o esôfago e traqueia em 20%. São causa de redução do calibre do esôfago, de disfagia, conhecida como **disfagia lusória** e de impactacão (Fig. 6-1).[4]

EPIDEMIOLOGIA E INCIDÊNCIA

A distribuição de idade na impactação de CE é bimodal, com um pico nas crianças entre 1 e 5 anos e um segundo entre 40 e 80 anos.[5,6] Há relatos de impactação em crianças com menos de 1 mês de idade.[7]

Crianças em particular gostam de colocar pequenos objetos na boca e eventualmente os deglutem. A maior incidência ocorre entre os 6 meses e 3 anos de vida. Entretanto, o risco não está limitado a esta faixa etária. Litovitz e Schmitz relatam que 13,8% das baterias ingeridas foram por crianças ente 6 e 12 anos de idade.[8] Chowdhury *et al.* publicaram um caso de criança de somente 3 semanas com sintomas respiratórios agudos secundários à ingestão de CE radiotransparente, necessitando de tratamento emergencial.[9]

Nos adultos, o CE mais comum é o bolo alimentar, enquanto, nas crianças, são as moedas.

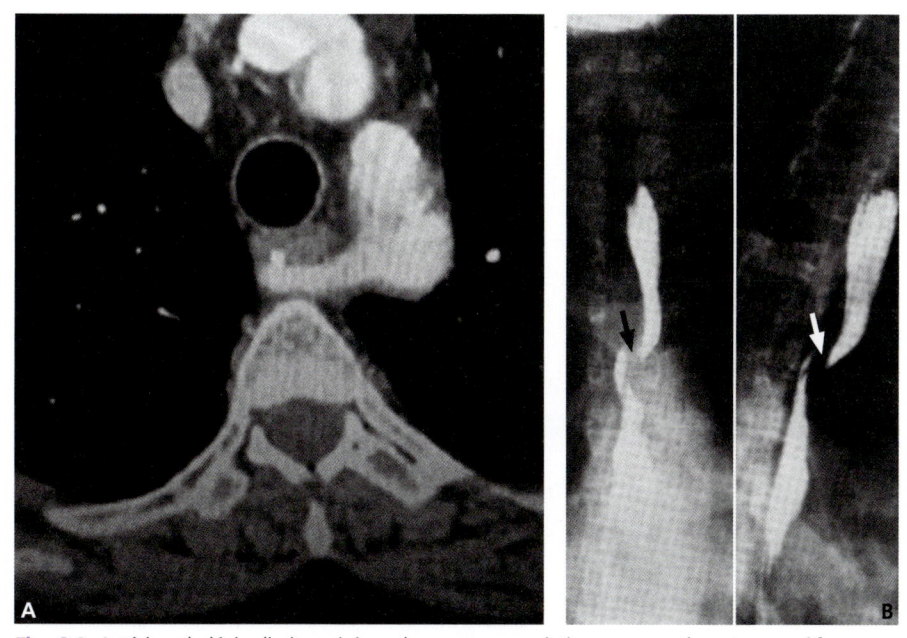

Fig. 6-1. Artéria subclávia direita originando-se no arco aórtico e passando entre o esôfago e a coluna vertebral, causando compressão na parede posterior do esôfago. (**A**) TC; (**B**) esofagografia.

Entre as crianças, a maioria ingere o CE enquanto está brincando, em 85,3% das vezes com um adulto presente no momento.[10]

Em adultos, a maioria tem uma ou mais alterações anatômicas no esôfago (DRGE, estenoses, anel de Schatzki, acalasia, tumores etc.) (Fig. 6-2). Entretanto, em um estudo com 548 pacientes, em 48% dos casos, não se encontrou qualquer alteração anatômica no esôfago.[6] Os pacientes idosos e sem dentes, que ou por negligenciarem a mastigação ou por usarem dentaduras que diminuem a sensibilidade do palato, constituem outro grupo de risco. Para muitos autores adultos com alcoolismo agudo ou crônico estão mais sujeitos à ingestão de CE, embora o trabalho de Blomm *et al.* não tenha mostrado associação de CE nem com portadores de dentaduras ou alcoolismo. A ingestão de CE durante crise convulsiva é bem conhecida.[11]

Um subgrupo especial é composto de indivíduos que fazem ingestão intencional de CE. Este grupo é composto por pacientes psiquiátricos, com distúrbios cognitivos e indivíduos que buscam ganhos secundários como presidiários. Nestes casos, os CEs tendem a ser múltiplos, e as ingestões, repetidas (Figs. 6-3 e 6-4).

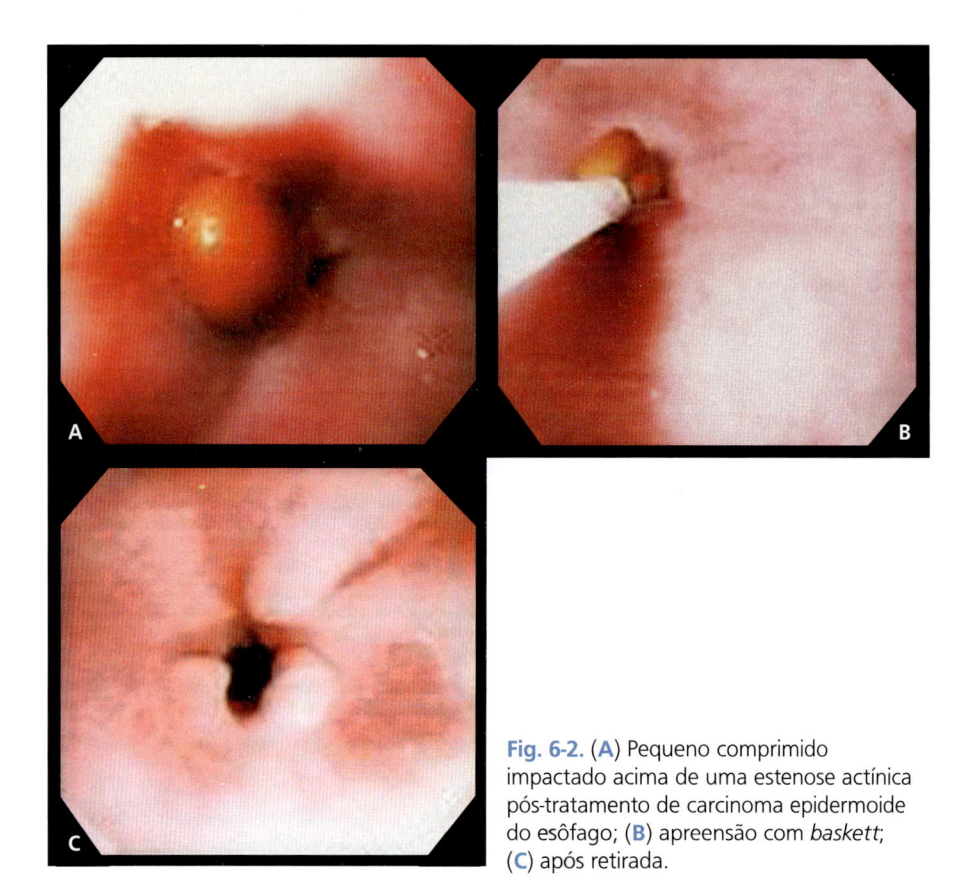

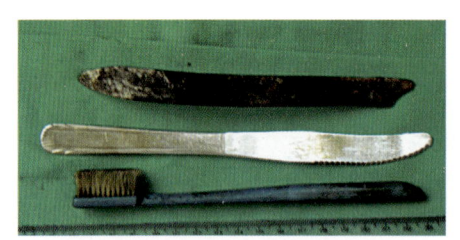

Fig. 6-2. (**A**) Pequeno comprimido impactado acima de uma estenose actínica pós-tratamento de carcinoma epidermoide do esôfago; (**B**) apreensão com *baskett*; (**C**) após retirada.

Fig. 6-3. Psicopata de 36 anos contumaz deglutidor de CE, já tendo sido operado duas vezes para retirada de CE do trato digestório, veio ao OS do Hospital do Andaraí por causa de dor abdominal. EDA encontrou tira de borracha de sandália havaiana, faca e escova de dente, que foram removidos com alça.

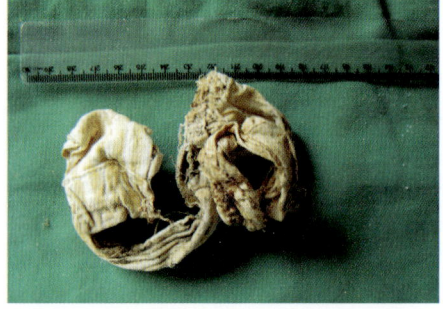

Fig. 6-4. Adolescente psicopata deu entrada no PS com sialorreia intensa e disfagia. Endoscopia digestiva alta de urgência mostrou longa tira de tecido, facilmente removida com pinça de corpo estranho.

No Quadro 6-1, listamos os CEs mais comuns deglutidos por crianças e adultos.

Quadro 6-1. Corpos estranhos mais comuns deglutidos por adultos e crianças

Crianças	Adultos
Moedas	Ossos de frango
Baterias	Espinhas de peixe
Alfinetes	Naco de carne
Pregos	Canetas
Tampas de refrigerantes	Palitos
Bolas de gude	Chaves
Fragmentos de brinquedos	Fragmentos de copo de vidro
Tampas de plástico	Dentaduras
Botões	Escova de dentes

QUADRO CLÍNICO

O grau de desconforto de cada paciente varia de acordo com o local da impactação e o grau de obstrução esofagiana. Impactações mais altas tendem a ser mais sintomáticas e impactações distais, sem obstrução, podem ser completamente assintomáticas. Portanto, a ausência de sintomas ou sintomas apenas discretos não excluem a presença de CE no esôfago. Já removemos uma caneta esferográfica do estômago de um paciente que a tinha deglutido mais de 10 anos antes. Em outro paciente com moderada odinofagia, encontramos segmento de dentadura parcialmente epitelizada que tinha sido deglutida mais de 4 anos atrás. Uma história detalhada, relato de patologias e sintomas esofagianos prévios, hora e razão da deglutição de CE, detalhes do CE deglutido, devem ser pesquisados. Herranz-Gonzales relatam que, em pacientes que deglutiram CE, queixas de disfonia, disfagia ou odinofagia, em 78% das vezes indicaram a presença do CE no esôfago e disfagia completa esteve associada em 82% das vezes a impactação por alimento.[12] Por outro lado, quando os sintomas foram dor retroesternal e desconforto na faringe, em 47% das vezes, o corpo estranho ainda estava presente.

Entre os sintomas mais frequentes estão a dor e o desconforto de aparecimento súbito no pescoço ou região retroesternal, sensação de corpo estranho, disfagia, odinofagia e os vômitos. Salivação intensa é bastante comum nas obstruções completas e altas. Curiosamente, a área apontada como região do desconforto não se correlaciona sempre com o local da impactação.[13,14]

Crianças que têm a cartilagem traqueal mais fina e maleável podem ter, por compressão da via respiratória, cornagem, dispneia ou até mesmo disfonia por compressão da laringe e traqueia.[14] Em infantes e bebes, irritabilidade é por vezes o único sintoma presente. Neste tipo de paciente, uma boa história colhida de acompanhante e um alto índice de suspeição são fundamentais, mesmo em casos com raios X negativo. A presença de febre, enfisema subcutâneo, ou de mediastinite indica complicação.

O exame físico também é importante nestes pacientes. O estado geral e de hidratação do paciente, hipertermia, fácies de sofrimento e angústia, dificuldade respiratória, sialorreia, tiragem e cornagem, alterações na ausculta pulmonar e enfisema subcutâneo no pescoço devem ser pesquisados. Segundo Nandi este último sinal só foi encontrado em 0,08%, e sua ausência não exclui perfuração.[15]

Na suspeita de obstrução alta durante a avaliação do paciente ainda na emergência, deve ser incluída uma laringoscopia. Muitas vezes, é possível identificar e retirar o CE com este procedimento, evitando retardo na resolução dos problemas e outros exames desnecessários.

Ainda que não seja identificado CE na laringe, a obstrução laríngea pode acontecer na retirada do CE, sendo essencial conhecer as técnicas de manejo de via aérea.[14]

Triadafilopoulos propõe uma abordagem de sete passos, sistematizada, para facilitar o diagnóstico e a conduta no paciente com impactação de CE (Quadro 6-2).[14]

Quadro 6-2. Sete passos no manejo de pacientes com impactação de corpo estranho no esôfago

1. Avaliação da via aérea
2. Definição da urgência na remoção do CE
3. Localização radiológica
4. Terapia medicamentosa
5. Retirada endoscópica
6. Monitorização de complicações
7. Tratamento endoscópico e/ou cirúrgico das complicações

MOMENTO DA ENDOSCOPIA

Pacientes com obstrução esofagiana completa e incapacidade de manejar as secreções, aqueles com baterias ou objetos pontiagudos impactados no esôfago certamente devem ser submetidos à endoscopia digestiva o mais rápido possível. A proteção de vias aéreas com intubação orotraqueal ou uso de *overtubes* pode ser necessário já que, muitas vezes, não temos um tempo de jejum suficiente para que o estômago esteja vazio. Nas outras situações, a endoscopia deve ser realizada dentro das primeiras 24 horas. Depois desse tempo, aumenta-se o risco de complicações, incluindo as perfurações e reduz-se a taxa de sucesso da terapia endoscópica (Quadro 6-3).[16,17]

Quadro 6-3 Situações e utilização da endoscopia

Endoscopia em caráter de emergência	Obstrução esofagiana completa (dificuldade de manejo de secreções)	Paciente internado/ambulatorial
	Baterias impactadas no esôfago	Paciente internado
	Objetos pontiagudos impactados no esôfago	Paciente internado
Endoscopia em caráter de urgência	CEs não pontiagudos impactados no esôfago	Paciente internado/ambulatorial
	Imãs impactados no esôfago	Paciente internado
	Bolo alimentar impactado, sem obstrução completa	Paciente ambulatorial
Endoscopia "eletiva"	Moedas em pacientes assintomáticos. Observação 12-24 horas	Paciente ambulatorial
	CE com mais de 2,5 cm de diâmetro no estômago	Paciente ambulatorial

EXAMES DE IMAGEM

Tendo em vista as implicações médico-legais cada vez mais frequentes, é de suma importância uma boa investigação radiológica e um relacionamento médico-paciente completo, com esclarecimento das alternativas e possíveis complicações do próprio corpo estranho e também da sua remoção. Casos mais difíceis devem ser acompanhados de preferência em regime de internação hospitalar com dieta oral zero, boa hidratação e cobertura antibiótica, quando houver suspeitas de complicações ou dúvida da sua existência.

O estudo radiológico deve ser indicado na maioria dos pacientes com história ou sintomas sugestivos de ingestão de CE. Raios X simples em PA e lateral do pescoço e tórax, que inclua visão do abdome superior, normalmente é suficiente. Eles mostram a presença de CEs radiopacos, seu tamanho e forma, situação e a presença de complicações como enfisema de mediastino e subcutâneo, abscessos e pneumotórax. Sinais indiretos como alargamento do espaço pré-vertebral e retificação da coluna cervical também indicam a presença de CE no esôfago cervical. Deve-se lembrar que os raios X têm limites e devem ser usados junto com as informações clínicas. Materiais de madeira, vidro, plástico, espinhas de peixe delgadas são radiotransparentes e não são demonstradas nestes raios X. Wong, em 1990, mostrou que apenar 32% das espinhas de peixe foram identificadas nas radiografias em um estudo prospectivo de 358 pacientes.[18] A deglutição de um algodão embebido em contraste iodado ou mesmo solução de bário, pode demonstrar o local do CE. Entretanto, esta técnica pode dificultar o manuseio endoscópico do CE e não costumamos usá-la. No citado estudo de Herranz *et al.*, 47% dos raios X foram falso-negativos.[12] Também é importante lembrar que entre a realização do raios X e a da endoscopia, pode ocorrer migração distal do CE entre 9 e 40%, devendo, portanto, se repetir os raios X se o estudo endoscópico for retardado.[2,8,19] O uso de tomografia computadorizada pode estar indicado em casos de difícil esclarecimento e naqueles que se suspeite de perfuração por CEs pontiagudos e perfurantes. Este tipo de estudo permite ver a relação do corpo estranho com órgão adjacente como a aorta (Fig. 6-5).[20]

CEs metálicos, especialmente moedas, são facilmente identificados por radiografias simples. Alguns autores mostram que detectores de metais portáteis são ferramentas baratas e úteis no acompanhamento desses casos, evitando radiografias adicionais quando decide-se por uma conduta conservadora, com monitorização da migração da moeda para o estômago.[19]

Outro aspecto importante sugere a topografia da moeda. Moedas que estão no esôfago, aparecem de forma circular nas radiografias cervicais em incidência anteroposterior. Enquanto isso, moedas impactadas na traqueia aparecem neste formato circular nas incidências em perfil (Fig. 6-6).

Atualmente, pela facilidade do acesso ao método, a sensibilidade e especificidade muito altas para o diagnóstico da impactação e de complicações, alguns autores recomendam o procedimento em todos os pacientes com dúvida diagnóstica ou risco de complicações determinado pelo tipo de objeto ingerido e tempo de impactação.[21]

A realização de exames contrastados está contraindicada pelo risco de vômitos e broncoaspiração.

CORPO ESTRANHO NO TRATO DIGESTÓRIO ALTO   133

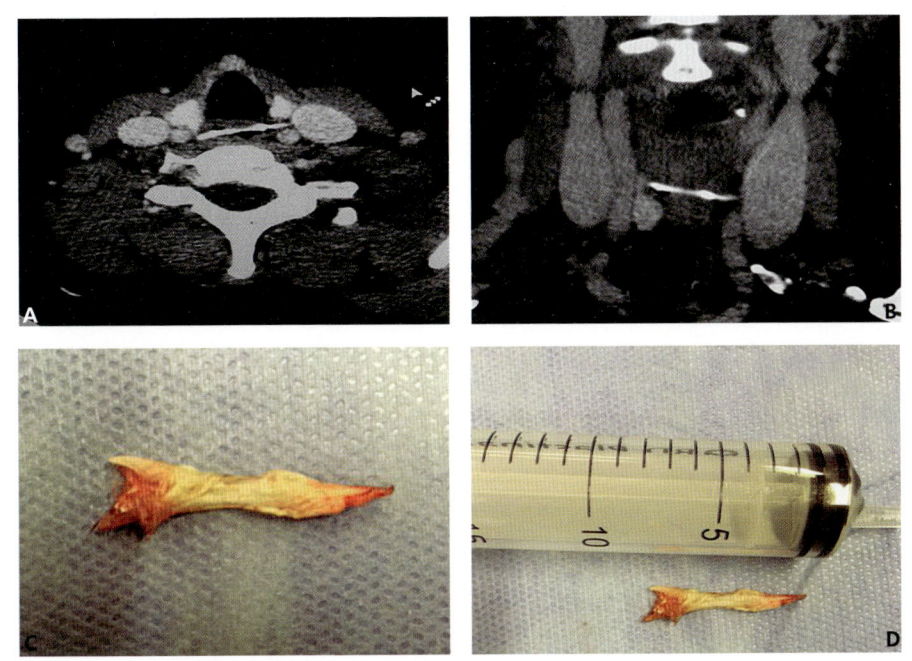

Fig. 6-5. (**A** e **B**) Tomografia computadorizada mostrando espinha de peixe no esôfago cervical, em situação transversal, com extremidades ultrapassando as paredes do órgão e bem próximas aos grandes vasos do pescoço. (**C** e **D**) Corpo estranho removido cirurgicamente.

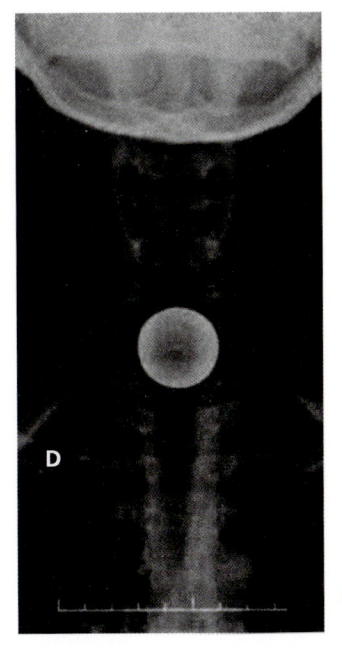

Fig. 6-6. Moeda no esôfago cervical.

FORMAS DE TRATAMENTO DOS CEs NO TRATO DIGESTÓRIO ALTO

No Quadro 6-4, mostramos os principais métodos de tratamento dos CEs no trato digestório alto.

Uso de medicamentos

O tratamento medicamentoso de impactação de CE esofagianos tem uma taxa de sucesso baixa. Uma série com 118 pacientes tratados com medicamentos mostrou resolução em apenas 10 pacientes. Portanto, neste relato, somente em 8% dos casos houve resolução apenas com medicamentos.[22]

Vários agentes farmacológicos já foram investigados, e a maioria dos estudos é realizada em pacientes com impactação alimentar.

Glucagon, nifedipina, nitroglicerina, n-butil escopolamina e benzodiazepínicos são exemplos de agentes usados como relaxantes da musculatura esofagiana.

Quadro 6-4. Métodos para retirada de corpos estranhos

Endoscópicos	Rígidos	Laringoscópios Tubos de Hasslinger Esofagoscópios	Pinças fortes
	Flexíveis	Fibra Vídeo	Pinças de CE Alças e *baskets* *Overtubes* *Umbrelas* *Caps* (*Hoods*) Alça magnética
Não endoscópicos	Farmacológicos	Procinéticos e miorrelaxantes	Metoclopramida Bromoprida M. escopolamina Glucagon Diazepan
		Enzimas	Papaina (carnes) Celulase (vegetais)
	Dilatadores	Hurst, Maloney, Savary	
	Sonda de Foley		
	Sonda magnética		
	Cirurgia		

Anatomicamente, o esôfago tem, em seu terço proximal, predomínio de musculatura estriada, no seu terço distal, predomínio de musculatura lisa e, no seu terço médio, uma mistura dos dois. Excetuando-se os benzodiazepínicos, todas as outras drogas teriam efeito exclusivo na musculatura lisa, portanto, poderiam ser benéficas em impactações mais distais.

Depois da seleção dos dois artigos com melhor desenho, em um total de 25 artigos analisando o uso da n-butilescopolamina (hioscina) IV, viu-se que ainda não há nível de evidência que suporte o uso deste medicamento.[23,24]

Tibling e Stenquist relatam a migração de 63% de 16 CE de esôfago previamente a realização de endoscopia com o uso de vários antiespasmódicos como glucagon, metil escopolamina, diazepan e nitroglicerina.[3] Estes medicamentos são frequentemente a primeira opção terapêutica para bolo de carne impactada no esôfago. O uso de glucagon IV controlado por radiologia foi relatado por Ferruci, com sucesso em 50% das vezes.[25] Alguns autores relatam a associação de glucagon com agentes formadores de gazes com sucessos de 100 a 75%.[26,27] Entretanto, tem havido relato de perfuração de esôfago com estes agentes.[28] Os autores americanos adeptos destes métodos, argumentam que seu baixo custo (US 210) comparados aos da endoscopia flexível (US 638) ou endoscopia rígida (US 2238) justifica seu uso em pacientes bem selecionados. Uma análise retrospectiva de Londres relatou que, em 13 casos de impacção esofágica por comida, o uso pré-endoscópico de coca-cola em seis deles desobstruiu o esôfago, ao passo que em nenhum dos sete pacientes sem o uso de Coca-Cola houve desobstrução.[29]

O uso da enzima proteolítica papaína já foi muito usada na dissolução de bolo alimentar obstruindo o esôfago.[30] Apesar desta enzima ter pouca ação na mucosa íntegra, em contacto com áreas inflamadas pode ocasionar ulcerações e consequente perfuração.[31,32]

O glucagon tem sido estudado em diversos relatos.[33] Os *guidelines* atuais consideram seu uso aceitável por ser uma droga segura, mas estudos prospectivos e randomizados ainda são necessários para uma recomendação com nível de evidência maior.[34]

A passagem às cegas de dilatadores de esôfago na tentativa de deslocar o bolo alimentar obstrutivo do esôfago para o estômago, embora defendida por alguns tem alto risco de perfuração e só deve ser tentado em casos muito bem selecionados.[35] O uso do sondas de Foley sob controle fluoroscópico tem sido relatados por alguns autores na extração de CEs não pontiagudos do esôfago, que usam seu baixo custo como principal argumento (US 471).[36]

Os corpos estranhos metálicos podem ser retirados com o uso de sondas cateteres com imã na sua extremidade. Eles são usados principalmente para moedas e objetos metálicos pequenos vistos aos raios X e que não estejam impactadas. Uma dificuldade frequente com esta técnica é que as moedas mais volumosas podem ficar retidas nos esfíncteres, sendo necessário o uso de medicações musculorrelaxantes. Sua vantagem é que, além de custo baixo, não necessita de controle fluoroscópico.[37] Em dezembro de 2004, S. Nijhawan da Índia publicou na revista *Endoscopy* o relato de um instrumento com extremidade imantada, que previamente introduzida retrogradamente pelo canal do fibroscópio, permite a remoção de CE metálicos com a facilidade da orientação endoscópica.[38] Na década de 1980, construímos e utilizamos com sucesso (sem ter publicado) um acessório muito parecido (Fig. 6-7).

Tratamento endoscópico

Os pacientes com história e sintomas sugestivos da presença de CEs situados na faringe, podem de início ser examinados com laringoscópios rígidos ou flexíveis e tubos de Hasslinger. A vantagem destes instrumentos é que através de seu canal calibroso, pinças fortes que proporcionam ótima apreensão ou fratura do CE podem ser utilizadas, além de permitir a retirada sucessiva de fragmento sem necessidade de remoção do instrumento (Figs. 6-8 e 6-9).

Os CEs presumivelmente localizados no cricofaríngeo ou esôfago proximal, devem ser abordados com endoscópios flexíveis que são introduzidos sob visão direta. Por ser esta uma zona muito reflexógena e que produz muito reflexo de vômito, é necessária uma boa sedação ou anestesia para que o endoscopista possa manusear os CEs impactados. Os mais distalmente localizados devem ser manipulados com os videofibroscópios que tornam o exame mais confortável, não requerem anestesia e têm menos complicações e custos.[39] Não é raro a informação do paciente sobre a existência de CE na faringe ou esôfago proximal, que não é encontrado, mesmo após cuidadosa inspeção endoscópica. Este fato decorre do traumatismo causado pelo CE, principalmente ossos de peixe ou aves neste local, durante sua migração. Em geral, os endoscópios fle-

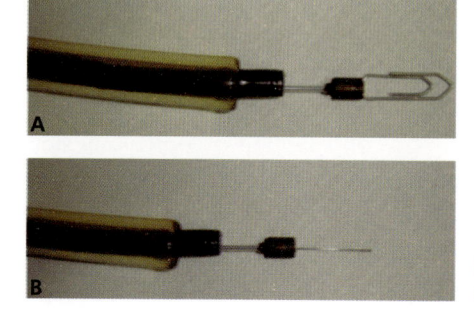

Fig. 6-7. (**A** e **B**) Instrumento flexível imantada de fabricação caseira para remoção de pequenos corpos metálicos.

Corpo Estranho no Trato Digestório Alto 137

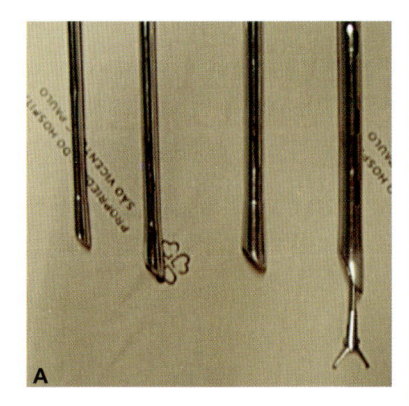

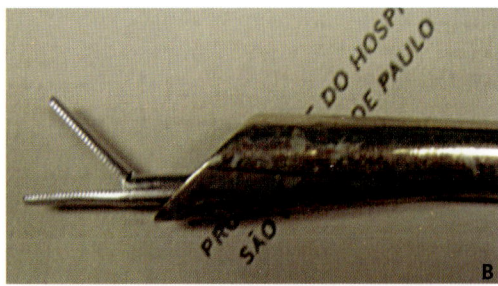

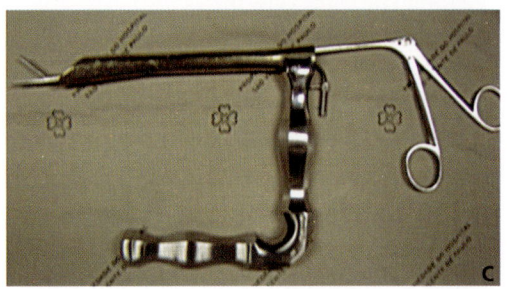

Fig. 6-8. Instrumentos rígidos para retirada de CE: (**A**) esofagoscópios rígidos; (**B** e **C**) laringoscópio com pinça forte.

xíveis proporcionam a realização de exames com muito mais facilidade, melhor visualização, com uso da sedação consciente e menor taxa de complicações do que com os rígidos. Acessórios adaptáveis aos videofibroscópios foram desenvolvidos permitindo a apreensão e a retirada destes corpos estranhos. A partir de 1972, já na era da fibroscopia começaram a aparecer trabalhos com os aparelhos flexíveis, a maioria ou relato de casos ou trabalhos retrospectivos por vezes comparando-os com os instrumentos rígidos ou com métodos não endoscópicos. Evidentemente, este tipo de trabalho só permite uma comparação limitada e estão sujeitos a viés. Dependendo do serviço, do especialista da localização, do tipo de corpo estranho e da idade do paciente, argumentos podem

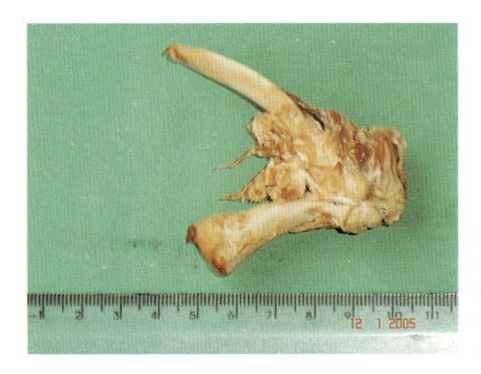

Fig. 6-9. Paciente alcoolizado, com volumoso osso na faringe removido com laringoscópio e pinça rígida.

ser usados na defesa das vantagens de instrumentos flexíveis ou rígidos. Sem dúvida, existe uma tendência de maior uso da fibroscopia com sedação consciente (exceto em crianças e pacientes não cooperativos), mesmo pelos otorrinolaringologistas, já que permitem uma excelente visualização de todo o trato digestório superior, com diagnóstico de patologias associadas, menor índice de complicações, facilidade técnica, o que leva a uma diminuição de custos. Duas excelentes revisões foram publicadas, em 1998 no *Gastroenteroloy* por Webb e por Brady em 1991.[39,40] Chaves *et al.* da Universidade de São Paulo publicaram trabalho que inclui 105 CE.[41] Usando somente fibroscópios e, quase que na totalidade, exclusivamente alça de polipectomia e pinça de CE, tiveram sucesso em 98%, com 8,6% de complicações e somente um caso de perfuração de esôfago. Alertam que quanto maior foi o tempo de impacção do CE, maior foi o índice de complicações. Berggreen *et al.* com o uso de instrumentos flexíveis relatam sucesso de 96,2% e complicações em 5,1% e com aparelhos rígidos 100% de sucesso e 10% de complicações.[42]

Existem muito poucos argumentos significativos na literatura, para um melhor desempenho, quer dos endoscópios rígidos quer flexíveis como método de escolha com base no sucesso e nas complicações dos métodos. O grau de sucesso da remoção dos CEs frequentemente não é mencionado e quando o é para os instrumentos rígidos, fala-se acima de 85%.[12,15] Shaffer e Klug compararam retrospectivamente a experiência na sua instituição, principalmente na remoção de bolo alimentar e tiveram sucesso em 88% com instrumentos rígidos e 92% com flexíveis.[43] Com os instrumentos rígidos, dois CEs não foram vistos contra 0% com os flexíveis. Com o rígido, 18 foram removidos e quatro empurrados para o estômago e, com o flexível, nove removidos e 19 empurrados. Uma patologia estenosante foi diagnosticada em somente dois pacientes com o instrumento rígido e em 15 com os flexíveis. Complicações (duas pneumonias, um sangramento e uma perfuração) ocorreram com os rígidos e nenhuma com os flexíveis. O custo médio do procedimento foi de US 1172 e US 440 dólares com os instrumentos rígidos e flexíveis respectivamente.

Uma taxa de 2% de perfuração é geralmente citada na remoção de CE com aparelhos rígidos, mas não aceita por alguns.[44,45]

Crysdale *et al.* relatam, com o uso de instrumentos rígidos em crianças, 13% de complicações, mas sem óbitos ou sequelas.[2] Chamamos atenção que é muito difícil separar o que é complicação do próprio CE, principalmente os impactados no esôfago por longos períodos, das causadas pela instrumentação na sua retirada. Shaffer e Klug relatam 32 e 0% de complicações com o uso de instrumentos rígidos e flexíveis respectivamente na remoção de bolos alimentares do esôfago.[35]

Uma técnica endoscópica cuidadosa e meticulosa, junto com o uso de instrumental apropriado para cada tipo de CE, é fundamental para o sucesso e baixa taxa de complicações. Os corpos estranhos não devem ser extraídos com muita força. O uso de relaxantes musculares e a insuflação de ar facilita seu deslocamento. As crianças devem estar anestesiadas, e os adultos bem sedados e cooperativos. Monitorização dos sinais vitais, ambiente adequado e um auxiliar dedicado ao endoscopista e afeito a este procedimento são também importantes. Parassimpaticolíticos indicados para diminuir a salivação e o espasmo dos esfíncteres e do local impactado são de muita valia. Apoio cirúrgico prévio deve ser combinado para intervenção precoce ainda sem infecção do local, em caso de perfuração.

Na Figura 6-10, mostramos os principais acessórios usados com fibroscópios para a retirada de CE e nas Figuras 6-11 a 6-14 a retirada de varios CEs do esôfago e do estômago.

Vários acessórios endoscópicos são muito úteis. O *overtube* previamente passado sobre o fibroscópio e após a intubação avançada na luz esofagiana protege a mucosa do órgão na retirada de CEs pontiagudos ou cortantes (agulhas, facas, alfinetes, giletes, garfos) (Fig. 6-15A e B). Eles também são muito úteis quando se tem que retirar e reintroduzir várias vezes o fibroscópio, já que é possível fazê-lo com a permanência do *overtube in situ*. Também é de muita valia prevenindo que, eventualmente, na retirada de CE pequeno, ele se solte da pinça na faringe e penetre nas vias respiratórias. Sugerimos que esse *overtube* sempre seja introduzido sob visão direta usando-se o fibroscópio como guia e nunca às cegas sobre dilatadores, tendo em vista que patologias preexistentes podem levar a complicações como lacerações, sangramentos e até perfurações. Também temos usado uma *umbrela* de borracha já comercializada; ela é encaixada na ponta do fibroscópio e evertida para a introdução do mesmo (Fig. 6-15C e D).[46] Atingindo-se o esôfago ou cárdia, a retirada parcial do fibroscópio faz com que a *umbrela* se desenverta, recobrindo a extremidade distal do aparelho. O CE, uma vez aprisionado com a alça pela sua extremidade perfurocortante, é posicionado dento da umbrela que protegerá as paredes da cárdia esôfago faringe e boca durante a sua remoção. O uso de *caps* também é de valia nestas situações.[47]

Sempre que for preciso retirar CEs longos e/ou pontiagudos, a pega deve ser feita em uma das extremidades, obviamente a menos traumática para a mucosa e o CE retirado de forma que seu maior eixo esteja alinhado com o eixo esofagiano. Em algumas situações, quando não é segura a retirada de um CE em uma determinada posição, pode ser necessário levá-lo até o estômago e, assim, conseguir uma pega em uma posição mais favorável para retirada atraumática.

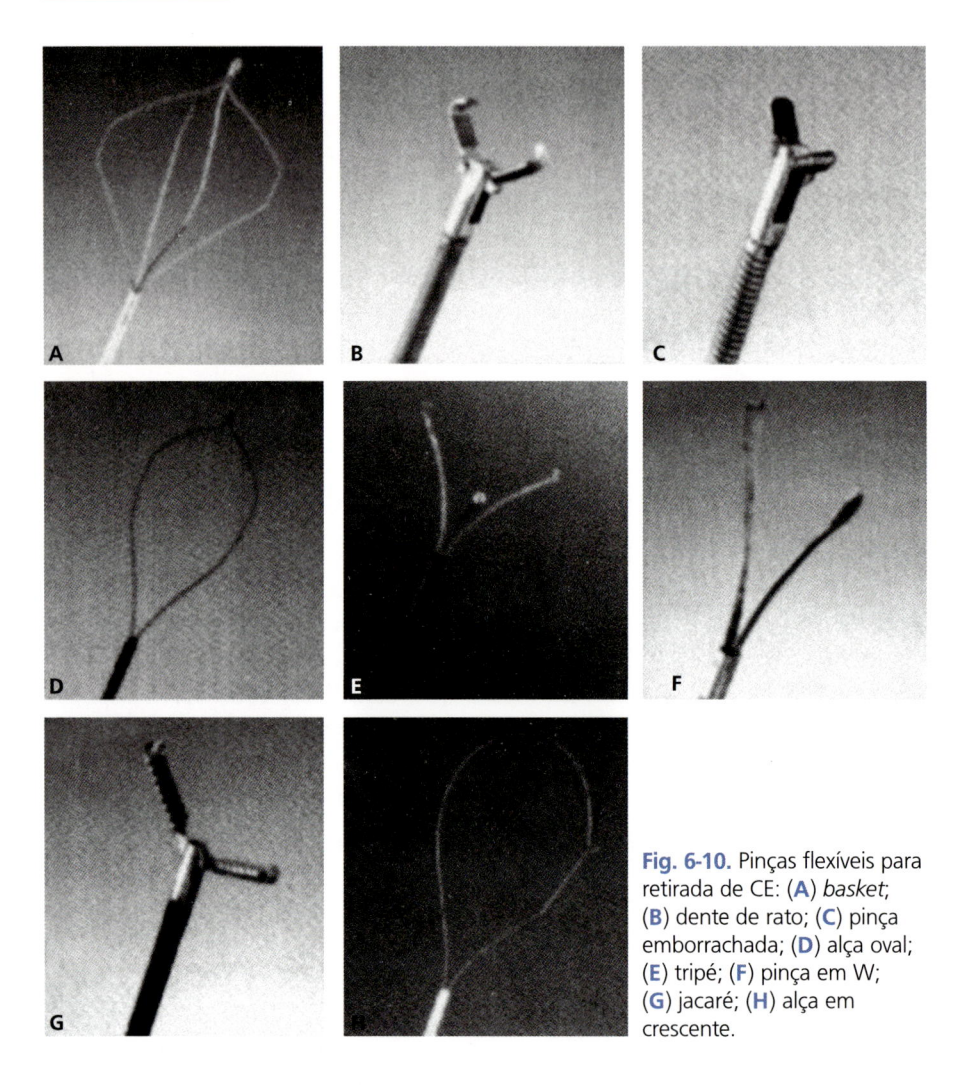

Fig. 6-10. Pinças flexíveis para retirada de CE: (**A**) *basket*; (**B**) dente de rato; (**C**) pinça emborrachada; (**D**) alça oval; (**E**) tripé; (**F**) pinça em W; (**G**) jacaré; (**H**) alça em crescente.

Os acessórios mais utilizados na remoção de CE com fibroscópios são as alças de polipectomias de vários formatos e tamanhos e as pinças de CE, modelo dente de rato, jacaré, com extremidades emborrachadas etc., facilmente encontradas em qualquer serviço de endoscopia. Também os *baskets* tipo Dormia podem ser necessários de acordo com o tipo de CE.

CE que tenham pequenos orifícios podem ser intubados e atravessados com o fórceps de biópsia *standart* fechado. Após isto e com o fórceps aberto, o CE está aprisionado e pode ser removido (Fig. 6-16). Outros CEs como anéis

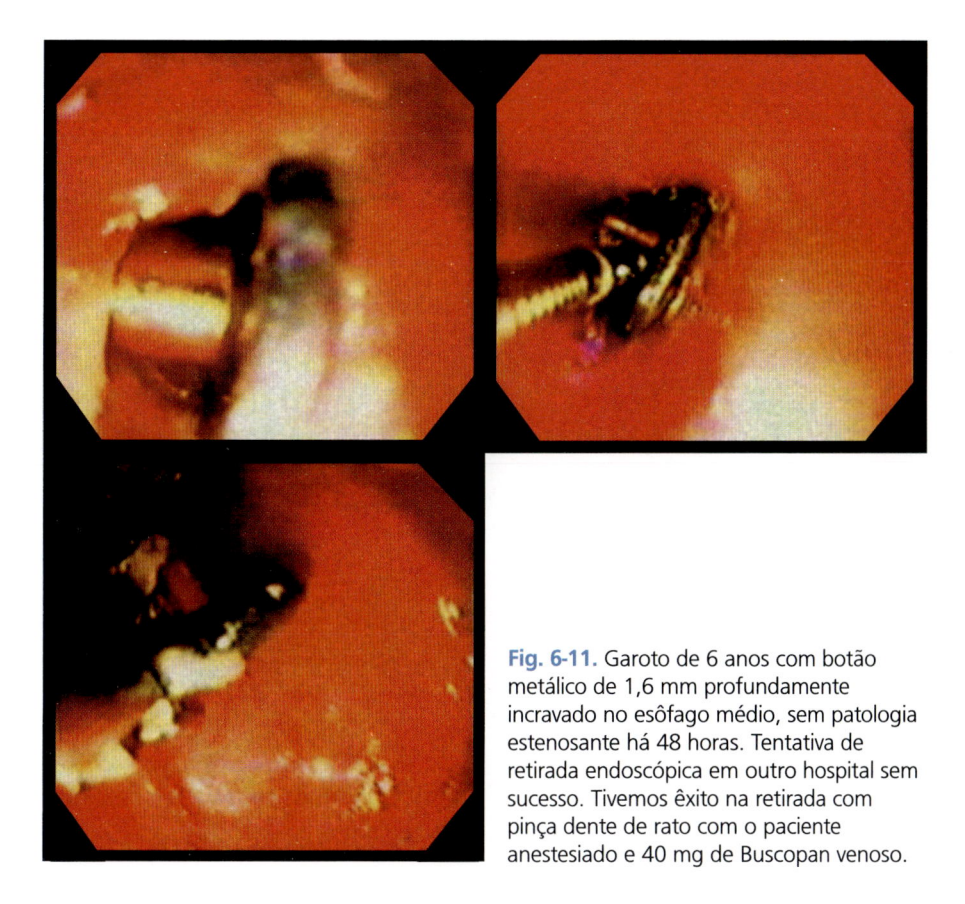

Fig. 6-11. Garoto de 6 anos com botão metálico de 1,6 mm profundamente incravado no esôfago médio, sem patologia estenosante há 48 horas. Tentativa de retirada endoscópica em outro hospital sem sucesso. Tivemos êxito na retirada com pinça dente de rato com o paciente anestesiado e 40 mg de Buscopan venoso.

podem ter sua luz atravessada com fio ou guia aprisionados com o fórceps de biópsia que após soltá-lo o aprisiona novamente por fora do anel formando uma alça que apreende o CE.

Às vezes, as próteses esofagianas, autoexpansíveis metálicas, podem-se obstruir com alimentos. Para sua prevenção aconselha-se o uso generoso de líquidos, principalmente os gasosos e o cuidado com alimentos muito fibrosos, além de boa mastigação. A desimpacção das próteses esofagianas geralmente é fácil com as pinças convencionais. Por outro lado, estas próteses, principalmente as totalmente revestidas, podem migrar para o estômago constituindo-se em CEs iatrogênicos. Podem ser removidas com alças de polipectomia e pinças de corpo estranho. As próteses biliares também podem migrar total ou parcialmente para o duodeno de onde são facilmente retiradas com alças de polipectomia. Por vezes, avançam para o delgado e cólons, eventualmente sendo eliminadas ou retiradas por colonoscopia.

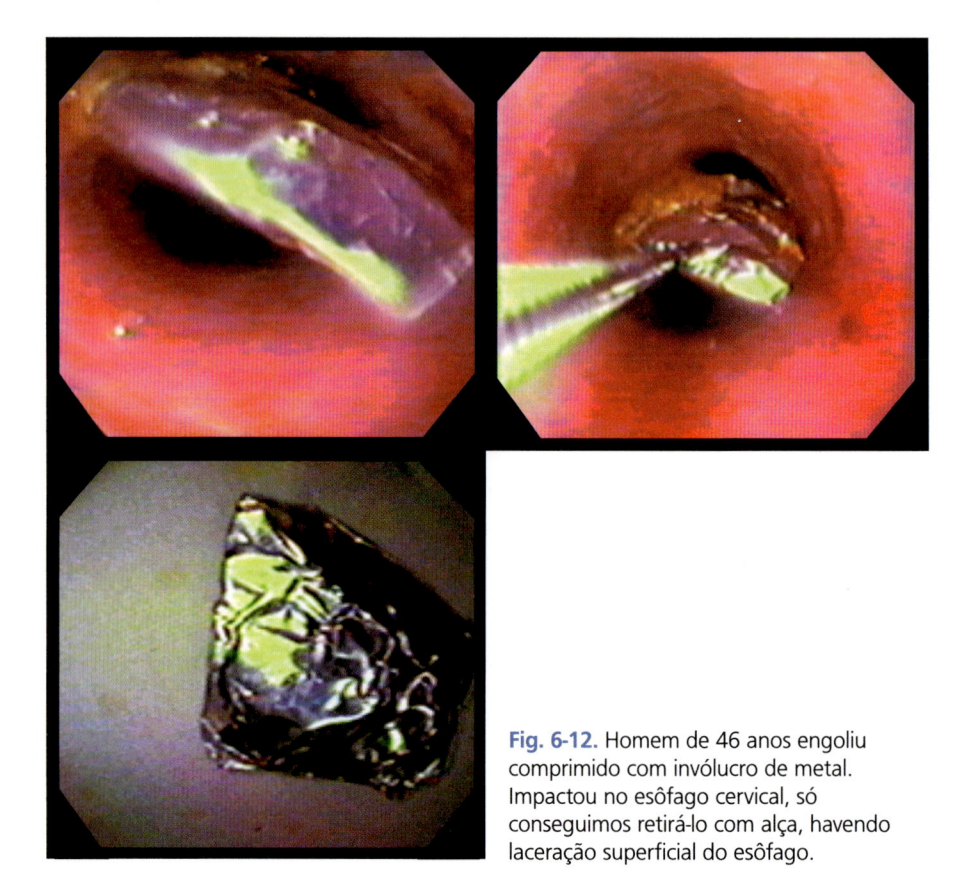

Fig. 6-12. Homem de 46 anos engoliu comprimido com invólucro de metal. Impactou no esôfago cervical, só conseguimos retirá-lo com alça, havendo laceração superficial do esôfago.

O sucesso na retirada endoscópica de CE está relacionado com a experiência do endoscopista, mas está vinculado também ao armamentário disponível no momento do exame. Pinças de biópsia convencionais não devem ser usadas por não terem força de apreensão suficiente e acessórios especialmente desenvolvidos para a tarefa são imprescindíveis. É o caso das pinças de corpo estranho que

Fig. 6-13. Vários CE do Serv. Endoscopia Digestiva do Hospital do Andaraí: (**A**) castanha do Pará deglutida 24 horas atrás e retida logo abaixo do EES; (**B**) dois pedaços de gilete deglutidos por presidiária; (**C**) dentadura deglutida por homem alcoolizado; (**D**) anzol deglutido por pescadora há 3 horas; (**E**) osso de galinha retirado do esôfago; (**F**) longa agulha deglutida há 12 horas por mulher de 19 anos sendo retirada do duodeno; (**G**) grampo de cabelo deglutido há 20 dias por criança de 1 ano e 8 meses, retirado do duodeno; (**H**) pesada bola de aço (bilha) deglutida por criança há 2 dias; (**I**) *clip* de metal retirado de criança com instrumento magnético; (**J**) tachinha retirada do esôfago.

Corpo Estranho no Trato Digestório Alto

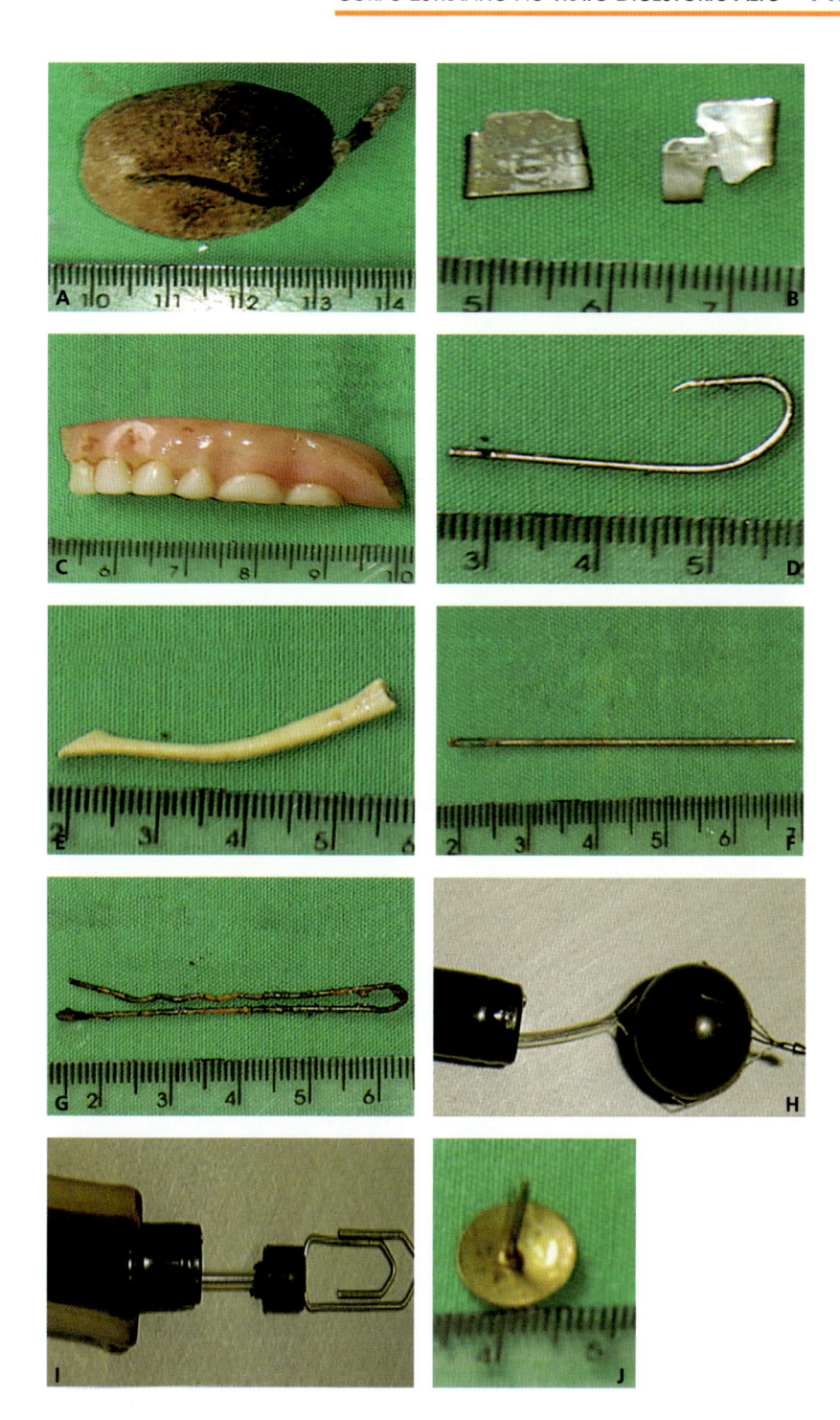

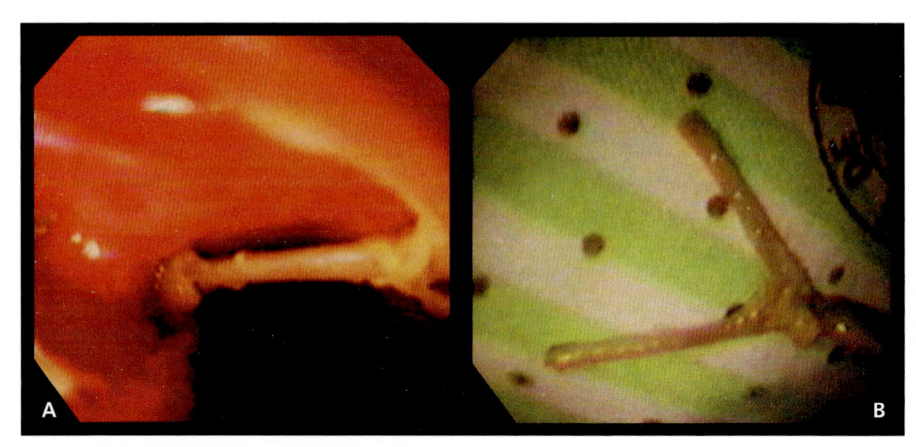

Fig. 6-14. Mulher de 45 anos. Osso de galinha em V fortemente impactado nos dois lados do esôfago cervical, retirado com dente de rato.

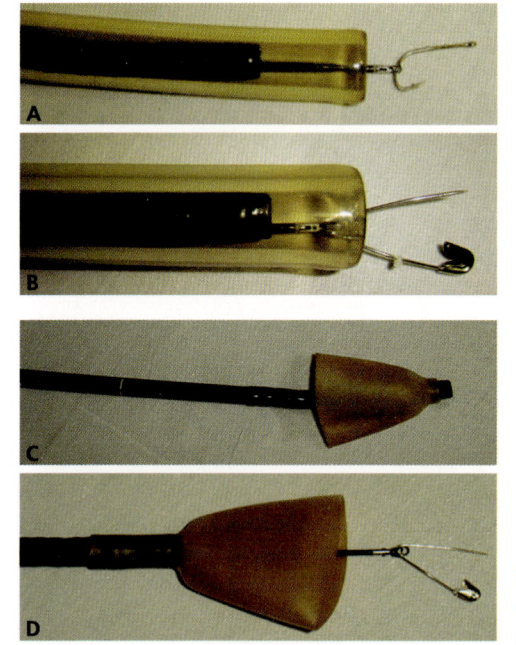

Fig. 6-15. (**A** e **B**) *Overtube*. (**C**) *Umbrela* evertida; (**D**) posição de retirada.

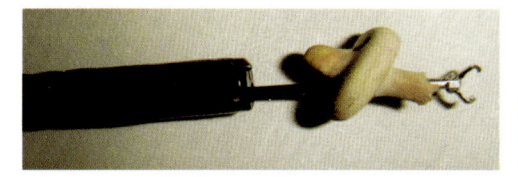

Fig. 6-16. CEs com pequenos orifícios podem ser atravessados com pinça, que uma vez aberta, o apreende.

têm tamanhos, graus de abertura e formatos variados (dente de rato, jacaré etc.). Com estas pinças e alças de polipectomia convencionais é possível resolver a maioria dos casos.

Em algumas situações especiais como CEs esféricos e lisos, os *baskets* e as pinças com três (tipo tripé) ou mais hastes e as cestas de Roth podem ser utilizadas.

Sempre que for preciso retirar CEs longos e/ou pontiagudos, a pega deve ser feita em uma das extremidades, obviamente a menos traumática para a mucosa e o CE retirado de forma que seu maior eixo esteja alinhado com o eixo esofagiano. Em algumas situações, quando não é segura a retirada de um CE em uma determinada posição, pode ser necessário levá-lo até o estômago e, assim, conseguir uma pega em uma posição mais favorável para retirada atraumática (Fig. 6-17).

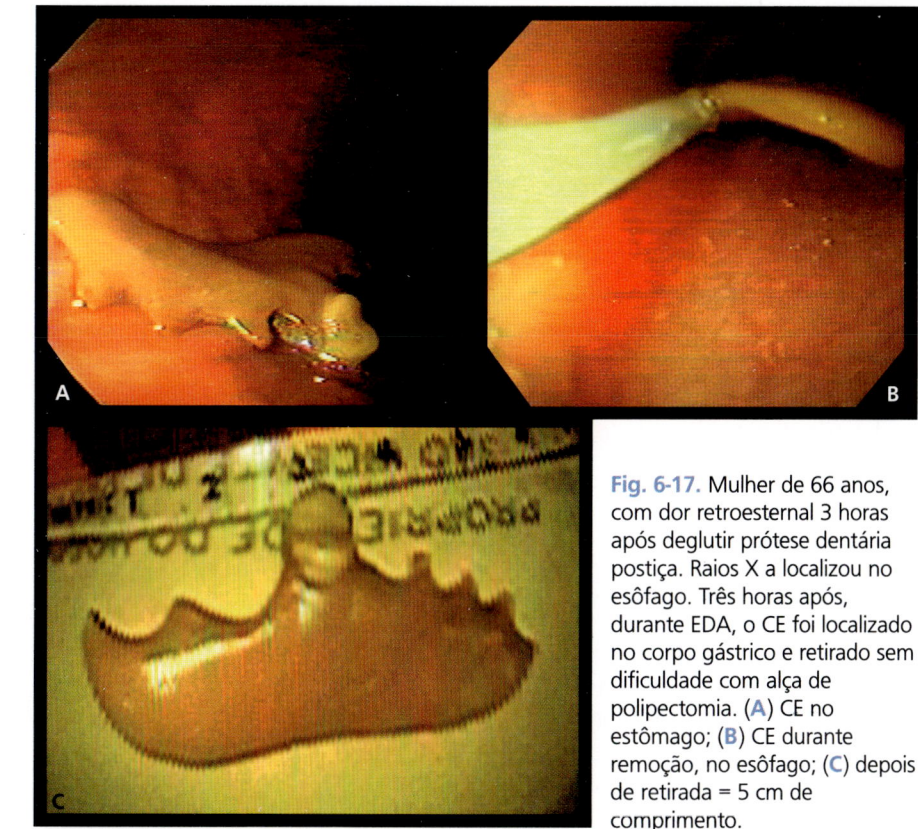

Fig. 6-17. Mulher de 66 anos, com dor retroesternal 3 horas após deglutir prótese dentária postiça. Raios X a localizou no esôfago. Três horas após, durante EDA, o CE foi localizado no corpo gástrico e retirado sem dificuldade com alça de polipectomia. (**A**) CE no estômago; (**B**) CE durante remoção, no esôfago; (**C**) depois de retirada = 5 cm de comprimento.

Como forma de proteger a mucosa esofagiana de CEs que podem causar algum trauma, podemos usar de *caps* ajustáveis às pontas dos aparelhos ou ainda a um *cap* longo e flexível feito de látex, em formato de sino ou capuz (*hood* em inglês) que, na introdução do aparelho, se molda de forma invertida ao corpo do mesmo e na retirada se everte recobrindo o corpo estranho.[48]

SITUAÇÕES ESPECÍFICAS

Impactação de bolo alimentar

É a causa mais comum de impactação em adultos e, algumas vezes, se resolve espontaneamente ou com uso de medicamentos. A urgência na realização de endoscopia digestiva dependerá dos sintomas apresentados.[49] Na grande maioria das vezes, é possível identificar um fator de risco como anéis, estenoses ou compressões extrínsecas esofagianas.[50] Além disso, a prevalência de esofagite eosinofílica é bem alta, chegando a 54% em alguns estudos.[51]

Como já afirmamos acima, o uso de enzimas proteolíticas e agentes gasosos é atualmente raro. Casos de pneumonites químicas e perfurações já foram relatados.[52,53]

Bolos de carne mais frequentemente impactam no esôfago distal e, mais raramente em outros níveis, podem ser removidos com alças e *baskets* cesta de Roth ou aspirados para dentro de *overtubes* ou *cap* e retirados (Fig. 6-18). Por vezes estas técnicas falham e é necessária cuidadosa divulsão e fragmentação do mesmo com pinças, com a retirada sucessiva de fragmentos e, nesta eventualidade, o uso do *overtube* muito facilita as introduções repetidas. Eventualmente, e com extremo cuidado, associado ao uso de antiespasmódicos venosos e óleo mineral intraluminal, os bolos alimentares podem ser gentilmente empurrados para o estômago, desde que não encontremos maior resistência. Temos de ter sempre em mente a possibilidade da existência de estenoses pépticas, cicatriciais ou neoplásicas, *webs* e anéis de Schatzki abaixo da impacção. Também devemos considerar a possibilidade da existência de fragmentos de ossos dentro do bolo de carne principalmente em se tratando de aves. Nos casos em que há diagnóstico de estenoses de esôfago com indicação de dilatação endoscópica, é seguro realizar o procedimento no mesmo momento, caso a impactação não seja prolongada e não haja grandes danos na mucosa causados pela presença do CE.[54]

O tratamento endoscópico é mais fácil quando feito mais precocemente. Em impactações prolongadas, por mais de 12 horas, é comum que o bolo alimentar já esteja bastante amolecido impedindo sua retirada em bloco, obrigando o endoscopista a realizar múltiplas entradas com o aparelho para retira-

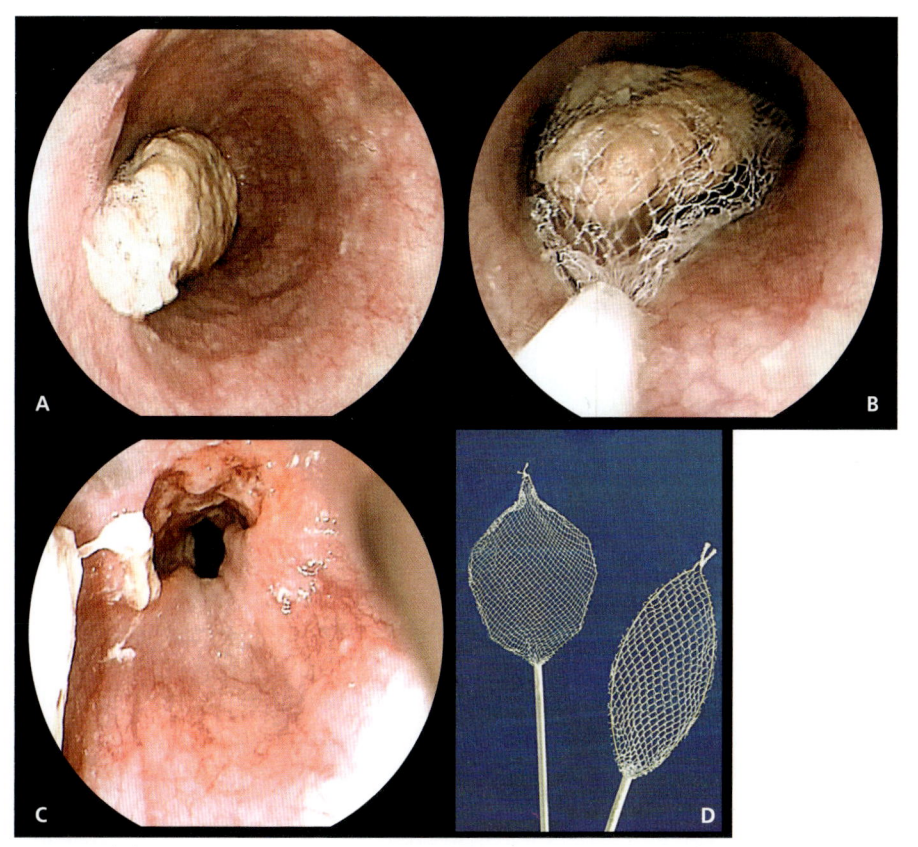

Fig. 6-18. (**A**) Impactação com naco de carne; (**B**) apreensão com cesta de Roth; (**C**) após remoção vendo lesão tumoral estenosante; (**D**) cesta de Roth.

da em fragmentos. Além disso, o risco de iatrogenia na retirada endoscópica aumenta por isquemia prolongada da mucosa secundária à impactação.[14]

Ingestão de moedas

É o evento mais comum em crianças. Feito o diagnóstico de impactação, a passagem espontânea posterior das moedas acontece em cerca de 1/3 dos casos. Um período de observação de 8 a 16 horas naqueles com pouco sintomas, pode evitar a realização da endoscopia, e seus riscos, além dos de uma anestesia geral com intubação orotraqueal em crianças pequenas.[55] Quando impactadas no esfíncter superior ou logo abaixo, as moedas geralmente causam muitos sintomas, e a chance de resolução espontânea é baixa. O raciocínio inverso pode ser aplicado para moedas no esôfago distal.[55] Concluindo: moedas impactadas no esôfago cervical devem ser abordadas mais precocemente.

As moedas são possivelmente os CEs mais comumente deglutidos por crianças e que mais frequentemente ficam no esôfago. Hoddge et al. reviram 80 crianças com "história"de ingestão de moedas. Em 31%, estavam alojadas no esôfago, e destas, 44% eram assintomáticas. Com base nesta experiência, recomenda-se a realização de raios X simples em pacientes, especialmente crianças abaixo de 2 anos com suspeita de ingestão de moedas.[56] Deve-se pensar em corpo estranho alojado no esôfago em pacientes com dor retroesternal, sialorreia, disfagia ou odinofagia. Esforço de vômito pode ocorrer na tentativa de eliminar o corpo estranho. Na presença destes sintomas, a remoção endoscópica deve ser imediata. Naqueles pacientes totalmente assintomáticos, alguns autores acham justificado uma observação por 24 horas, já que muito dessas moedas migram para o estômago e daí são eliminadas espontaneamente.[57] Chaikhouni et al., em uma revisão com 88 crianças, relataram que complicações como erosão de mucosa ou perfuração do esôfago ocorreram somente quando a permanência da moeda no esôfago foi por mais de 24 horas.[58] Schunk et al. relataram complicações em duas crianças assintomáticas com moedas impactadas no esôfago e removidas somente depois de 5 dias: uma tinha erosões no local da impacção e a outra a moeda tinha penetrado na mucosa.[59] Embora várias técnicas tenham sido usadas na remoção deste tipo de corpo estranho, como endoscopia rígida, uso de magnetos, sonda de Foley, uso de dilatadores de esôfago, é nossa opinião que o melhor e o mais seguro método é a remoção através do endoscopia flexível com videoendoscópios, em crianças bem sedadas ou anestesiadas e com o auxílio de pinças especiais, alças de polipectomia ou *baskets*. O uso de glucagon, buscopan ou mesmo curare, por vezes, torna-se necessário para diminuir espasmos e permitir desalojar-se a moeda e passá-la pelos esfíncteres. As moedas brasileiras têm os seguintes diâmetros: 1 centavo = 16 mm, 5 centavos = 21 mm, 10 centavos = 20 mm, 25 centavos = 24 mm, 50 centavos = 22 mm e 1 real = 26 mm, todas com pequena saliência periférica que facilita sua apreensão com pinça tipo dente de rato. No esôfago, as moedas devem ser posicionadas no plano coronal, o que facilita sua remoção através do EES. Como regra geral, as moedas com ate 20 mm de diâmetro passam espontaneamente pelo tubo digestório (Fig. 6-19).

Ingestão de baterias

Em cerca de 62% dos casos, as baterias ingeridas por crianças são retiradas de dentro do seu local de uso, seja ele um brinquedo, máquinas fotográficas, relógios, calculadoras, controle remoto ou qualquer outro aparelho eletrônico. Nos adultos, o evento é mais comum após a 6ª década de vida e, muitas vezes, são confundidas com comprimidos.[60] As baterias dos aparelhos auditivos são as mais

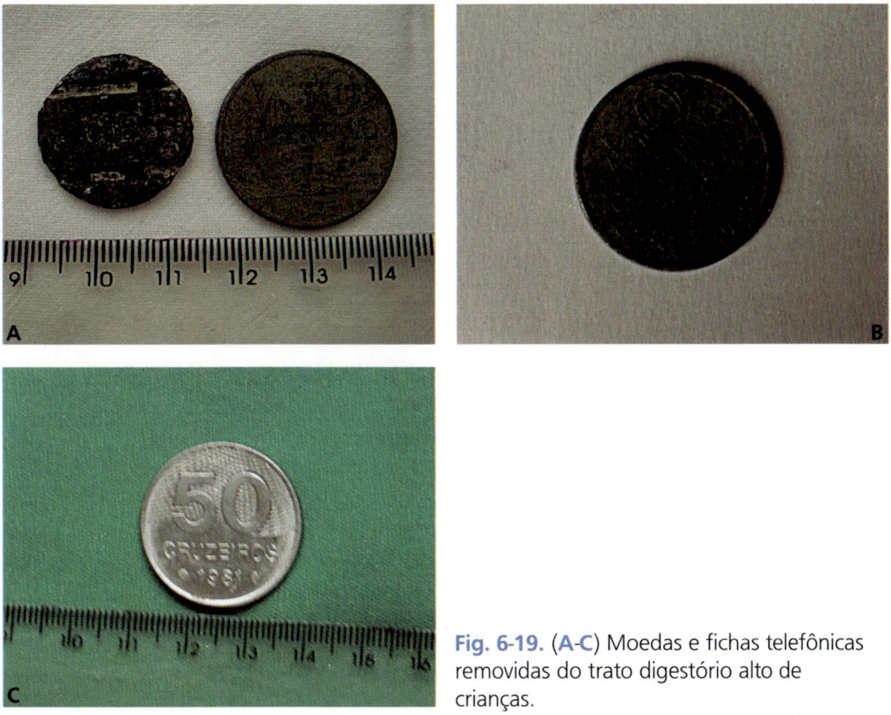

Fig. 6-19. (A-C) Moedas e fichas telefônicas removidas do trato digestório alto de crianças.

ingeridas pelos adultos. O vazamento de seu conteúdo cáustico provoca necrose da parede do trato digestório. Na época de sua eliminação, 2,3% de 828 baterias mostravam evidência de fragmentação e de 10,7 a 14% tinham evidências de decomposição durante seu trajeto para o ânus.[8,61] Existem quatro tipos destas baterias: 1) óxido de mercúrio (já retiradas do mercado); 2) óxido de prata; 3) óxido de magnésio e; 4) lítio. Todos os quatro tipos contém de 20 a 40% de hidróxido de sódio ou potássio. A diferenciação de baterias e moedas aos raios X é fácil porque as primeiras têm uma sombra em dupla densidade por causa de sua estrutura bilaminar.

Em 1980, o *National Poison Center* dos USA estimou que naquele país de 510 a 850 destas baterias são ingeridas anualmente por crianças, algumas vezes com sérias complicações e morte. De 1985 a 2009, ocorreu um aumento de 6,7 vezes no número de acidentes com ingestão de baterias.

Também houve um aumento importante no percentual de ingestão de baterias com mais de 20 mm de diâmetro de 1 para 18% ao longo deste período. Os casos mais graves e os fatais são mais comuns em crianças com menos de 4 anos e com ingestão de baterias consideradas grandes, ou seja, com mais de 20 mm.

A impactação de baterias no esôfago é uma emergência médica, e a recomendação atual é que, em no máximo 2 horas, o CE seja removido.[62]

As lesões acontecem por quatro mecanismos básicos:

1. Intoxicação por metais pesados. Incomum pois não há mais baterias de mercúrio no mercado.
2. Vazamento de conteúdo alcalino.
3. Efeito mecânico compressivo sobre tecidos adjacentes.
4. Lesão por corrente eletrolítica que gera hidrólise dos fluidos teciduais com produção de hidróxido.

Como um dos mecanismos de lesão depende da corrente elétrica gerada, baterias novas são responsáveis por danos maiores. As baterias maiores e mais potentes são feitas de lítio, responsáveis pelo maior número de casos graves.

A endoscopia precoce é importante para retirada da bateria e ainda para diagnosticar e quantificar o dano à mucosa. Baterias e pequenos CEs são mais facilmente recuperadas com redes.[63]

Objetos pontudos cortantes e longos

Ossos de aves ou peixe, alfinetes, agulhas, pregos, palitos, facas, giletes etc. Este tipo de corpo estranho deve ser encarado como de alto risco de perfuração e, portanto, removidos independentemente de sua localização no tubo digestório alto. Alguns autores relatam que perfazem aproximadamente 1/3 dos corpos estranhos deglutidos.[64] Quando ocorre perfuração, os locais mais frequentes são: esôfago, duodeno, Treitz, válvula ileocecal e sigmoide. De maneira geral em adultos ou adolescentes, objetos com menos de 5 cm de comprimento e 2 de largura, passam espontaneamente, e, em crianças, os com menos de 3 cm de comprimento. Um raios X simples é muito útil para informar o local, a posição e a forma do corpo estranho e ajuda a planejar sua retirada e os instrumentos necessários. Evidentemente, os que são radiotransparentes não se beneficiarão da radiologia convencional e o uso de contraste dificulta a remoção endoscópica. Durante a retirada deste tipo de corpo estranho, muito cuidado deve ser tomado para evitar traumatismos e lacerações esofágicas. Isto requer colocá-los em posição axial com uma apreensão pela sua extremidade, ficando a ponta perfurante distalmente. Da mesma forma, nestes objetos perfurantes ou cortantes deve-se usar *overtubes* ou umbrelas de borracha que envolva o objeto durante sua retirada (Fig. 6-15). É surpreendente como alguns objetos pontiagudos, por vezes múltiplos, como alfinetes, pregos etc. podem ser eliminados por via anal sem complicações. Tivemos a oportunidade de acompanhar uma costureira que deglutiu seis alfinetes e de carpinteiro com três pregos, todos eliminados espontaneamente sem complicações. Estudos experimentais em animais mostram que o intestino se relaxa quando em contato com objetos pontiagudos. Entretanto, voltamos a afirmar, tendo em vista a possibilidade de impactação, preferimos remover endoscopicamente este tipo de objeto uma vez localizado no trato digestório alto. Já retiramos prego de 5 cm totalmente penetrante na parede gástrica pré-pilórica, só restando na luz a sua cabeça. Não houve consequências desta remoção. Da mesma forma, já removemos alfinetes com cabeça plástica penetrante na parede gástrica sem qualquer complicação. Metades de lâminas de barbear são, por vezes, voluntariamente ingeridas em tentativas de suicídio ou por presos (na esperança de serem levados para hospital). Três destes casos em que participamos, as meias giletes estavam no estômago e foram facilmente retiradas com pinças e *overtubes*. Alfinetes de segurança, quando fechados, não são difíceis de serem removidos. Os abertos, quando localizados no esôfago e com a abertura em situação proximal, devem, cuidadosamente, serem empurrados para o estômago. Lá o endoscopista tem espaço suficiente para girá-lo e com o uso de umbrelas ou *overtubes* removê-los com segurança.

Ingestão de imãs

Existem vários brinquedos e *gadgets* decorativos feitos com pequenos imãs, facilmente deglutidos por crianças.

A ingestão de um imã não requer nenhum cuidado especial se for possível afirmar que foi o único CE ingerido. O risco existe e é considerável caso dois imãs ou um imã e alguma outra estrutura metálica for ingerida em conjunto. Nestes casos, a força de atração entre os dois objetos pode encarcerar a parede de uma alça entre eles e criar perfurações e fístulas. Existem, inclusive, protótipos de *kits* compostos por imãs que causam intencionalmente estas fístulas em casos de necessidade de gastrojejunoanastomose em pacientes com obstruções gástricas.[65] Portanto, imãs também devem ser removidos logo que possível especialmente quando múltiplos.

ESOFAGITE EOSINOFÍLICA (EEo)

Historicamente, a incidência de impactações alimentares aumentou cerca de 7 vezes entre 2002 e 2009. Acredita-se que tal fato tenha relação com o aumento da incidência de EEo. Alguns estudos mostram que mais de 50% dos casos de impactação têm relação com este diagnóstico que, provavelmente, ainda é subestimado já que biópsias de esôfago são feitas em menos de 30% dos casos. Ainda assim, é possível afirmar que a EE é considerada o maior preditor independente de impactações alimentares repetidas.[66]

Nos últimos anos, diversos estudos têm sido publicados com critérios diagnósticos para EEo bem variados além de protocolos de biópsias também muito distintos.[67]

Na tentativa de uniformizar o conhecimento, em 2007, os participantes do *First International Gastrointestinal Eosinophil Research Symposium* (FIGERS) determinaram os critérios necessários para o diagnóstico de EE realizando biópsias de esôfago proximal e distal.[68]

Sintomas clínicos de disfunção esofagiana associados a:

- Quinze ou mais eosinófilos por campo de grande aumento.
- Ausência de resposta histológica em 6-8 semanas de bloqueador de bomba de prótons em dose alta (2 mg/kg/dia) ou pHmetria normal.

Devemos, portanto, estar atentos a este diagnóstico e nunca deixar de realizar biópsias de esôfago em todos os casos de impactação alimentar.

CORPOS ESTRANHOS IATROGÊNICOS

Casos de CEs iatrogênicos tem aparecido cada vez mais frequentemente por causa do paralelo crescimento de novas técnicas terapêuticas endoscópicas. Muitos deles são eliminados espontaneamente, e outros devem ser retirados endoscopicamente. Fragmentos de sondas NG e de gastrostomia, próteses metálicas ou plásticas do esôfago e de vias biliares são eventualmente encontrados e retirados pelos endoscopistas. Em um período de 2 meses, Kirberg do Chile descreveu 31 casos consecutivos de CEs, dos quais 27 eram iatrogênicos. Mais raramente, compressas ou gazes inadivertidamente esquecidas por cirurgiões podem migrar para dentro do trato digestório de onde podem ser retiradas endoscopicamente. Os fios de sutura de cirurgias esofagogastroduodenais podem-se exteriorizar na luz do órgão e causarem sintomas dispépticos. Estes **CEs iatrogênicos** são passíveis de serem seccionados com tesouras endoscópicas e removidos.[69]

BEZOAR

Um tipo especial de corpo estranho são os bezoar (derivado do árabe *gadzehr* ou do persa *padzahr*), um acúmulo organizado de material ingerido que se molda à forma do estômago ou intestino (tricobezoar-cabelo, e fitobezoar-vegetais os mais comuns e lactobezoar). Na antiguidade, os bezoar removidos de estômago de animais eram usados como um antídoto de venenos, como preventivos de ataques epilépticos, de disenteria e lepra. Também eram usados como ornamentos. Os bezoar são mais frequentes em mulheres dos 10 aos 19 anos, e normalmente são descobertos por causarem sintomas. A maioria deles ocorre após gastrectomias e vagotomias, pacientes hipoclorídricos e outros associados a distúrbios motores de esvaziamento gástrico (gastroparesia diabética, colagenoses, distrofias musculares, hipotiroidismo.[70-73] A ingestão de dietas com altos teores de fibras vegetais associada a distúrbio motor leva ao acumulo deste material no tubo digestório alto, assumindo sua forma e se organizando em uma massa sólida. Já os tricobezoar advêm da persistente e prolongada ingestão de fios de cabelos por crianças ou adultos com distúrbios psicológicos (tricofagia). Os raios X simples já dão uma indicação da presença do bezoar, mas é a endoscopia digestiva que firma o diagnóstico com precisão e, na maioria das vezes, o remove (Figs. 6-20 e 6-21). Ingestão generosa de líquidos, divulsão do bezoar com jatos de água, ou pinças e alças de polipectomia, celulase ou outras enzimas proteolíticas por via oral e procinético, têm sido descritas para o tratamento dos fitobezoars.[74] Já os tricobezoar, quando não volumosos, podem ser removidos em uma única peça com alças de polipectomia, mas, quando volumosos, são muito difíceis de serem divulcionados e não existem enzimas que

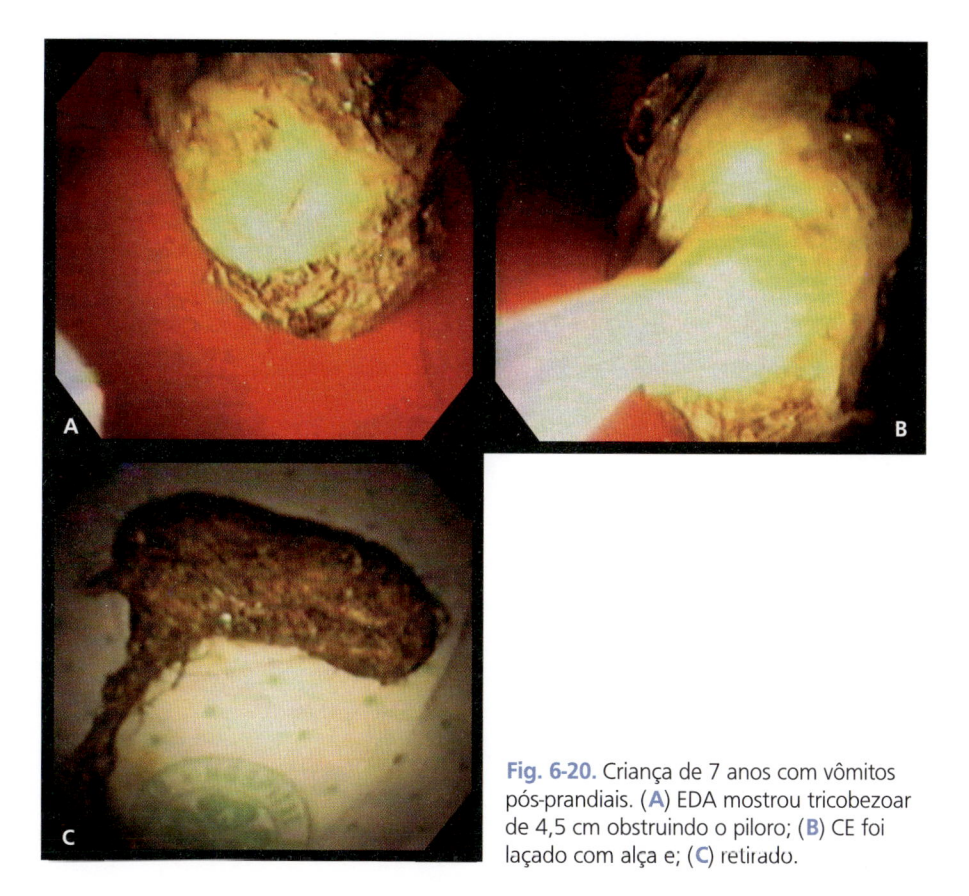

Fig. 6-20. Criança de 7 anos com vômitos pós-prandiais. (**A**) EDA mostrou tricobezoar de 4,5 cm obstruindo o piloro; (**B**) CE foi laçado com alça e; (**C**) retirado.

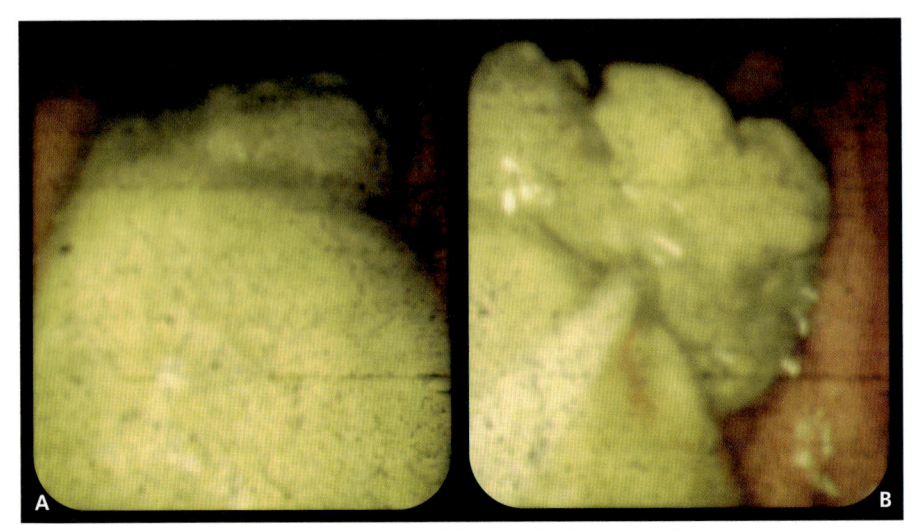

Fig. 6-21. (A) Volumoso fitobezoar; (B) removido após divulsão com pinça.

facilitem sua remoção, restando somente a retirada cirúrgica. Já em 1939, DeBaker que, posteriormente, tornou-se famoso cirurgião vascular e J Ochsner fundador na famosa clínica Oschner publicaram na revista americana Surgery, revisão da literatura com 311 casos desta patologia.[75]

COMPLICAÇÕES

Deve-se ter cuidado em separar o que é complicação do próprio corpo estranho, principalmente os pontiagudos e cortantes que permaneçam mais tempo no esôfago (perfuração, lesão mural, abscesso), das causadas pela manipulação e retirada endoscópica dos mesmos. Chaves *et al.* relatam que, de 38% de complicações relacionadas com o CE, somente 8,6% foram causadas pela retirada dos mesmos, todas no esôfago.[41] Isto deve ser muito claramente discutido de antemão com os familiares e investigado com exames laboratoriais e radiológicos. De acordo com revisões contendo grande número de pacientes com CE, complicações ocorrem de 1 a 4%. Entre elas erosões, ulcerações, edema, lacerações, hematomas, perfuração, abscesso retrofaríngeo e de mediastino, aspiração broncopulmonar, mediastinite, pericardite, pneumotórax, pneumomediastino, enfisema subcutâneo, paralesia do nervo laríngeo recorrente e lesões vasculares, algumas evoluindo para óbito.[14,76] Dentre as características estudadas como fatores de risco para perfuração esofageana, os dois dados mais significativos são a impacção prolongada por mais de 24 horas e a dor torácica contínua (Fig. 6-22).[77] As complicações tardias mais comuns são alterações respirató-

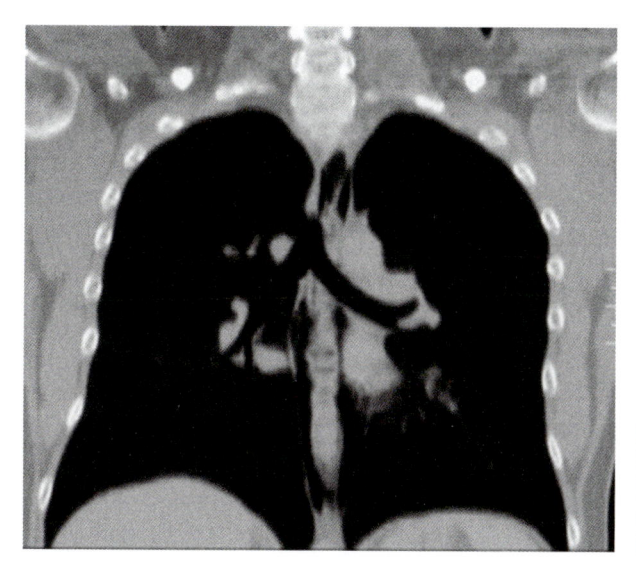

Fig. 6-22.
Pneumomediastino após laceração esofagiana na retirada de bolo alimentar impactado há 48 horas.

rias crônicas, migração extraluminal, estenose esofagiana, fístulas esofagorrespiratórias pleurais ou pulmonares, pneumonia recorrente e abscesso pulmonar. No estômago, podem causar perfuração ou penetração, com ou sem pneumoperitôneo, obstrução e sangramento. Deve-se tomar extremo cuidado na remoção endoscópica para se evitar estas complicações. Além de técnica esmerada, o uso de pinças apropriadas que facilitem o procedimento, o uso de umbrelas e *overtubes* que protejam a parede do esôfago são de suma importância. O uso de anestesia geral, por vezes, é fundamental. Alternativas do uso de endoscopia rígida ou cirurgia devem ser bem avaliadas. Nos casos difíceis ou com suspeita de complicação, investigação rigorosa, cobertura com antibióticos, dieta oral zero, hidratação adequada, exames radiológicos apropriados, consulta cirúrgica e rigoroso seguimento hospitalar são aconselhados, só se iniciando dieta oral na certeza do controle ou ausência da complicação. No trabalho de Nandi e ONG, 21 pacientes com dor e febre após endoscopia rígida, foram tratados clinicamente com resolução do quadro em 1 semana.[15] Herranz-Gonzales relataram cinco casos de perfuração de esôfago tratados com sucesso com parada da ingesta, antibióticos e hidratação parenteral.[12] Alimentação enteral, e SNG com aspiração contínua ao nível da perfuração, têm sido usados por muitos. O reconhecimento precoce e início imediato do tratamento deste tipo de complicação são fundamentais para o sucesso do tratamento clínico. A permanência de CE rígidos por mais de 24 horas no esôfago está associada a um aumento significativo de complicações com $p < 0,001$.[41] Quando ocorre migração extraluminal do CE, está indicado tratamento cirúrgico.[78] As lesões vasculares são muito raras (dois em 2.394 no relato de Nandi), mas de sérias consequências.[79] A TC pode mostrar penetração do CE em estruturas vasculares adjacentes ao esôfago. Nestes casos, está indicada a remoção cirúrgica. Wu e Lai relataram o uso de balão de Sangstakem e Blakemore para tamponar sangramento esofágico com lesão vascular pré-operatoriamente.[80] Deve-se ter máximo cuidado na remoção de sacos plásticos contendo cocaína ou outros narcóticos ingeridos por traficantes de drogas, já que seu rompimento durante a manipulação pode ter consequência fatal. A simples observação de sua eliminação espontânea, em regime hospitalar ou a remoção cirúrgica deve ser discutida.

Ultimamente, têm havido relatos de oclusão da perfuração com o uso de *clips* endoscópicos e próteses autoexpansivas recobertas sem evidências de coleções inflamatórias associadas a uma boa taxa de sucesso em casos selecionados.[81]

CONCLUSÃO

A ingestão acidental ou voluntária de CE por crianças principalmente ou por adultos continua frequente. À medida que a experiência aumenta, existe uma tendência de consenso para o uso de instrumentos flexíveis no manuseio de CEs alojados no trato digestório superior. O uso de instrumentos rígidos ainda é usado para casos raros e por médicos com larga experiência no seu manuseio. Pequenos objetos não perfurantes, de modo geral, passam pelo trato digestório sem lesá-lo e não causam grande preocupação. Mas CEs perfurocortantes ou volumosos, em qualquer segmento do trato digestório superior, e também qualquer tipo de CE impactado no esôfago deve ser removido. A urgência da remoção depende de vários fatores, entre eles o local, a presença de sintomas e o tipo e forma do CE. A necessidade de cirurgia torna-se cada vez mais rara.

REFERÊNCIAS BIBLIOGRÁFICAS

1. Ambe P, Weber SA, Knoefel WT. Swallowed Foreing Bodies in Adults. Dtssch Arztebl Int 2012;109(50):869-75
2. Crysdale WS, Sendi KS, Yoo J. Esophageal foreign bodies in children. *Ann Otol Rhinol Laryngol* 1991;100:320-24.
3. Tibbling L, Etenquist M. Foreign bodies in the esophagus. A study of causatives factor. *Dysphagia* 1991;6:224.
4. Brauner E, Lapidot M, Kluger Y *et al*. Aberrant right subclavian artery- suggested mechanism for esophageal foreign body impaction: case report. *World J Emerg Surg* 2011;6:12.
5. Carp L. Foreing bodies in the intestine. *Ann Surg* 1927;85:575-91.
6. Sperry SLW, Crockett SD, Miller B *et al*. Esophageal foreign-body impactions: epidemiology, time trends, and the impact of the increasing prevalence of eosinophilic esophagitis. *Gastrointest Endosc* 2011 Nov.;74(5):985-91.

7. Zameer M, Kanojia RP, Thapa BR et al. Foreign body oesophagus in a neonate: A common occurrence at an uncommon age. *African J Pediatr Surg* 2010;7:114-16.
8. Litovitz T, Schmitz BF. Ingestion of cilindrical and button batteries: an analisis of 2382 cases. *Pediatrics* 1992;89:747.
9. Chowdhury CR, Brinkell MCM, MacIver BM. Oesophageal foreign body: an anusual cause of respiratory symptoms in a three weeks old baby. *J Laryngol Otol* 1992;106:556.
10. Chinski A, Foltran F, Bellussi L, et al. Foreign bodies in the oesophagus: the experience of the Buenos Aires paediatric ORL Clinic. *Itnl J Pediatr* 2010. ID 490691 6pg
11. Bloom RR, Nakano PH, Gray SW et al. Foreign bodies of the gastrointestinal tract. *Am Surg* 1986;52:618.
12. Herranz-Gonzales J, Matinez-Vidal J, Garcia-Sarandeses A et al. Esophageal foreingn bodies in adults. *Otolaryngol Head Neck Surg* 1991;105:649.
13. Connoly AA, Birchall M, Walsh-Waring GP. Ingested foreing bodies: patient guided localization is a useful clinical tool. *Clin Otolaryngol* 1992;17:520-24.
14. Triadafilopoulos G, Roorda A, Akiyama J. Update on foreign boies in the esophagis: diagnosis and management. *Curr Gastroenterol Rep* 2013;15:317.
15. Nandi P, Ong GB. Foreign body in the esophagus review of 2394 cases. *Br J Surg* 19865:5-9.
16. Loh KS, Tan LK, Smith JD et al. Complications of foreign bodies in the esophagus. *Otolaryngol Head Neck Surg* 2000;123:613-16.
17. Park JH, Park CH, Park JH. Review of 209 cases of foreign bodies in the upper gastrointestinal tract and clinical factors for successful endoscopic removal. *Korean J Gastroenterol* 2004;43:226-33.
18. Ngan JH, Fok PJ, Lai ECet al. A prospectivestudy on fish bone ingestion. Experience of 358 patients. *Ann Surg* 1990;211:459-62.
19. Salisu AD. Metallic foreign body in esophagus: are multiple radiographs necessary? *Ann Afr Med* 2010;9:73-76.
20. Yang SW, Chen T, Chen TA. Migrating fish bone complicating a deep neck abscess. *Chang Gung Med J* 2005;28 N12.
21. Liu YC, Zhou SH, Ling L. Value of helical computed tomography in the early diagnosis of esophageal foreign bodies in adults. *Am J Emerg Med* 2013;31(9):1328-32.
22. Crockett SD, Sperry SLW, Dellon ES. Emergency care of esophageal foreign body impactions: timing, treatment modalities, and resource utilization. *Dis Esophagus* 2013 Feb.;26(2):105-12.
23. Basavaraj S, Penumetcha KR, Cable HR et al. Buscopan in oesophageal food bolus: is it really effective? *Eur Arch Otorhinolaryngol* 2005;262:524-27.
24. Thomas L, Webb C, Duvv S et al. Is buscopan effective in meat bolus obstruction? *Clin Otolaryngol* 2005;30:183-85.
25. Ferrucci JT, Long JA. Radiologic treatmente of esophageal food impaction using intravenous glucagon. *Diagnost Rad* 1977;125:25.
26. Rice BT, Spiegel BK, Dombrowski PJ. Acute esophageal food impaction treated by gás forming agents. *Radiology* 1983;146:299.
27. Kaszar Seibert DJ, Korn WT, Bindan DJ et al. Treatment of acute esophageal food impaction with a combination of glucagons effervescent agente and water. *AJR* 1990;154:533.

28. Smith JC, Janower ML, Geiger AH. Use of glucagons and gas forming agents in acute esophageal food impaction. *Radiology* 1986;159:567.
29. Karanjia ND, Rees M. The use of coca cola in the managment of bolus obstruction in benign esophageal stricture. *Ann R Coll Surg Engl* 1993;75:94.
30. Goldner F, Danley D. Enzymatic digestion of esophageal meat impaction. *Dig Dis Sci* 1985;30:456.
31. Cavo Jr JW, Koops HJ, Gryboski RA. Use of enzymes for meat impactions in the esophagus. *Laryngoscope* 1977;87:630-34.
32. Holsinger JW, Fuson RL, Sealy WC. Esophageal perforation following meat impaction and papain ingestion. *JAMA* 1968;204:188.
33. Ferguson DD, Ward EM, Raimondo M. The use of glucagon in acute esophageal food impaction (EFI): how often does it work? *Am J Gastroenter* 2003;98(9 Suppl).
34. ASGE Standards of Practice Committee, Ikenberry SO, Jue TL *et al.* Guideline: management of ingested foreign bodies and food impactions. *Gastrointes Endosc* 2011;73(6):1085-91.
35. Shaffer RD, Klug T. A comparative study of techniques for foreign body removal with special emphasis on meat bolus obstruction. *Wis Méd J* 1981;80:33.
36. Kirks DR. Fluoroscopic catheter removal of blunt esophageal foreingn bodies. *Pediat Radiol* 1992;22:64.
37. Thompson N, Lowe Ponsford F, Mant TGK *et al.* Button bateries ingestion: a review. *Adverse Drug React Toxicol Ver* 1990;93:157.
38. Nijhawan S. Endoscopiy Assisted ferromagnetic foreign body removal with a novel magnetic instrument. *Endoscopy* 2004;36:1330.
39. Webb WA. Management of foreing bodies of upper gastrointestinal tract. *Gastroenterology* 1988;94:204.
40. Brady PG. Esophageal foreign bodies. *Gastroent Clin North Am* 1991;20:691-701.
41. Chaves DM, Ishioka S, Felix VN *et al.* Removal of a foreign body from the upper gastrointestinal tract with flexible endoscope: a propective study. *Endoscopy* 2004;36:887.
42. Berggreen PJ, Harrison E, Sanowski RA *et al.* Techniques and complications of foreign bodies r\estraction in children and adults. *Gastrointest Endosc* 1993;39:626.
43. Shaffer RD, Klug T. A comparative study of techniques for foreign body removal with special emphasis on meat bolus obstruction. *Wis Méd J* 1981;80:33.
44. Holsinger JW, Fuson RL, Sealy WC. Esophageal perforation following meat impaction and papain ingestion. *JAMA* 1968;204:188.
45. Daulatly EE, Al-Arfaj, Al-Azizi Ma. Pediatric foreign bodies. The lesssons of failure and near misses. *J Laryngol Otol* 1991;105:755.
46. Bertoni G, Pacchione D, Conigliaro R *et al.* Endoscopic protector hood for safe removal of sherp pointed gastroesophageal foreign bodies. *Surg Endosc* 1992;6:255.
47. Saeed ZA, Michaletz PA, Feiner SD *et al.* A new endoscopic method for managing food impaction in the esophagus. *Endoscopy* 1990;22:226.
48. Bertoni G, Sassatelli R, Conigliaro R *et al.* Simple latex protector hood for safe endoscopic removal of sharp-pointed gastroesophageal foreign bodies. *Gastrointest Endosc* 1996;44(4):458-61.
49. Sharma P, Rathgaber S. Retrospective analysis of the treatment of esophageal food impaction in a community gastroenterology practice. *Am J Gastroenterol* 2003;98(9 Suppl).

50. Longstreth GF, Longstreth KJ, Yao JF. Esophageal food impaction: epidemiology and therapy. A retrospective, observational study. *Gastrointest Endosc* 2001;53:193-98.
51. Desai TK, Stecevic V, Chang CH *et al*. Association of eosinophilic inflammation with esophageal food impaction in adults. *Gastrointest Endosc* 2005;61:795-801.
52. Cavo Jr JW, Koops HJ, Gryboski RA. Use of enzymes for meat impactions in the esophagus. *Laryngoscope* 1977;87:630-34.
53. Lee J, Anderson R. Best evidence topic reports. Effervescent agents for oesophageal food bolus impaction. *Emerg Med J* 2005;22(2)123-24.
54. Vicari JJ, Johanson JF, Frakes JT. Outcomes of acute esophageal food impaction: success of the push technique. *Gastrointest Endosc* 2001;53(2):178-81.
55. Ping CT, Nunes CA, Guimarães GR *et al*. Accidental ingestion of coins by children: management of the ENT Department of João XXIII Hospital. *Rev Bras Otorrinolaringol* 2006;72(4):470-74.
56. Hoedge D, Tecklenburg F, Fleisher G. Coin ingestion: does every children need a radiograph? *Ann Emerg Med* 1985;14:443.
57. Caravati EM, Bennett DL, McElwee NE. Pediatric coin ingestion. *Am J Dis Child* 1989;143:549.
58. Chaikhouni A, Kratz JM, Crawford FA. Foreign bodies of the esophagus. *Ann Surg* 1985;51:173.
59. Schunk JE, Cornele H, Bolte R. Pediatric coin ingestion. *Am J Dis Child* 1989;143:546.
60. Litovitz T, Whitaker N, Clark L. Preventing battery ingestions: an analysis of 8648 cases. *Pediatrics* 2010;125:1178.
61. Thompson N Lowe Ponsford F, Mant TGK *et al*. Button bateries ingestion: a review. *Adverse Drug React Toxicol Ver* 1990;93:157.
62. Litovitz T, Whitaker N, Clark L *et al*. Emerging battery-ingestion hazard. *Clin Implications Pediatr* 2010;125:1168.
63. ASGE Technology Committee, Tierney WM. Endoscopic retrieval devices. *Gastrointest Endosc* 2009;69(6):997-1003.
64. Rosch W, Classen M. Fiberendoscopic foreign boby removal of the upper gastrointestinal tract. *Endoscopy* 1972;4:193.
65. Van Hooft JE, Vleaggaar FP, Le Moine O *et al*. Endoscopic magnetic gastroenteric anastomosis for palliation of malignant gastric outlet obstruction: a prospective multicenter study. *Gastrointest Endosc* 2010 Sept.;72(3):530-35.
66. Desai TK, Stecevic V, Chang CH *et al*. Association of eosinophilic inflammation with esophageal food impaction in adults. *Gastrointest Endosc* 2005;61:795-801.
67. Sperry SLW, Shaheen NJ, Dellon ES. Toward uniformity in the diagnosis of eosinophilic esophagitis (EoE): the effect of guidelines on variability of diagnostic criteria for EoE. *Am J Gastroenterol* 2011;5:824-32.
68. Furuta GT, Liacouras CA, Collins MH *et al*. Eosinophilic esophagitis in children and adults: a systematic review and consensus recommendations for diagnosis and treatment. *Gastroenterology* 2007;133:1342-63.
69. Kirberg AB. Postherapeutic foreign bodies in the esophagus stomach and duodenum. *Gastroint End* 1989;35:135.
70. Dietrich NA, Gau FC. Post gastrectomy phytobezoars – Endoscopic diagnosis and treatment. *Arch Surg* 1985;120(4):432-35.
71. Hayes PG, Rotstein OD. Gastrointestinal phytobezoar: presentatiom and management. *Can J Surg* 1986;29:419.

72. Brady PG, Richardson R. Gastric bezoar formation secondary to gastroparesis diabeticorum. *Arc Int Méd* 1977;137:1729.
73. Kaplan LR. Hypothiroidism presenting as a gastric phytobezoar. *Am J Gastroent* 1980;74:168.
74. Lange V. Gastric phytobezoar: an endoscopic technique for removal. *Endoscopy* 1986;18:195.
75. DeBakey M, Ochsner A. Bezoar and concretions: a compherensine review of the literature with na analysis of 303 collected cases and a presentatiom of 8 additional cases. *Surgery* 1938;4:934, *Surgery* 1939;5:132.
76. Sutcliffe RP, Rohatgi A, Forshaw MJ *et al.* Recurrent laryngeal nerve palsy due to impacted dental plate in the thoracic oesophagus: case report. *World J Em Surg* 2007;2:30.
77. Kim JH, Lee Y, Lee KM *et al.* Analysis of risk factors of esophageal perforation in patients with esophageal foreign bodies. *Gastrointest Endosc* 2009;69(5).
78. Barton DM, Stith JA. Extraluminal esophageal coin erosion in children. Case report and review. *J Laryngol Otol* 1992;23:187.
79. Scher RL, Tegtmeyer CJ, MaLean WC. Vascular injury following foreign body perforation of the esophagus. *Ann Otol Rhinol Laryngol* 1990;99:698.
80. Wu MH, Lai WW. Aortoesophageal fistula induced by foreign bodies. *Ann Thorac Surg* 1992;54:155.
81. Wahed S, Dent B, Jones R *et al.* Spectrum of oesophageal perforations and their influence on management. *BJS* 2014;101(1):e156-6

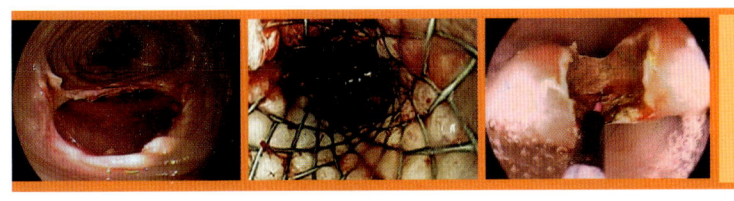

Divertículo de Zenker (Divertículo Faringoesofagiano de Pulsão)

Luiz Leite Luna
Renato Abrantes Luna
Patrícia Abrantes Luna
Alexandre Pelosi

INTRODUÇÃO

Os divertículos do esôfago, na maioria das vezes, estão associados a distúrbios motores do órgão que resultam da propulsão da mucosa e submucosa através de pontos fracos da muscular (tipo pulsão). Um segundo tipo é o de tração, quando toda a parede do esôfago é tracionada por gânglios peribrônquicos mediastinais inflamados ou cicatriciais. Os últimos decorrem de processos inflamatórios do tórax, geralmente situam-se na parede anterior do terço médio do órgão, são pequenos, de pouco significado clínico e possuem todas as camadas da parede esofagiana. Geralmente, são achados incidentais. Já os de pulsão, têm impacto significativo na qualidade de vida dos pacientes, crescem progressivamente e situam-se ou na junção faringoesofagiana, parede posterior (divertículo faringoesofagiano – de Zenker) ou na porção distal do órgão (divertículos epifrênicos).

Embora o primeiro relato do divertículo de Zenker (DZ) tenha aparecido da literatura em 1769, através do cirurgião inglês Abraham Ludlow, foi Friederich Albert Von Zenker (1825-1898), patologista alemão que, em 1867, publicou o livro KRANKENHEITEN DER OESOPHAGUS no qual descreveu minuciosamente cinco casos seus e sete da literatura (Figs. 7-1 e 7-2).[1] Ele nasceu em Dresden, fez seus estudos médicos em Leipzig e Heidelberg. Em 1840, foi aluno do céle-

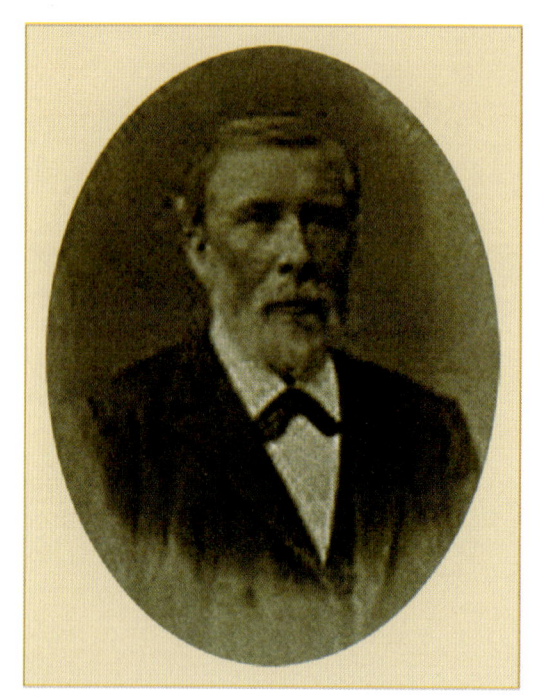

Fig. 7-1. Friederich Von Zenker (1825-1898).

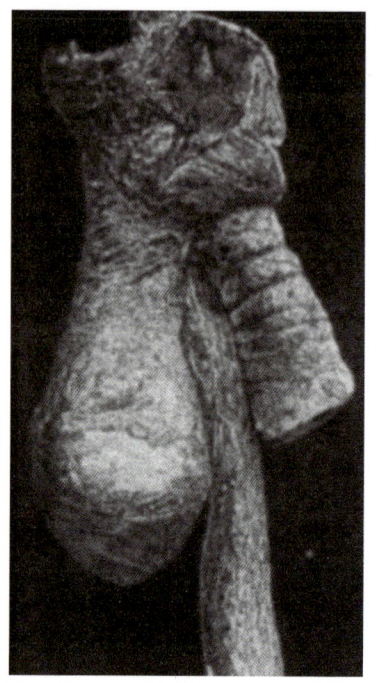

Fig. 7-2. Primeiro desenho de um divertículo de Zenker publicado no livro Krankenheiten Der Oesophagus por DR. Zenker em 1987.

bre patologista Rokitansky em Viena. Em 1862, foi professor da Universidade de Erlangen e, posteriormente, reitor da mesma universidade. No seu tempo, tornou-se conhecido pela descrição da patogenia da triquinose e da pneumoconiose. Os anos finais de sua vida foram marcados por profunda depressão.

O DZ é o mais comum dos divertículos do esôfago. A incidência estimada de acordo com Watemberg é de dois casos em 100.000 habitantes por ano.[2] Aparece cerca de 3 vezes mais frequentemente nos homens que nas mulheres. Situa-se sempre na parte posterior da junção faringoesofagiana, linha média tendendo um pouco para a direita ou mais frequentemente para o espaço para vertebral esquerdo. Entre o músculo constritor da faringe (acima do divertículo) e o cricofaríngeo-esfíncter esofagiano superior (abaixo do divertículo), existe um espaço chamado triângulo de Killian desprovido de musculatura, sendo, portanto, um ponto fraco às pressões aumentadas na região, por ocasião da deglutição (Fig. 7-3). Desta forma, a mucosa e submucosa progressivamente herniam por este espaço formando o divertículo (Figs. 7-4 e 7-5).

DIVERTÍCULO DE ZENKER (DIVERTÍCULO FARINGOESOFAGIANO DE PULSÃO)   163

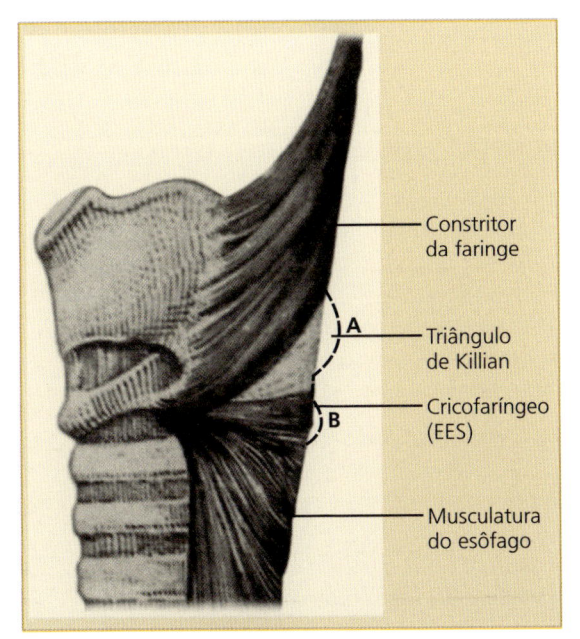

Fig. 7-3. Anatomia da junção faringoesofagiana mostrando o triângulo de Killian.

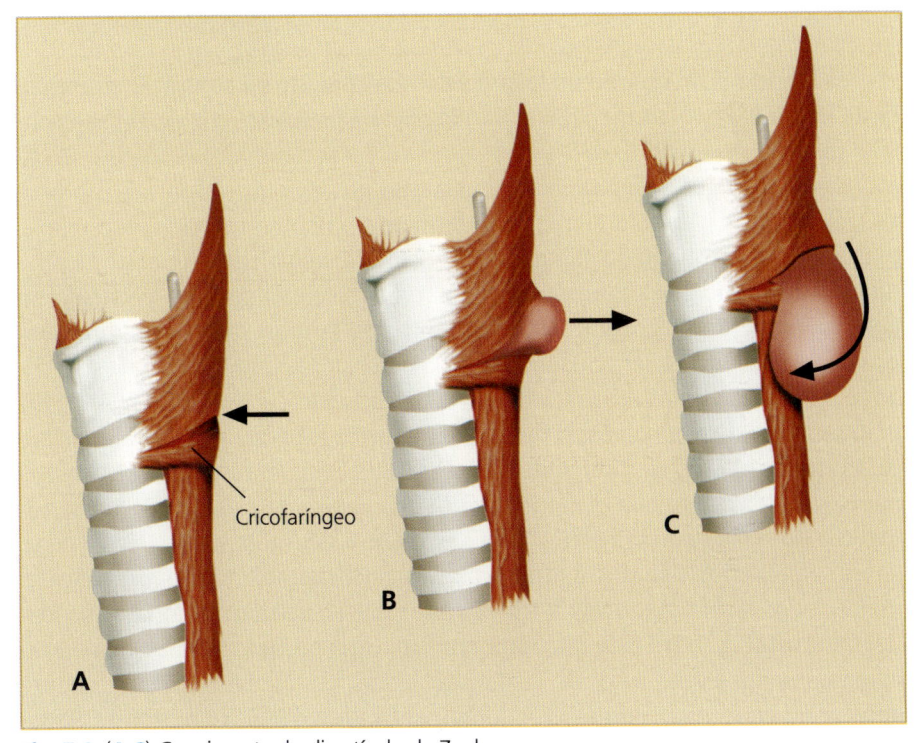

Fig. 7-4. (**A-C**) Crescimento do divertículo de Zenker.

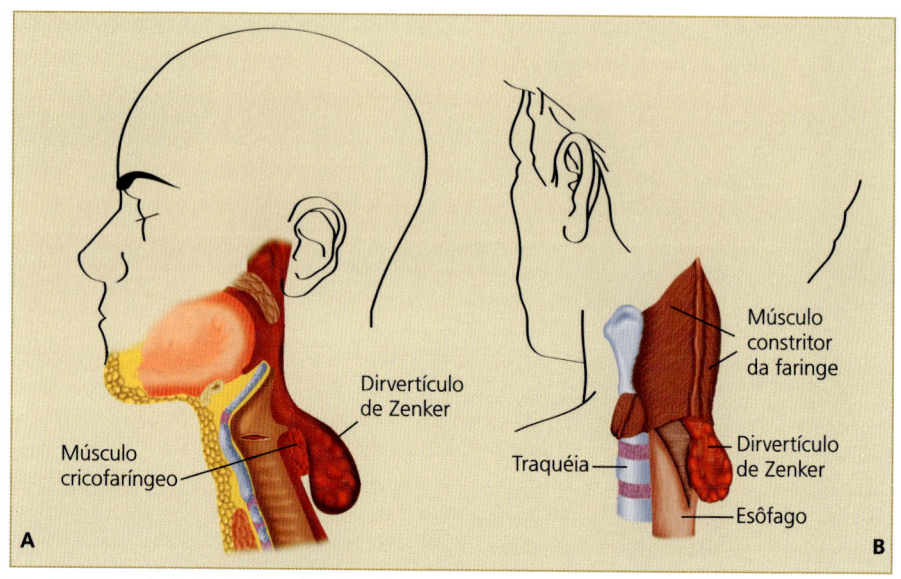

Fig. 7-5. Divertículo de Zenker: (**A**) visão lateral; (**B**) visão posterior.

As hipóteses de retardo ou falência do relaxamento ou contração prematura do músculo cricofaríngeo (EES) para explicar a fisiopatologia do DZ são contraditórias.

Acredita-se que, por ocasião da contração do constritor da faringe, induzida pela chegada do bolo alimentar à faringe, o cricofaríngeo (EES) se relaxa, permitindo a passagem do alimento pelo esfíncter esofagiano superior e impedindo a formação de alta pressão na área. Uma má complacência do cricofaríngeo no momento da contração do constritor da faringe criaria altas pressões que seriam responsáveis pela herniação da mucosa e submucosa através do triângulo de Killian, iniciando a formação do Divertículo de Zenker (Fig. 7-6).[3] Esta diminuição da complacência do cricofaríngeo já explica a disfagia do paciente. Com o progredir do tamanho do DZ, este, por si só, também contribuiria para a disfagia por causar compressão do saco diverticular na parede posterior externa do esôfago proximal (Fig. 7-4C). Na Figura 7-5, mostra-se o DZ em visão lateral e posterior. Estudos patológicos têm mostrado alterações histológicas no músculo cricofaríngeo tais como fibrose e calcificação, mais comuns na idade avançada (Fig. 7-7).[4] Este fato também explicaria porque este tipo de divertículo raramente é visto antes do 30 anos de idade, sendo muito mais prevalente após os 60 anos. Associam-se, frequentemente, com distúrbio motor do esôfago e hérnia hiatal por deslizamento.

DIVERTÍCULO DE ZENKER (DIVERTÍCULO FARINGOESOFAGIANO DE PULSÃO)

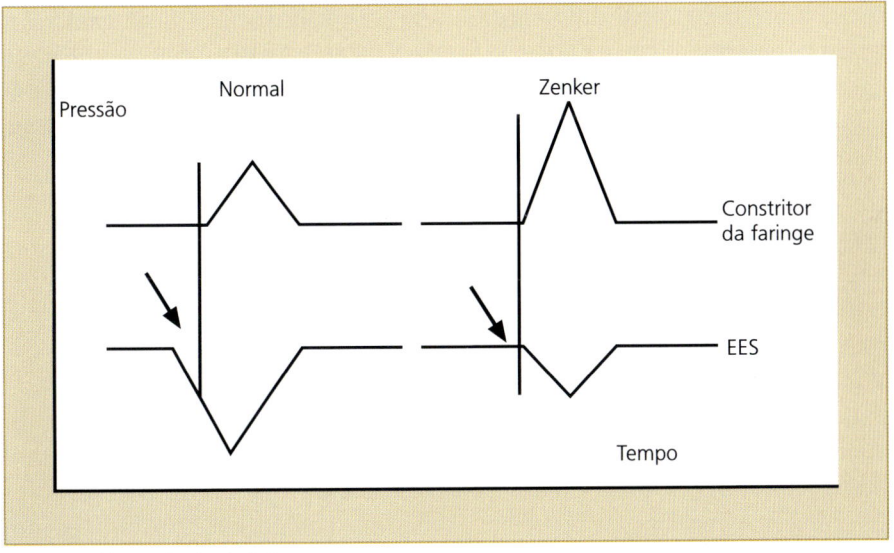

Fig. 7-6. Fisiopatologia do DZ.

SINTOMAS E SINAIS

Muitos divertículos de Zenker são oligossintomáticos e são achados eventuais em radiografias ou endoscopias feitas por outras indicações. A disfagia é o sintoma mais frequente. A regurgitação de alimentos não digeridos para a boca, especialmente quando o paciente esta deitado é outro sintoma comum. Alguns pacientes aprendem a empurrar com a mão a projeção do divertículo no pescoço, esvaziando seu conteúdo no esôfago. Outros sintomas são o pigarro, a hali-

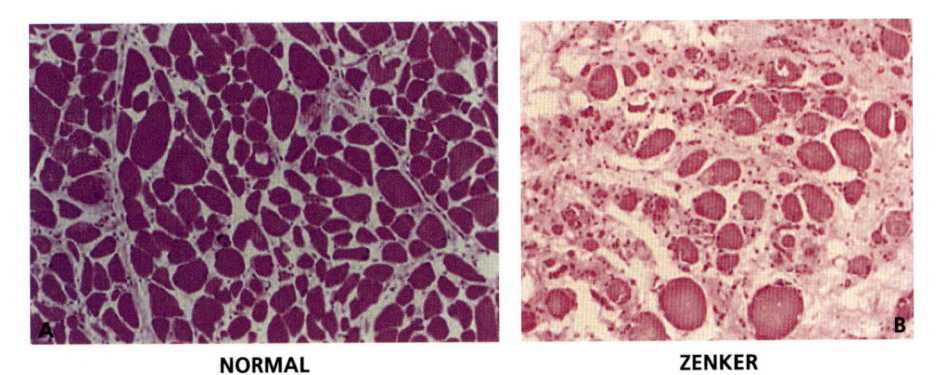

Fig. 7-7. Histopatologia do músculo cricofaríngeo: (A) normal e; (B) em paciente com divertículo de Zenker.

tose e gosto ruim. Alguns pacientes ouvem gargarejo ao nível da garganta. Engasgos e broncoaspiração podem levar à sufocação e à tosse, seguidos de infecções pulmonares. Em longo prazo, advém perda de peso e desnutrição. Além dos achados de desnutrição, o exame físico pode mostrar abaulamento da face anteroesquerda do pescoço nos divertículos volumosos.

DIAGNÓSTICO

O padrão ouro para o diagnóstico, em face de suspeição clínica é o exame contrastado do trato digestório superior feito sob controle videofluoroscópico. Nos divertículos volumosos, os raios X simples do tórax sem contraste já pode mostrar o divertículo cheio de ar (Fig. 7-8). O clínico sempre deve informar ao radiologista esta possibilidade para que o exame seja feito com cuidado evitando-se broncoaspiração. O exame com contraste mostra a protrusão da bolsa diverticular ao nível da junção faringoesofagiana, parede posterior, na linha média geralmente projetando-se no espaço paravertebral esquerdo, variando de tamanho na dependência da duração dos sintomas (Fig. 7-9). Radiologicamente, os DZ são classificados de acordo com seu tamanho: pequenos quando menores de 2 cm, médios entre 2 a 4 cm e grandes quando maiores de 4 cm. A tomografia computadorizada também mostra detalhes do DZ (Fig. 7-10).

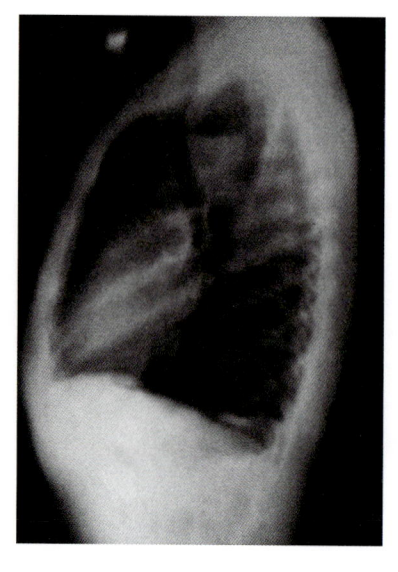

Fig. 7-8. Raios X simples do tórax – lateral – mostrando divertículo de Zenker com gás.

DIVERTÍCULO DE ZENKER (DIVERTÍCULO FARINGOESOFAGIANO DE PULSÃO) 167

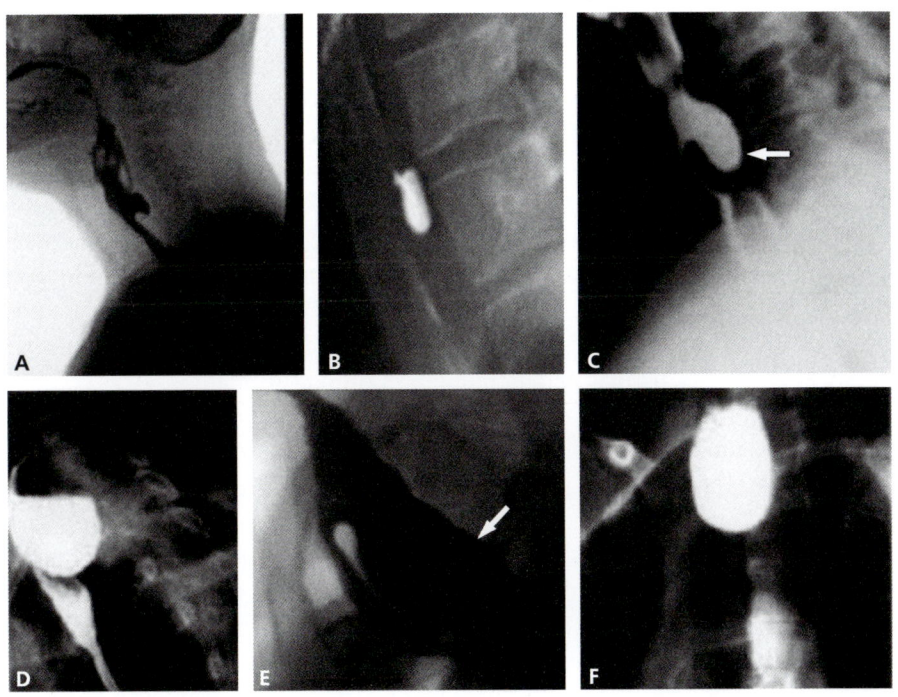

Fig. 7-9. Raios X contratados de diversos pacientes com divertículos de Zenker de vários tamanhos: (**A** e **B**) pequeno; (**C**) médio; (**D-F**) grande.

Nos pacientes que vem diretamente para o exame videoendoscópico, da mesma forma que no radiológico, o endoscopista deve ser alertado pelo clínico para esta possibilidade e passar o instrumento sob visão direta com máximo cuidado para evitar-se perfuração, já que o videoendoscópio penetra com pre-

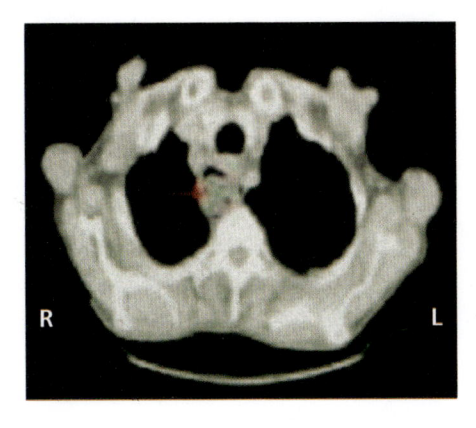

Fig. 7-10. Tomografia computadorizada de paciente com divertículo de Zenker.

ferência no saco diverticular e exame mais açodado pode levar à perfuração. Geralmente, penetra-se com o instrumento no fundo cego do divertículo que pode conter saliva e restos alimentares não digeridos. Normalmente, a entrada do esôfago situa-se na porção proximal do saco às 10-11 horas com paciente em decúbito lateral esquerdo. Após limpeza do saco diverticular, o endoscopista realiza uma boa inspeção da mucosa (Fig. 7-11). Raramente podem aparecer complicações da doença como sangramento secundário a ulcerações traumáticas pelos alimentos, malignização (geralmente carcinoma epidermoide que ocorreu em 0,4% em uma série de 1.249 pacientes diagnosticados em um período de 53 anos, e perfuração espontânea complicada com mediastinite e abscesso, e, por vezes, fístulas para a traqueia.[5] Como já afirmamos, estas complicações são muito raras com as quais nunca nos defrontamos. Algumas vezes, a utilização de uma pinça de biópsia introduzida cuidadosamente sob visão direta na luz do esôfago facilita a penetração do videoendoscópio no mesmo.

Os estudos de manometria e pHmetria quase nunca são solicitados. As passagens dos cateteres para estes exames devem ser realizados sempre com ajuda endoscópica, já que eles dificilmente penetram na luz esofagiana sem visão direta. Alguns estudos manométricos relatam retardo na abertura do EES além de outras alterações motoras, mas este estudo é muito difícil por causa da grande velocidade dos fenômenos motores que ocorrem neste segmento, além de não proporcionarem escolha da terapêutica a ser seguida (Fig. 7-12). Aproximadamente 1/3 dos pacientes apresentam refluxo gastroesofágico anormal.

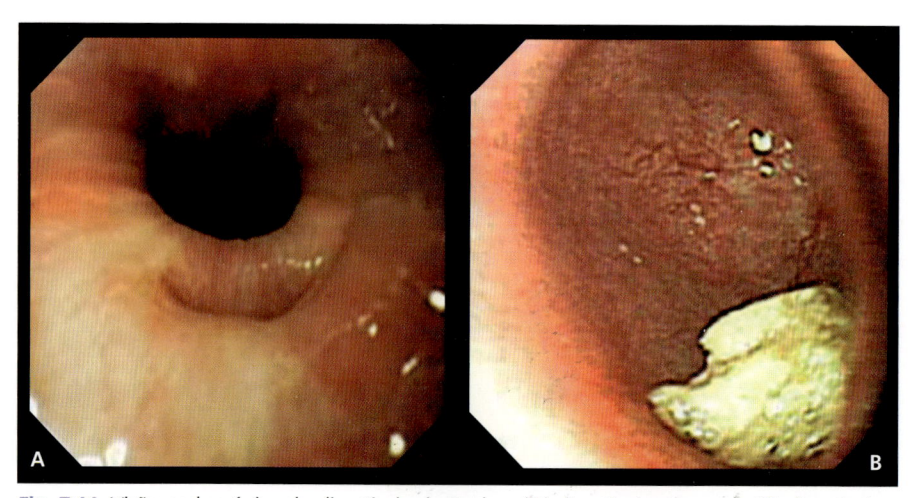

Fig. 7-11. Visão endoscópica do divertículo de Zenker: (**A**) divertículo pequeno; (**B**) divertículo grande com restos alimentares.

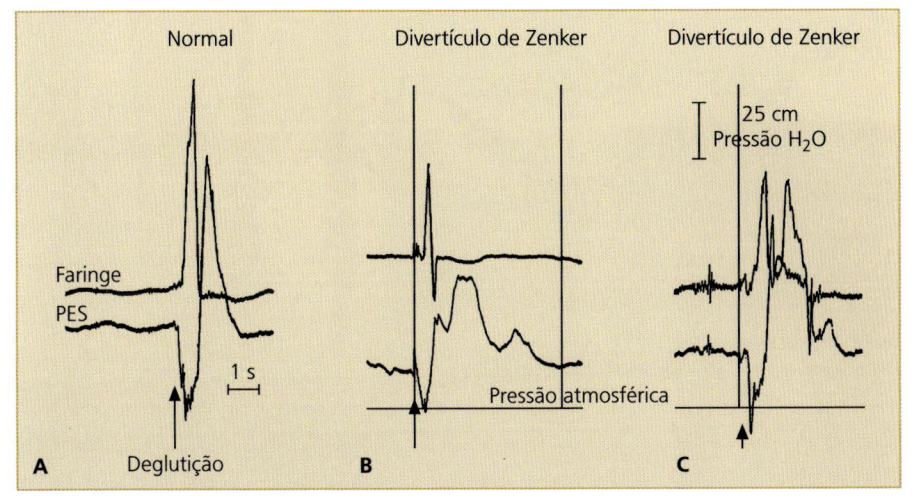

Fig. 7-12. Manometria em paciente: (**A**) normal; (**B** e **C**) dois pacientes com divertículos de Zenker. Note que em **A** o EES (PES) está aberto durante todo o período da contração faringeana. Nos dois pacientes com divertículos de Zenker (**B** e **C**), parte ou todo o período da contração faringeana ocorre após o fechamento do EES (PES). Adaptada de Ellis F H Jr. 1969.[8]

Acalasia do cricofaríngeo pode causar sintomas semelhantes ao do DZ. Diafragmas, membranas de Plummer Vinson e compressões extrínsecas são bem demonstradas no estudo contrastado. Neoplasia a este nível, embora rara deve ser afastada.

TRATAMENTO CIÚRGICO ABERTO E PERORAL

O tratamento cirúrgico era até pouco tempo atrás o de primeira escolha. Na década de 1970 do século passado, muitos cirurgiões realizavam somente a ressecção transcervical do divertículo pois acreditavam ser ele a causa da doença.[6,7] Posteriormente, a diverticulotomia foi associada à miotomia do músculo cricofaríngeo (EES) (Fig. 7-13). Francis H. Ellis Jr com o qual tive a oportunidade de trabalhar na Lahey Clinic, Boston USA e R. Belsey, entre outros, mostraram a importância da miotomia do cricofaríngeo para o sucesso da cirurgia.[8,9] Outra opção frequentemente realizada é a pexia do divertículo em posição alta, associada à esfincterotomia do EES. Este procedimento que não abre a mucosa do trato digestório, teria as vantagens de permitir uma realimentação mais precoce e causar menos fístulas. Em divertículos com menos de 2 cm, alguns cirurgiões limitam a cirurgia à miotomia somente. A literatura é pobre em fornecer evidências sólidas sobre o procedimento mais eficiente, mas, de forma geral,

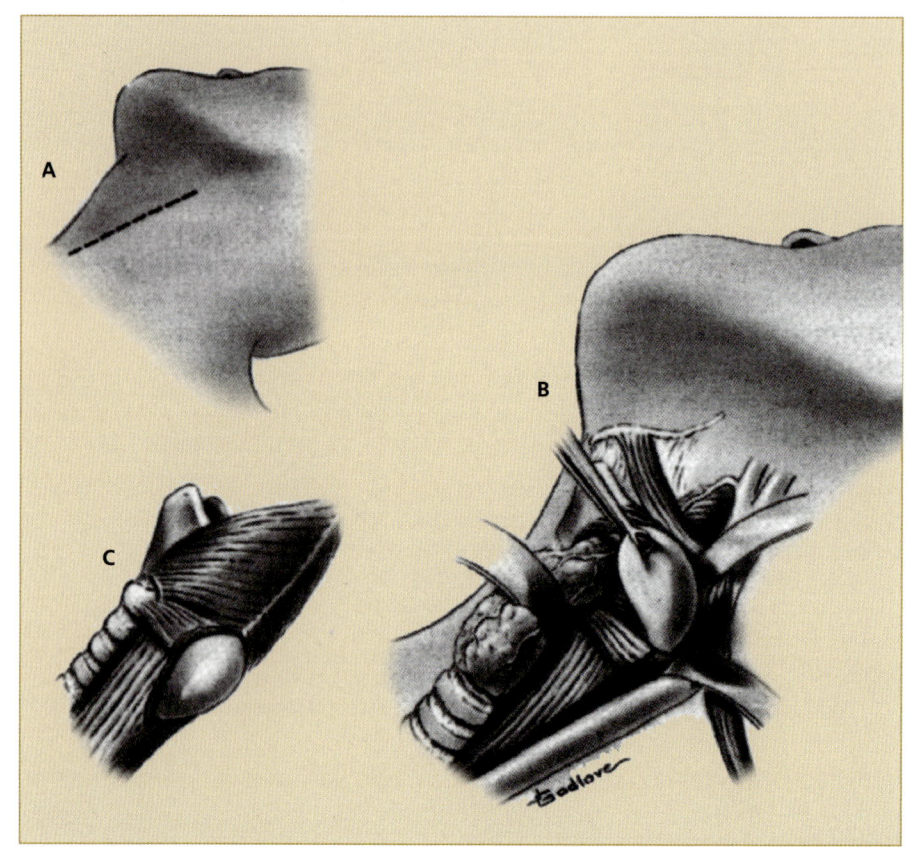

Fig. 7-13. (A-C) Cirurgia aberta transcervical para divertículo de Zenker. Adaptada de Ellis FH Jr. *Ann Surg* 1969;179:342.

em divertículos menores de 2 cm, a miotomia é suficiente, divertículos entre 2 e 5 cm são mais bem tratados com miotomia associada a diverticulopexia ou diverticulotomia enquanto divertículos maiores, em geral, são tratados com miotomia e diverticulotomia.[10] Como podemos notar a miotomia é parte fundamental no tratamento do DZ. A não realização da miotomia esta relacionada com um maior índice de fístulas pós-operatórias em casos de ressecção do saco diverticular e maior recidiva do divertículo em longo prazo.[11]

Nos pacientes com severo refluxo gastroesofágico, deve-se tratar esta patologia antes da correção do DZ. Os resultados da cirurgia são bons e duradouros, mas suas complicações devem ser consideradas e ocorrem entre 5 e 25%. As mais comuns são lesão do nervo laríngeo recorrente levando à paralisia das cordas vocais com disfonia temporária ou definitiva, mediastinites, estenose

DIVERTÍCULO DE ZENKER (DIVERTÍCULO FARINGOESOFAGIANO DE PULSÃO) 171

do esôfago cervical, recorrência ou persistência da disfagia. Alguns cirurgiões, em pacientes muito graves, realizam a cirurgia aberta transcervical sob sedação e anestesia local.

A cirurgia transoral com secção do septo entre o esôfago e o divertículo foi feita já em 1917 por Mosher.[12] Os maus resultados iniciais com casos fatais levaram ao esquecimento da técnica. Posteriormente, na década de 1960, Dohlman, usando o espéculo rígido de Weerda introduzido por via oral, voltou a usar a técnica, agora com sucesso (Fig. 7-14).[13]

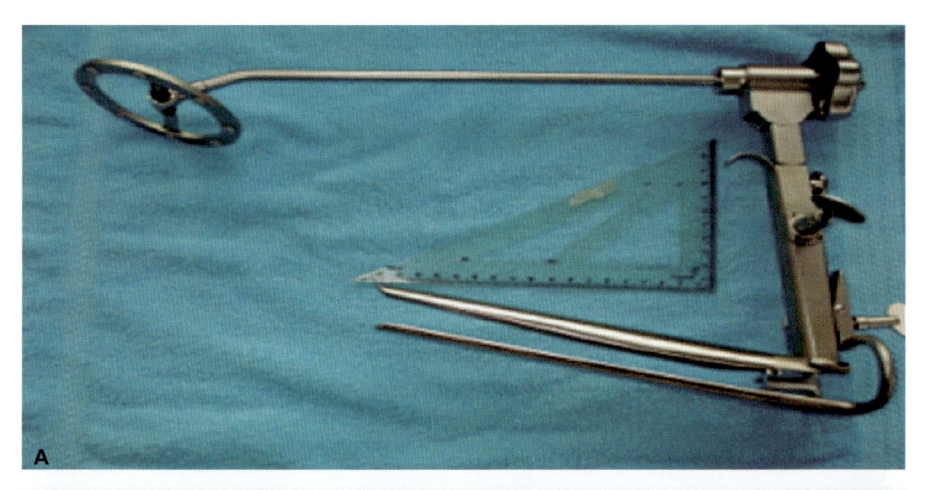

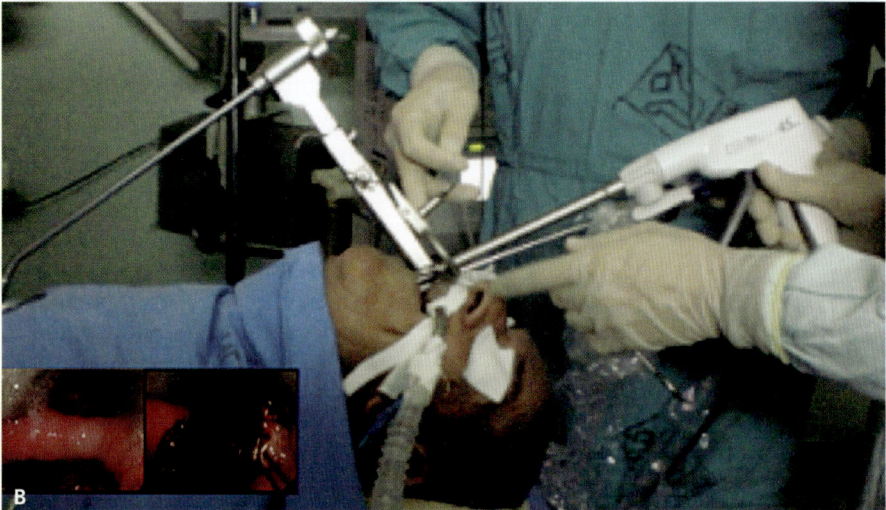

Fig. 7-14. (A) Espéculo rígido de Weerda para ESD. (B) Espéculo de Weerda bem posicionada durante cirurgia de ESD proporcionando boa visualização do septo (Renato Luna).

Em 1993, Collard *et al.* descreveram uma modificação técnica da terapêutica cirúrgica transoral, onde é utilizado um diverticuloscópio rígido que permite a exposição do septo divertículo esofagiano, com auxílio de uma câmara laparoscópica de 5 mm.[14] Um grampeador laparoscópico é, então, utilizado para a secção do septo e sutura da parede do divertículo à parede do esôfago, diminuindo, em teoria, a possibilidade de perfuração, fístula e sangramento (ESD – *endoscopic stapler diverticulotomy* ou diverticulotomia peroral grampeada) (Fig. 7-15). Para obtenção de êxito com esta técnica, é necessário a correta seleção dos pacientes. Os fatores geralmente associados ao insucesso da técnica são o pescoço curto, distância hioide-mentoniada curta, índice de massa corporal elevada e abertura limitada da boca.[15,16] Em uma metanálise publicada em 2013, 101 (5,6%) pacientes entre 1.800 necessitaram de conversão da diverticulotomia transoral grampeada para outro método. As principais razões para o insucesso foram exposição inadequada por limitação anatômica (87/119), lesão da mucosa esofagiana intraoperatória (12/119) e divertículo muito pequeno ou volumoso (12/119).[17] Uma forma simples e prática para selecionar clinicamente pacientes para o procedimento consistem em solicitar que o paciente coloque três dedos na boca (mede a abertura da boca) e encoste o queixo no manúbrio (avalia a mobilidade cervical).

Thaler *et al.* relatam sua experiência com 23 pacientes com esta técnica.[18] Dos 23, em sete (30%) não foi possível bom posicionamento do espéculo impossibilitando a cirurgia. Dos outros 16 (70%), 14 (87%) tornaram-se assintomáticos, e dois (13%) melhoraram consideravelmente da disfagia, não havendo complicações. Os autores concluíram que a técnica é satisfatória desde que se consiga posicionamento adequado do espéculo, nem sempre conseguido (abertura insuficiente da boca, pouca flexibilidade da coluna cervical etc.). Chang da Dukes *University* relatam sua experiência retrospectiva com ESD em 159 casos consecutivos, operados nesta universidade americana entre 1995 e 2002.[19] Chamam atenção para curta permanência hospitalar (0,76 dias), dieta oral iniciada horas após o procedimento, índice de complicações significantes de 2%, sem mortalidade e uma taxa de recorrência em 32,2 meses de 11,8%. Concluem ser a ESD a técnica preferida para o tratamento cirúrgico do DZ. No Brasil, Colaiacovo e Luna e Collard publicaram trabalhos com esta técnica ressaltando seus bons resultados e suas limitações (mobilidade cervical, abertura da boca e tamanho do divertículo).[20,21]

Fig. 7-15. Desenho do bom posicionamento do espéculo de Weerda (**A**) e do grampeador a cavaleiro no septo diverticular (**B**).

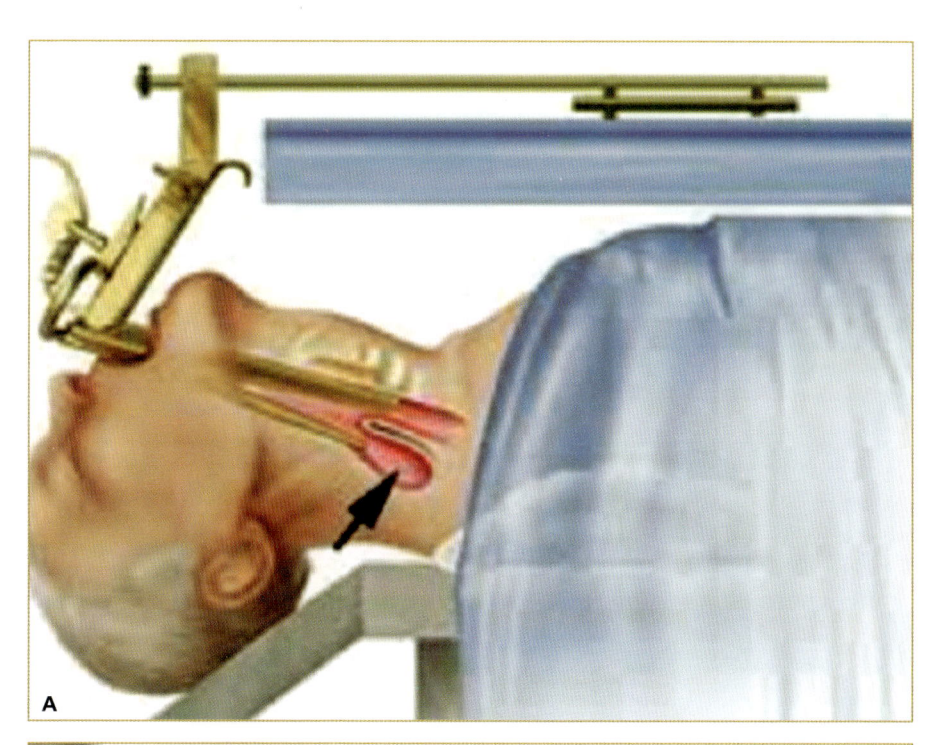

Divertículo de Zenker (Divertículo Faringoesofagiano de Pulsão) 173

A

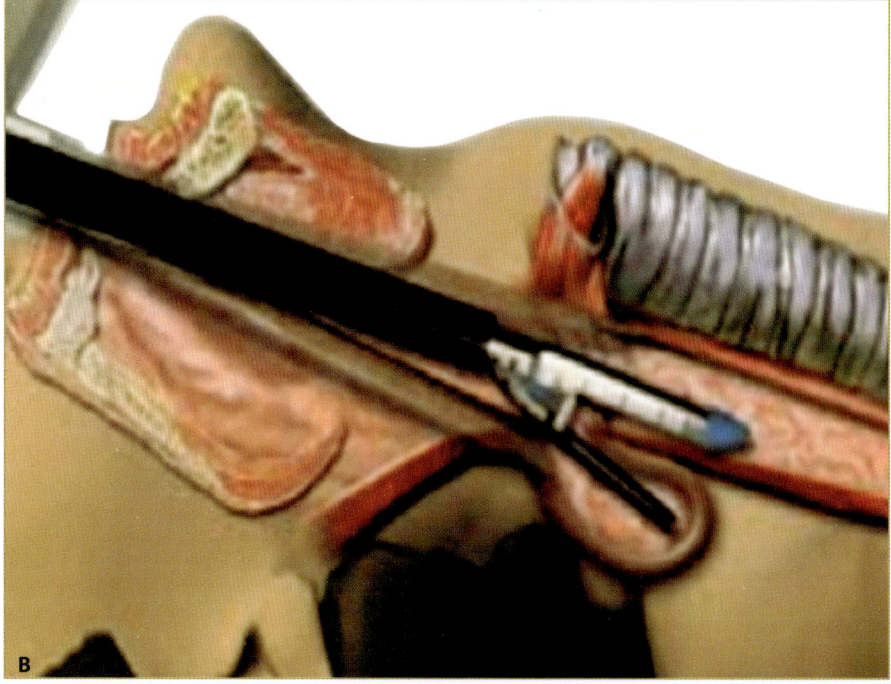

B

Bonavina propôs e analisou os resultados da utilização do ponto de tração no septo para a realização da diverticulotomia.[16] Em sua descrição, é utilizado um dispositivo de sutura laparoscópica (Endostitch, Covidien, Norwalk, CT) para colocação de suturas que são utilizadas para fazer contratração no septo diverticular esofagiano durante o grampeamento. Apesar da utilização do Endostitch em sua descrição, é possível a realização da sutura com porta-agulhas laparoscópica. Em sua casuística, 91 de 93 pacientes consecutivos portadores de DZ foram submetidos à técnica transoral grampeada. A conversão para a cirurgia aberta ocorreu em 12 (13,2%) pacientes. O principal fator limitante para a realização do procedimento transoral foi a abertura da boca. Ocorreram duas complicações intraoperatórias (lesão odontológica) e dois pacientes tiveram complicações pós-cirúrgicas, representando 5% dos pacientes. Oitenta por cento deles se declararam muito satisfeitos, e 87% repetiriam o procedimento novamente. Em um seguimento médio de 53 meses, a recorrência dos sintomas foi de 19,9%, com tempo médio de 12 meses após a cirurgia, sendo esta mais comum em pacientes com divertículos menores que 3 cm. Quando o subgrupo de pacientes onde as suturas de tração foram utilizadas é comparado com a técnica padrão, observou-se menor índice de recidiva sintomática (8,7 contra 26,1%, p = 0,04).

A utilização do bisturi ultrassônico para a divisão do septo divertículo esofagiano é controverso na literatura. Inicialmente, foi avaliada em uma série retrospectiva de 25 pacientes, com 84% dos pacientes sendo liberados no dia seguinte do procedimento. Um paciente apresentou recorrência em 10,3 meses, quatro tiveram dor torácica, pneumonia ou infarto agudo do miocárdio.[22] Outro estudo comparou a utilização do bisturi harmônico com a técnica tradicional com *stapler* envolvendo 52 pacientes. No grupo tratado com *stapler*, 17,9% (5/28) dos pacientes apresentaram complicações enquanto 5% (1/20) daqueles tratados com bisturi harmônico apresentou problemas pós-operatório. Dois pacientes utilizaram ambas as técnicas. Ao final, as diferenças não foram significativas, e 88% dos pacientes tratados apresentaram resolução dos sintomas pré-operatórios.[23] Estes dois trabalhos alçaram o bisturi ultrassônico como opção no armamentário cirúrgico do DZ. Porém, em um estudo retrospectivo de 2012 envolvendo 65 pacientes, sendo 24 utilizando bisturi ultrassônico e 41 *stapler*, observou-se maior índice de complicações nos pacientes tratados com o bisturi ultrassônico (25 contra 4,88% p = 0,04). As complicações consistiram em duas fístulas, dois pacientes com dor torácica, um com enfisema subcutâneo, e um com recorrência no grupo com bisturi harmônico, e uma fístula e uma recorrência no grupo *stapler*.[24] Fica claro que dados mais acurados são necessários para adoção do bisturi ultrassônico como ferramenta de escolha no tratamento do DZ.

Mais recentemente, uma pequena série de 15 casos avaliou o uso do dispositivo de coagulação Ligasure na divisão do septo divertículo esofagiano. Um paciente apresentou perfuração no pós-operatório e duas recidivas do divertículo. O período de seguimento pós-operatório variou de 5 a 14 meses.[25]

No trabalho retrospectivo, de 2002 de Gutschow *et al.* da Louvain Medical School de Bruxelas, relata-se a experiência de 16 anos comparando seis técnicas diferentes para o tratamento do DZ, mostrando seus resultados a longo prazo:[11]

- *Grupo I:* ressecção transcervical do divertículo – 34 pacientes.
- *Grupo II:* ressecção transcervical do divertículo + cricomiotomia – 12 pacientes.
- *Grupo III:* cricomiotomia transcervical – oito pacientes.
- *Grupo IV:* pexia do divertículo + cricomiotomia – 47 pacientes.
- *Grupo V:* ESD- secção peroral com stapler – 31 pacientes.
- *Grupo VI:* secção do septo com *laser* de CO_2 e espéculo rígido – 55 pacientes.

A percentagem de pacientes totalmente assintomáticos foi significativamente maior com os métodos cirúrgicos abertos (grupos de I-IV) do que com os perorais (grupos V e VI) – $p < 0,004$, independentemente do tamanho do divertículo (< 3 cm 85 *vs.* 25%; > 3 cm 86 *vs.* 50%). A percentagem de pacientes sem ou com menos de dois episódios de disfagia por semana foi significativamente maior ($p < 0,001$) nos pacientes com cirurgia aberta (98%) do que nos com cirurgia peroral (57%) para os divertículos com menos de 3 cm e não foi maior ($p = 0,409$) nos divertículos iguais ou maiores de 3 cm (aberta 97% – peroral 88%). Os resultados foram similares ($p > 0,286$) depois de ESD e secção com *laser* (divertículos < de 3 cm 50 *vs.* 58% – divertículos maiores de 3 cm – 96 *vs.* 80%). Os resultados foram também similares ($p > 0,197$) após somente a ressecção do divertículo (grupo I) e operações abertas que incluíram cricomiotomia (grupos II, III e IV): divertículos < de 3 cm 100 *vs.* 98% -> de 3 cm 92 *vs.* 100%). O uso do *laser* foi complicado com dois casos de mediastinite. Cinco das seis fístulas após ressecção ocorreram em pacientes que não tiveram cricomiotomia. Quatro pacientes submetidos somente à diverticulotomia (grupo I) apresentaram recorrência dos divertículos de 12 a 49 anos após o procedimento. Os autores concluíram que as cirurgias transcervicais têm melhores resultados sintomáticos, especialmente nos divertículos pequenos. As ressecções do divertículo sem cricomiotomia são muito efetivas do ponto de vista de sintomas, mas predispõem à recorrência do divertículo em seguimentos longos e também às fístulas pós-operatórias. Infelizmente, os autores não incluíram um grupo que fosse submetido à miotomia com instrumentos flexíveis.

Luigi Bonavina *et al.* da Universidade de Milão, mostram sua experiência com 297 pacientes com DZ tratados entre 1976 e 2006, 181 com *stapling* peroral (ESD) e 116 com cirurgia aberta, realizando-se ressecção do divertículo com *stapler* e miotomia do cricofaríngeo.[16] O tempo cirúrgico e a permanência hospitalar foram muito menores no grupo com cirurgia peroral (2% nos com cirurgia peroral e 94% nos com cirurgia aberta ou ficaram sem qualquer sintoma ou melhoram significativamente em um *follow-up* de 27 e 48 meses respectivamente). Em *follow-ups* de 5 a 10 anos, a maioria dos pacientes permaneceram sem sintomas, exceto aqueles que realizaram cirurgia peroral para divertículos menores de 3 cm.

TRATAMENTO PERORAL COM VIDEOSCÓPIOS FLEXÍVEIS

A cirurgia endoscópica peroral com videoscópios flexíveis é muito usada no nosso meio. Com esta técnica, à semelhança da ESD, usando videoscópios flexíveis, o endoscopista promove uma secção do septo entre o divertículo e o esôfago que inclui o músculo cricofaríngeo e acaba com as pressões elevadas na faringe, que originam a formação do DZ (Fig. 7-16). O uso dos videoscópios flexíveis torna a anestesia/sedação mais fácil, diminuem o tempo de intervenção e complicações, permitem uma volta à deglutição oral mais precoce e menos gastos. Os pioneiros desta nova técnica foram Paulo Sakai e Shinhichi Ishioka em São Paulo em 1982 utilizando fibroscópios.[26,27] As primeiras publicações inter-

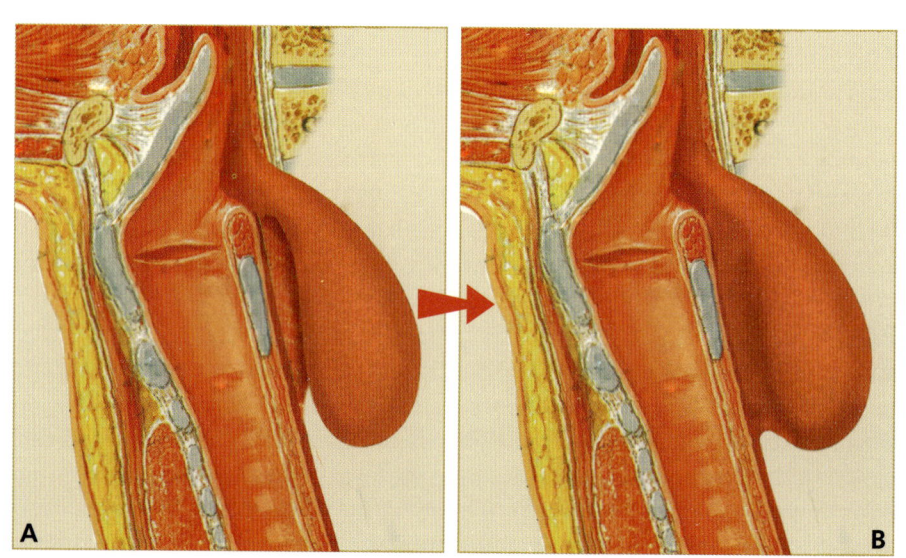

Fig. 7-16. (A e B) Figuras esquemáticas da diverticulotomia (septotomia) endoscópica.

DIVERTÍCULO DE ZENKER (DIVERTÍCULO FARINGOESOFAGIANO DE PULSÃO) 177

nacionais usando a endoscopia flexível no tratamento do DZ surgiram no número 27, ano 1995, na revista *Endoscopy* com publicações de Ishioka *et al.* do Brasil e Mulder *et al.* da Holanda.[28,29] No trabalho pioneiro de Ishioka, são relatados 42 pacientes com idade média de 68,8 (46-102) anos, 29 masculinos e 13 femininos, dos quais 61% eram portadores de comorbidades graves. Foi usado fibroscópio e corrente de corte e coagulação. Uma SNG foi posicionada em todos os pacientes, e o número de sessões necessárias variou de 1 a 5 (média de 1,8). Não houve mortalidade, e duas complicações foram relatadas: um enfisema subcutâneo e um sangramento. Os autores relatam em um *follow-up* de 38 meses, 7,1% de recorrência. Já Mulder relata 167 pacientes com idade média de 77 anos, nos quais, em média, foram realizadas 1,9 sessão (1-12), nos quais em quatro já se tinha realizado cirurgias por cervicostomia e em 18 por endoscopia rígida, sem sucesso. Mulder relata 25 complicações (sete enfisemas de mediastino, quatro sangramentos, e um óbito 27 dias após a cirurgia em homem de 95 anos por embolia pulmonar). Em 1999, também em publicação internacional, outro brasileiro, Kioshi Hashiba, publica sua experiência com este método em 47 pacientes, nos quais, em 36% só uma sessão foi suficiente (média de 2,2 sessões) e 95,7% evoluíram sem disfagia.[30] Em 83% dos seus pacientes, a dieta oral foi iniciada em 24 horas. Os autores não relatam mortalidade, tiveram um caso de sangramento 11 horas após, controlado endoscopicamente e seis casos de enfisema subcutâneo todos com boa evolução.

Em 2001, Sakai *et al.* relatam 10 pacientes que foram submetidos à diverticulotomia em sessão única com videoscópios flexíveis usando-se *cap* com extremidade oblíqua na extremidade do instrumento com a finalidade de melhorar a exposição do septo (Fig. 7-17).[31] Outros autores têm usado *cap* não bizelado com a mesma finalidade (Fig. 7-18).[32]

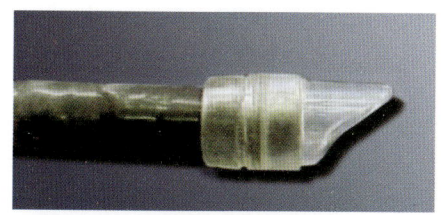

Fig. 7-17. *Cap* oblíquo colocado na extremidade do videoscópio com a finalidade de melhor expor o septo.

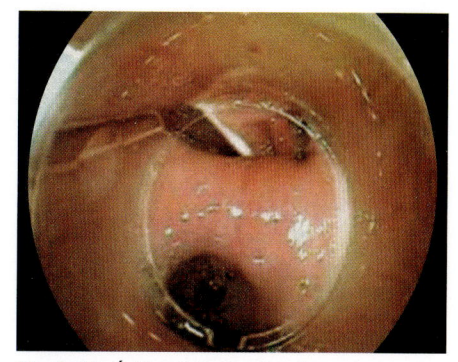

Fig. 7-18. Ótima visualização do septo diverticular com *cap* reto.

Em 2003, Evrard *et al.*, do Hospital Erasme de Bruxellas, relatam o uso de *overtube* flexível fendido na sua extremidade (ZD *overtube* ZDO-22-30 Wilson Cook), que é posicionada sob visão endoscópica a cavaleiro no septo entre o DZ e a luz esofagiana (Figs. 7-19 e 7-20).[33] No que pese existir uma curva de aprendizado para o domínio desta técnica, seu perfeito posicionamento em muito facilita a realização da cirurgia. Este *overtube* de Erasme, uma vez bem posici-

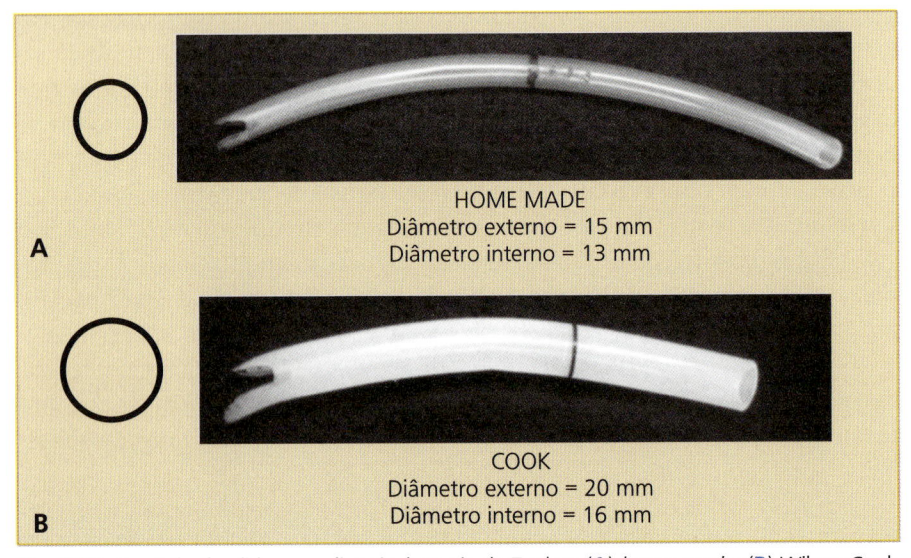

Fig. 7-19. *Overtube* fendido para diverticulotomia de Zenker: (**A**) *home made*; (**B**) Wilson Cook (ZD 22-30).

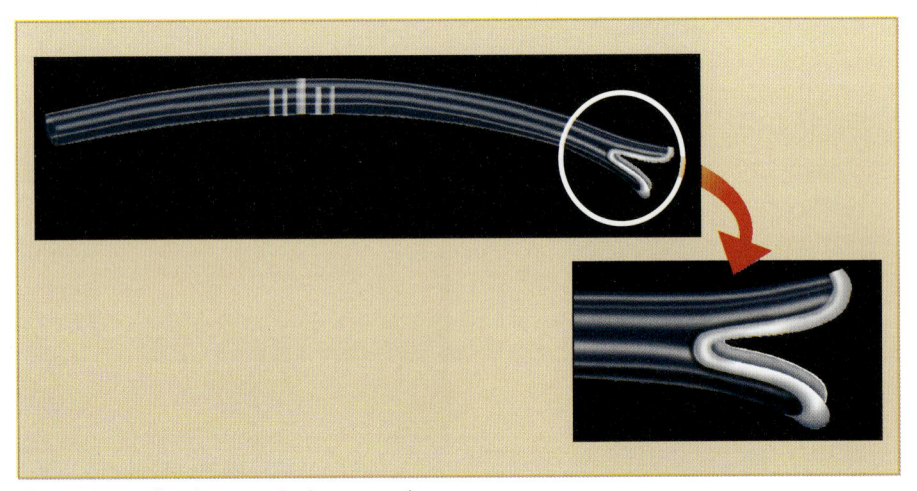

Fig. 7-20. Detalhe do *overtube home made*.

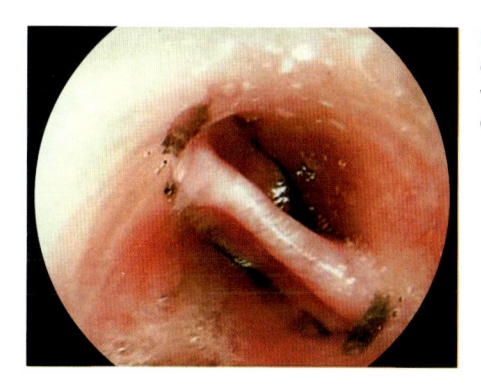

Fig. 7-21. Bom posicionamento do *overtube* com excelente visualização e fixação do septo diverticular.

onado expõe muito bem o septo a ser seccionado, dá estabilidade ao videoendoscópico facilitando sobremaneira o procedimento, além de proteger as paredes do esôfago e do divertículo de queimaduras acidentais (Fig. 7-21). Hoje em dia é nossa técnica preferida para realização do tratamento endoscópico do DZ.

Em 2007, Costamagna *et al.*, da Itália, compararam o uso do *cap* com o *overtube*, concluindo pela vantagem do uso do *overtube* (Quadro 7-1).[34]

É de se notar que a remissão dos sintomas em somente 29% dos pacientes no grupo que foi usado o *cap* é um percentual muito inferior ao relatado na literatura.

Outras pequenas variações técnicas têm sido descritas. Por exemplo, alguns autores relatam o uso de CO_2 em vez de ar durante o exame endoscópico na esperança de que, em caso de enfisema subcutâneo, pneumomediastino ou pneumotórax, a absorção do gás seja mais rápida. Outros autores usam para a secção do septo a eletrocoagulação com gás de argônio ou o uso de *laser*.[35,36] O uso de corrente e pinças bipolares também já foi relatado. O bisturi harmônico (*Harmonic scalpel – ultracision-Ethicon Endo-Surgery Inc Cincinnati* OH) tem como principal vantagem a sua propriedade de selar os vasos ao mesmo tempo em que secciona o septo, evitando complicações (Fig. 7-22). Hondo *et al.* relataram a viabilidade e as vantagens deste instrumento em trabalho experimental em porco, por meio de endoscopia flexível e uso do *overtube* de Erasme.[37]

Quadro 7-1. Comparação da diverticulotomia de Zenker com o uso de *cap* ou *overtube*[34]

	Cap	Overtube
Tempo do procedimento	30" (8-60) p = 0,002	15' (8-20)
Remissão dos sintomas	29% (p = 0,004)	82%
Complicações	9 (32%)	0%

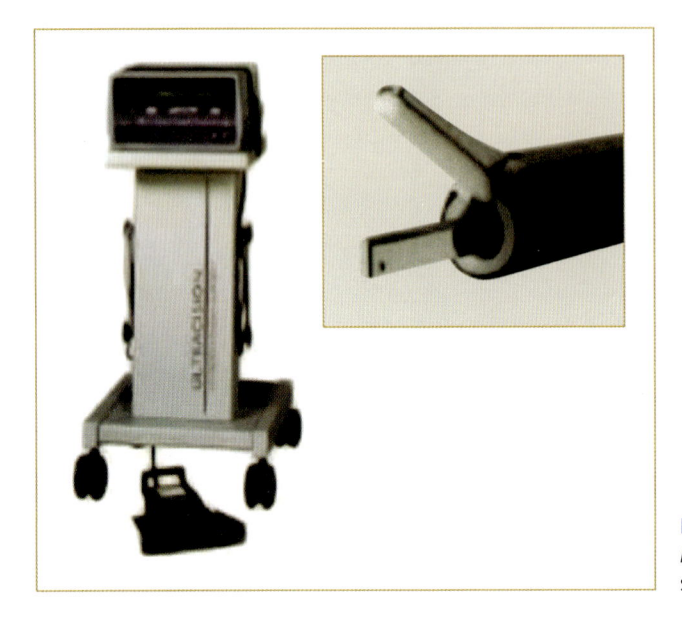

Fig. 7-22. Aparelho *harmonic scapel* para secção do septo.

A maioria dos autores usam como instrumentos de secção os eletrocautérios monopolares. São incontestes as vantagens dos eletrocautérios inteligentes (Erbe Vio 200-300). Com este termocautério, usa-se o programa ENDOCUT I – *soft coagulation effect* 2, 40 wt. Na maioria das vezes, os *needle knives* tipo esfincterótomo de Huibregtese são usados, ou fórceps monopolares.[32,38] Acidentalmente, notamos que, quando a extremidade distal do arame de corte é dobrado em L em curto segmento, a secção do septo é facilitada e, atualmente, usamos de rotina este artifício (Fig. 7-23). Repici *et al.* usaram o *hook-knife* para a incisão do septo diverticular, em videoscópio com *cap* reto transparente: em 32 pacientes consecutivos sob anestesia geral (4 pt), sedação profunda com propofol (23 pt) ou midazolan (5 pt), o tempo médio de procedimento foi de 28 minutos e complicações ocorreram em 2 (6,25%) (Fig. 7-24).[39] O seguimento

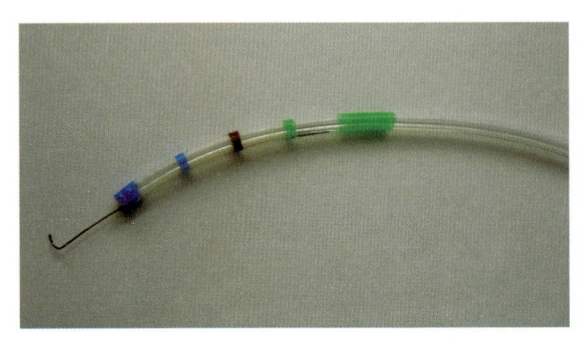

Fig. 7-23. *Needleknife* com ponta em L para secção do septo com eletrocautério monopolar.

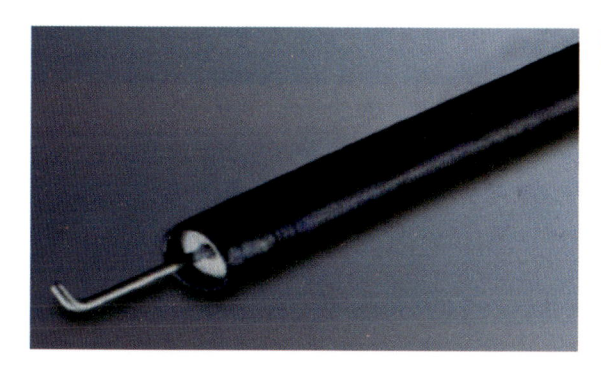

Fig. 7-24. *Hook knife* usada por Repici para secção do septo.[39]

em 1 mês mostrou que 87,5% dos pacientes não tinham disfagia e quatro tinham disfagia persistente, mas menos pronunciada que antes da cirurgia. Três destes foram submetidos à nova sessão com desaparecimento da disfagia e o outro de 92 anos não foi retratado. O sucesso geral foi de 90,6%. Segundo o autor, o *hook knife* é vantajoso no ponto mais crítico da secção do septo, qual seja na sua porção distal. Segundo ele este instrumento permite tracionar as fibras musculares nos segmentos finais da secção, diminuindo a possibilidade de perfuração para o mediastino. Na sua série, esta complicação ocorreu em 2,8%.

Fórceps hemostáticos também têm sido usados.[39]

Ramchandani e Nageshwar da Índia relatam o uso de tesoura hemostática na diverticulotomia de Zenker.[40] Este instrumento é uma pinça hemostática fabricada no Japão (Sumitomo Bakelite, Tokyo Japão- SB *diathermic knife*), que tem forma de tesoura com as pás encurvadas e isoladas nas suas porções externas, monopolar e que permite movimento rotacional para um acoplamento ideal (Fig. 7-25). Foi desenvolvida originalmente para ser usada em dissecções submucosas. Vem em três tamanhos de lâmina: 7, 6 e 3,5 mm. Na diverticulotomia de Zenker, ela é posicionada no septo, fechada, tracionada em direção ao videoscópio, após o que a corrente é passada com a consequente secção e hemostasia simultâneas. O procedimento é repetido passo a passo ate próximo à base do divertículo. Segundo os autores, este instrumento é facilitador da cirurgia endoscópica. Em três pacientes, a diverticulotomia foi realizada em 10,6 minutos sem complicações maiores. Um pequeno sangramento foi controlado com o mesmo instrumento usando-se corrente de coagulação.

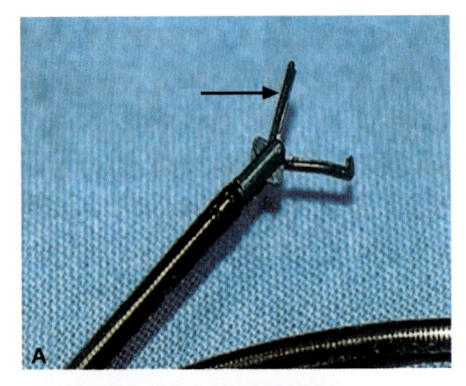

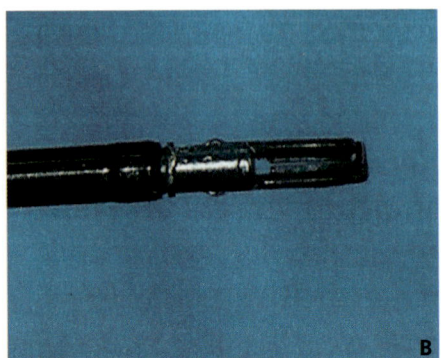

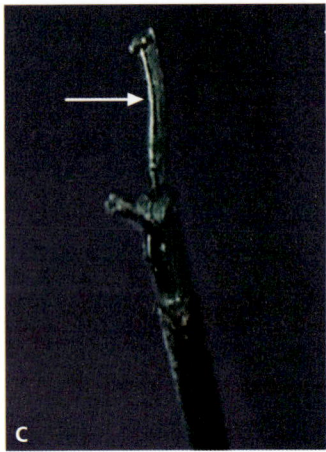

Fig. 7-25. (A-C) Tesoura hemostática SB (Sumitomo Bakelite – Tokyo Japan) usada por Ramchadani et al. na diverticulotomia de Zenker.[40]

NOSSA CONDUTA ATUAL

Os pacientes com diagnóstico confirmado e sem contraindicações são internados, com exames pré-operatórios normais, inclusive INR. Após jejum de 12 horas o procedimento é realizado no serviço de endoscopia digestiva com sedação/anestesia sob controle de anestesista, preferencialmente com propofol e sem intubação na maioria dos casos. Com o paciente em decúbito lateral esquerdo, passamos videoendoscópio (GIF-180 Olympus, 590 Fuji etc.) sob visão direta, com o *overtube* de DZ posicionado na sua posição proximal e penetramos na bolsa diverticular (Fig. 7-26). Se esta contiver resíduo salivar ou alimentar procedemos a limpeza e a aspiração. Penetramos, então, através do EES na luz esofágica que normalmente situa-se às 11 horas, se necessário com auxílio de pinça de biópsias como guia. Realizamos a endoscopia digestiva alta e, após a mesma, posicionamos a ponta do videoendoscópio exatamente ao nível do EES. Adianta-se, então, o *overtube* DZ bem lubrificado e com o cuidado que sua

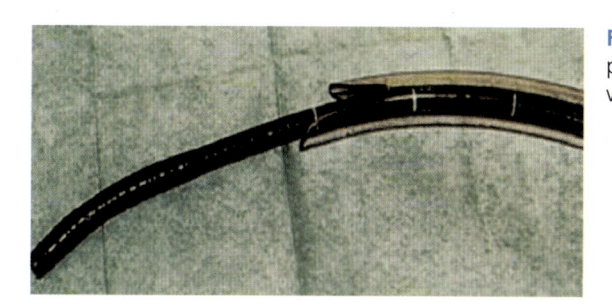

Fig. 7-26. O *overtube* posicionado do videoendoscópio.

extremidade fendida e os dois lábios estejam rigorosamente perpendiculares ao septo diverticular. A marcação feita na lateral do *overtube* ajuda neste posicionamento, pois, em adultos, a marcação de 15 cm indica que o fulcro da fenda deve estar no septo. Com suaves movimentos de rotação e pequenas progressões ou retiradas, visualizamos o perfeito encaixe da fenda do *overtube* ao cavaleiro no septo. Algumas vezes, as duas pás do *overtube* penetram na luz esofagiana: coordenando lenta retirada do videoendoscópio com o *overtube*, consegue-se posicioná-lo adequadamente. Após conseguir-se o posicionamento correto do *overtube*, pede-se para o auxiliar mantê-lo imobilizado, tomando-se também o cuidado de não mover o paciente. Introduzimos o *needle knife* e, com movimentos de rotação do videoendoscópio, consegue-se posicionar a extremidade do mesmo no topo da porção central do septo. Lentamente, inicia-se a secção da mucosa e continua-se cuidadosamente com a secção da muscular. Prossegue-se até aproximadamente 1 cm do fundo do divertículo (Fig. 7-27). Evitamos cortes mais prolongados para prevenir-se perfuração ou secção da mucosa esofagiana abaixo do divertículo que pode resultar em estenose cicatricial. O grupo do Hospital Erasme de rotina coloca um *clip* no fulcro da secção (Fig. 7-28). Temos usado este procedimento somente quando julgamos que a incisão está muito próxima da base da saco herniário. Se não houver intercorrências, após retração do *overtube* para as porções proximais do videoendoscópio, inspeciona-se a faringe e o esôfago proximal, comprovando-se a fácil penetração no esôfago. O paciente retorna para seu quarto, sem sonda e com prescrição de medicação analgésica SOS. Em caso de boa evolução, inicia-se líquidos claros cerca de 8 horas após o procedimento e, no dia seguinte, o paciente tem alta hospitalar com dieta liquidificada por mais 3 dias, prosseguindo lentamente para uma dieta normal, sempre recomendando-se mastigação prolongada. Em caso de qualquer intercorrência, o paciente é instruído para contactar o serviço imediatamente. Nos pacientes que desenvolvem enfisema subcutâneo de pescoço ou mediastino (raios X), posicionamos sonda enteral sob controle endoscópico, iniciamos parassimpaticolítico e solicitamos ao paciente para não

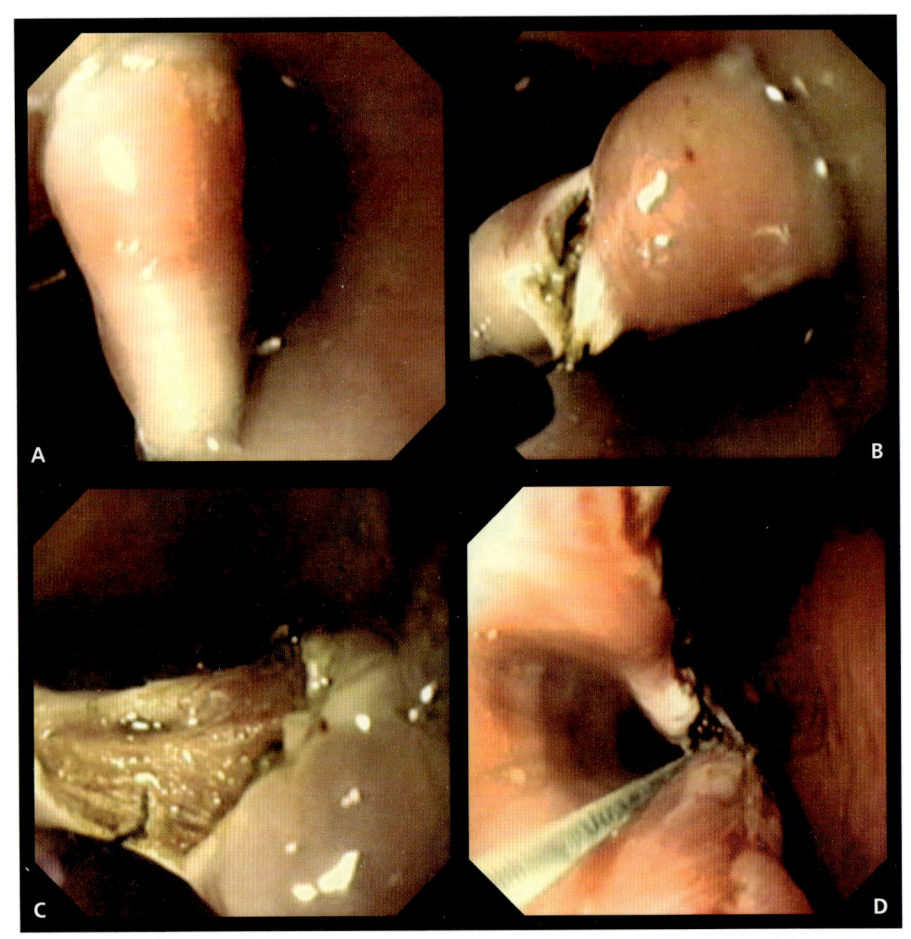

Fig. 7-27. (**A**) Ótima exposição do septo com o *overtube*; (**B**) secção da mucosa; (**C**) secção do músculo cricofaríngeo; (**D**) secção completa do septo.

deglutir saliva. O mantemos em posição de cabeça e tórax elevados, sob hidratação venosa e antibioticoterapia. Após evolução satisfatória, no 4º/5º dia, realizamos videofluoroscopia da deglutição com contraste iodado. Se não existir extravasamento do mesmo, retiramos a sonda enteral e iniciamos dieta de líquidos claros com alta hospitalar no dia seguinte. Geralmente, revemos o paciente em 1 mês quando julgamos a necessidade de prolongamento da secção (Fig. 7-29). Na Figura 7-30, mostramos a boa progressão do contraste baritado 30 dias após diverticulotomia com videoscópio flexível.

Nos pacientes com pequenos divertículos, nos quais é difícil acomodar-se as pás do *overtube* de Erasme, preferimos realizar a secção com o *cap*, com extremo cuidado e lentamente, já que a incisão deve-se limitar às fibras do crico-

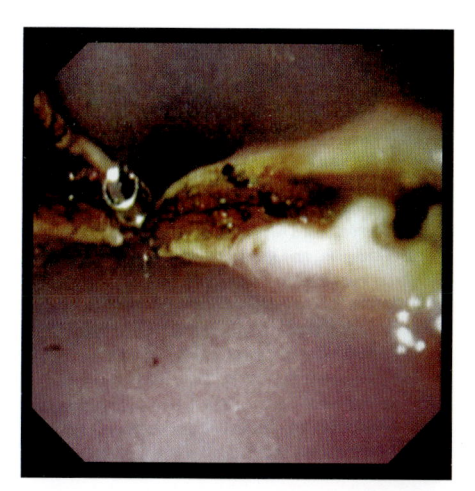

Fig. 7-28. *Clip* colocado no final da secção pelo grupo do H. Erasme.

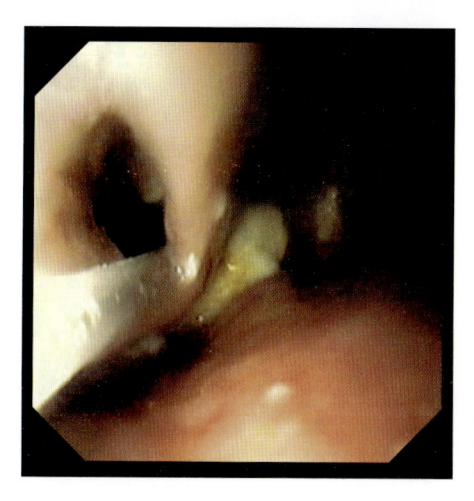

Fig. 7-29. Visão 30 dias após diverticulotomia – curto septo residual: paciente assintomático.

faríngeo. Nos pacientes com volumosos divertículos (mais de 10 cm), que são raros, preferimos a cirurgia peroral (ESD) com espéculo de Weerda e Stapler se não houver limitações ao método. Se este for o caso, indicamos cirurgia aberta (diverticulotomia e miotomia transcervical).

COMPLICAÇÕES DA DIVERTICULOTOMIA COM OS APARELHOS FLEXÍVEIS

Incidem em baixa percentagem e, na maioria das vezes, são resolvidas com métodos endoscópicos ou tratamento clínico. Os sangramentos, em geral, são de pequena monta e cessam espontaneamente. Os maiores são tratados na

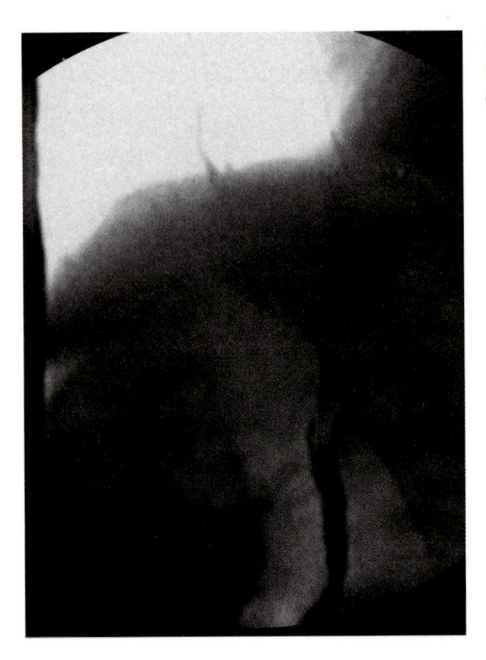

Fig. 7-30. Raio X contrastado mostrado boa deglutição após diverticulotomia de Zenker.

hora com eletrocoagulação monopolar com o *needle knife* ou coagraspe, plasma de argônio ou injeções de adrenalina e, mais raramente, pode-se usar clips hemostáticos.[41] As perfurações são as complicações mais temidas, normalmente associadas a enfisemas subcutâneos, pneumomediastino e até pneumotórax. A secção da parte distal do septo tem de ser muito cuidadosa para se evitar esta complicação, como também nos pequenos divertículos. Julgamos mais prudente deixar 1 cm distal do septo e, em uma revisão posterior, avaliar se persiste disfagia, quando, então, prolonga-se a septotomia. Entretanto, lembramos que, mesmo em casos com boa resolução da disfagia, a persistência de um fundo de saco mais volumoso pode ser causa de acúmulo alimentar e crescimento em longo prazo do divertículo residual. No trabalho original do Hospital Erasme com o uso do *overtube* fendido, de rotina, os autores colocam *clip* no fulcro da secção para evitar perfuração. Temos usado este recurso eventualmente e não de rotina. O enfisema subcutâneo tem sido relatado em até 23%.[41] As perfurações e as enfisemas são normalmente notadas durante o procedimento com tumefação e crepitação no pescoço, queda do p02, hipotensão arterial etc. Se possível, deve-se fechar a brecha com *clips*, dependendo da gravidade, intubar o paciente, iniciar antibioticoterapia inclusive para anaeróbios, passar sonda nasogástrica e manter o paciente sob vigilância rigorosa. Normalmente, a evolução é favorável com início de líquidos orais no 4º dia, de acordo com o estado do paciente. Resta provar se o uso de CO_2 em vez de ar nas endoscopias diminui esta complicação. Por vezes, em pacientes com pequenos enfisemas de subcutâneo quando examinado com contraste iodado não evidenciam escape do mesmo.

Tivemos um paciente que a secção do septo foi completada em uma segunda sessão, prolongando-se o corte até junto à parede esofagiana (Fig. 7-31). Este paciente evoluiu em meses para uma disfagia progressiva e foi confirmada estenose cicatricial do esôfago, tratada com dilatações. Esta é outra razão para não se prosseguir com a secção até junto à parede esofagiana.

As mediastinites, abscessos e outras complicações relacionadas com exames endoscópicos em geral e sedação/anestesia, embora possam ocorrer, são raros e devem se tratados de acordo com os protocolos clássicos.

Vários argumentos são favoráveis a um tratamento do DZ nas suas fases precoces. Entre eles, prevenir suas complicações (broncoaspirações, pneumonias, abscessos de pulmão, desnutrição), evitar a cirurgia em divertículos volumosos e melhorar precocemente a qualidade de vida destes pacientes. Outra razão é a dificuldade de absorção de medicação via oral já que os medicamentos ficam retidos no divertículo, lembrando-se que a maioria deste pacientes são idosos que necessitam de múltiplos medicamentos via oral de uso continuado para várias patologias. Embora raras, complicações da mucosa diverticular como sangramento ou malignização foram relatadas nos pacientes não tratados.

No Quadro 7-2, resumimos nossa experiência pessoal com a diverticulotomia de Zenker usando o *overtube* do Hospital Erasme.

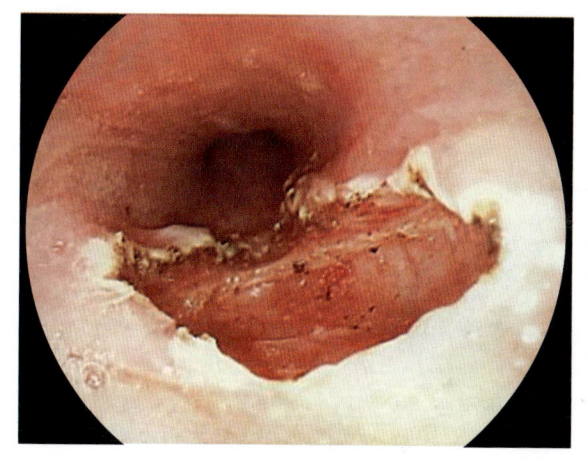

Fig. 7-31. Paciente foi submetido à diverticulotomia. Persistiu disfagia e, 18 meses depois realizamos prolongamento da septotomia até a parede esofagiana. De início, a disfagia melhorou, mais após 2 meses recidivou. Nova EDA mostrou estenose logo abaixo do EES que necessitou de várias dilatações.

Quadro 7-2. Experiência pessoal até novembro de 2013 com o uso do overtube de Erasme para tratamento do divertículo de Zenker

Pacientes	43
Idade	De 56-86 anos
Número de sessões	1 em 36 pacientes
	2 em 5 pacientes
	3 em 2 pacientes
Resultado funcional em curto prazo (até 8 meses)	
Excelente/bom	Em 36 pacientes
Razoável	Em 5 pacientes
Ruim	Em 2 pacientes (não quiseram repetir)

Excelente/bom = rara disfagia para sólidos; razoável = dois episódios de disfagia para sólidos por semana; ruim = mais de dois episódios de disfagia por semana.

CONCLUSÕES

1. Os DZs, embora relativamente raros, aparecem eventualmente na prática gastroenterológica e causam significante diminuição da qualidade de vida, com possíveis complicações.
2. A suspeição clínica deve ser confirmada com estudos radiológico e/ou endoscópicos.
3. O tratamento deve ser precoce, pois além de melhorar a qualidade de vida, impede o crescimento do divertículo e suas complicações, além de permitir a absorção de medicação via oral, frequentemente necessária nestes pacientes.
4. O tratamento é cirúrgico sendo a miotomia do músculo cricofaríngeo a etapa mais importante. A diverticulectomia associada à cricomiotomia via cervical tem provavelmente os melhores resultados a longo prazo, mas são mais difíceis de realizar, necessitam de internações mais prolongadas, são as mais dispendiosas e têm mais complicações. Nos divertículos muito volumosos, julgamos ser a técnica mais bem indicada. Em pacientes muito graves, tem sido relatada sua realização com sedação e anestesia local.
5. A cirurgia transoral com grampeamento do septo tem também excelentes resultados, mas é contraindicada em divertículos pequenos e sempre deixa pequena bolsa residual, que, em longo prazo, pode crescer. Em paciente com pequena abertura da boca, e pouca mobilidade da coluna cervical,

o bom posicionamento do espéculo de Weerda pode ser impossível. Esta técnica tem menos complicações que a cirurgia aberta e necessita de anestesia geral.

6. A diverticulotomia (septotomia) transendoscópica com o uso de videoendoscópios flexíveis é a técnica mais simples de todas. Podem ser feitas com sedação consciente, em ambiente de endoscopia digestiva, costuma ser rápida, é bem tolerada e tem baixos índices de complicações. Os seus custos são os menores, e a alta do paciente é precoce. Os resultados na literatura são bons a curto e médio prazo.
7. A escolha do tipo de tratamento depende do tipo do divertículo, estado do doente, da experiência local e preferência do paciente bem informado.
8. Estudos randomizados em longo prazo seriam muito bem vindos, mas dificilmente serão realizados.

REFERÊNCIAS BIBLIOGRÁFICAS

1. Ludlow A. A case of obstructed deglutition from a preternatural dilatation of and bag formed in, the pharynx. 2nd ed. *Med Observ Inq* 1769;3:85.
2. Watemberg S, Landau O, Avrahami R. Zenker's diverticulum: reappraisal. *Am J Gastroenterol* 1996;91:1494-98.
3. Knuff TE, Benjamin SB, Castell DO. Pharyngoesophageal (Zenker's) diverticulum: a reappraisal. *Gastroenterol* 1982;82:734-36.
4. Lerut T, van Raemdonck D, Guelinckx P *et al.* Pharyngo-oeophageal diverticulum (Zenker's). Clinical therapeutic and morphological aspects. *Acta Gastroenterol Belg* 1990;53:330-37.
5. Huang BS, Unni KK, Payne WS. Long term survival following diverticulectomy for cancer in pharingoesophageal (Zenker's) diverticulum. *Ann Thorac Surg* 1984;38:207.
6. Michot F, Lienhard P, Maillard JN. La myotomie du cricophariyngien est inutile dans la cure chirugicale du diverticule pharingo-oesophagien. *Chirurgie* 1978;104:679-82.
7. Bertelsen S, Aasted A. Results of operative treatment of hypopharyngeal diverticulum. *Thorax* 1976;31:544-47.
8. Ellis Jr FH, Schelegel JF, Lynch VP *et al.* Cricopharyngeal myotomy for pharyngoesophageal diverticulum. *Ann Surg* 1969;170:340-49.
9. Belsey R. Functional disease of the esophagus. *J Thorc Cardiovasc Surg* 1996;52:164-88.
10. Zaninotto G, Narne S, Costantini M *et al.* Tailored approach to Zenker's diverticula. *Surg Endosc* 2003 Jan.;17(1):129-33.
11. Gutschow CA, Hamoir M, Rombaux P *et al.* Management of pharyngoesophageal (Zenker's) diverticulum: which technique? *Ann Thorac Surg* 2002 Nov.;74(5):1677-82; discussion 1682-83.
12. Mosher HP. Webs and pouches of the esophagus, their diagnosis and treatment. *Surg Gynec Obst* 1917;25:175-87.

13. Dohlman G, Matttsson O. The endoscopic operation for hypopharyngeal diverticula: a roentgencinematographic study. *AMA Arch Otolaryngol* 1960;71:744-52.
14. Collard JM, Otte JB, Kestens PJ. Endoscopic stapling technique of esophagodiverticulotomy for Zenker's diverticulum. *Ann Thorac Surg* 1993;56:573-76.
15. Bloom JD, Bleier BS, Mirza N et al. Factors predicting endoscopic exposure of Zenker's diverticulum. *Ann Otol Rhinol Laryngol* 2010;119:736-41.
16. Bonavina L, Rottoli M, Bona D et al. Transoral stapling for Zenker diverticulum: effect of the traction suture-assisted technique on long-term outcomes. *Surg Endosc* 2012 Oct.;26(10):2856-61.
17. Yuan Y, Zhao YF, Hu Y et al. Surgical treatment of Zenker's diverticulum. *Dig Surg* 2013;30(3):207-18.
18. Thaler ER, Weber RS, Goldberg AN et al. Feasibility and outcome of endoscopic staple-assisted esophagodiverticulostomy for Zenker's diverticulum. *Larincoscope* 2001;Sept.;111(9):1506-8.
19. Chang CY, Payapill RJ, Scher RL. Endoscopic staple diverticulostomy for Zenker's diverticulum: review of literature and experience in 159 consecutive cases. *Laryngoscope* 2003 June;113(6):957-65.
20. Colaiaco W. Divertículos faringoesofágicos de Zenker-Stapler endoluminal. In: Sobed *Endoscopia gastrointestinal terapéutica*. São Paulo: Tecmedd, 2006. p. 324-26.
21. Luna RA, Collard JM. Diverticulotomia transoral grampeada – Nota técnica. *Rev Col Bras Cir* 2009;36(3).
22. Fama AF, Moore EJ, Kasperbauer JL. Harmonic scalpel in the treatment of Zenker's diverticulum. *Laryngoscope* 2009;119:1265-69.
23. Sharp DB, Newman JR, Magnuson JS. Endoscopic management of Zenker's diverticulum: stapler assisted versus Harmonic Ace. *Laryngoscope* 2009;119:1906-12.
24. Whited C, Lee WT, Scher R. Evaluation of endoscopic harmonic diverticulostomy. *Laryngoscope* 2012 June;122(6):1297-300.
25. Nielsen HU, Trolle W, Rubek N et al. New technique using Liga Sure for endoscopic mucomyotomy of Zenker's diverticulum. *Laryngoscope* 2014 Sept.;124(9):2039-42.
26. Sakay P. *Tratamento cirúrgico endoscópico das estenoses inflamatórias anulares do esôfago*. Tese Faculdade de Medicina da Universidade de São Paulo, 1980.
27. Sakay P, Ishioka S. *Diverticulotomia de Zenker pela fibroendoscopia*. IV Congresso Brasileiro de Endoscopia Digestiva Tema livre 48 São Paulo, 1982.
28. Ishioka S, Sakai P, Maluf Filho F et al. Endoscopic incision of Zenker's diverticulum: a new approach. *Endoscopy* 1995;27:433-37.
29. Mulder CJ, den Hartg G, Robijin RJ et al. Flexible endoscopic treatment of Zenker's diverticulum: a new approach. *Endoscopy* 1995;27:438-42.
30. Hashiba K, de Paula AL, da Silva JG Et al. Endoscopic treatment of Zenker's diverticulum. *Gastrointest Endosc* 1999;49:93-96.
31. Sakai P, Ishioka S, Maluf F et al. Endoscopic treatment of Zenker's diverticulum with an oblique-end hood attached to the endoscope. *Gastroint Endosc* 2001;54:760-63.
32. Vogelsang A, Preiss C, Neuhaus H et al. Endotherapy of Zenker's diverticulum using the needle-knife technique:long term follow-up. *Endoscopy* 2007;39:131-36.

33. Evrard S, Le Moine O, Hassid S *et al.* Zenker's diverticulum: a new endoscopic treatment with a soft diverticoliscope. *Gastrointest Endoc* 2003;58(1):116-20.
34. Costamagna G, Iacopini F,Tringali A *et al.* Flexible endoscopic Zenker's diverticulotomy: cap-assisted technique vs diverticuloscope assisted technique. *Endoscopy* 2007;39:146-52.
35. Rabenstein T, May A, Michel J *et al.* Argon plasma coagulation for flexible endoscopic Zenker's diverticulotomy. *Endoscopy* 2007;39:141-45.
36. Peretti G, Piazza C, Del Bon F *et al.* Endoscopic treatment of Zenker's diverticulum by carbon dioxide laser. *Acta Otorhinolaryngol Ital* 2010;30:1-4.
37. Hondo FY, Maluf Filho F, Giordano-Nappi JH *et al.* Endoscopic diverticulotomy by harmonic scalpel (Ultracision): an experimental model. *Endoscopy* 2009;41:E104-5.
38. Christiaens P, De Roock W, Van Olmen A *et al.* Treatment of Zenker's diverticulum through a flexible endoscope with a transparent oblique-end hood atthached to teh tip and a monopolar forceps. *Endoscopy* 2007;39:137-40.
39. Repici A, Pagano N, Romeo F *et al.* Endoscopic flexible treatment of Zenker's diverticulum: a modification of the needle-knife technique. *Endoscopy* 2010;42:532-35.
40. Ramchandani M, Nageshwar Reddy D. New endoscopic "scissors" to treat Zenker's diverticulum (with video). *Gastrointest Endosc* 2013;78:645-48.
41. Ferreira LE, Simmons DT, Baron TH. Zenker's diverticula: pathophysiology, clinical presentation, and flexible endoscopic management. *Dis Esophagus* 2008:21(1):1-8.

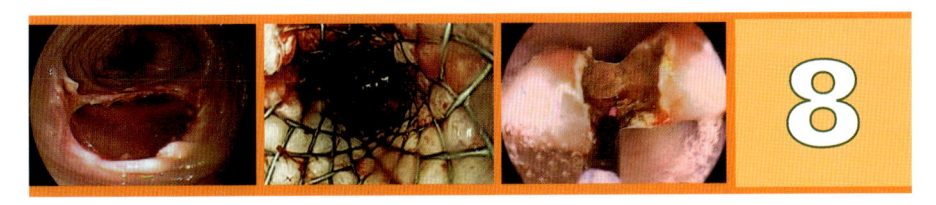

Tratamento Endoscópico do Câncer Precoce do Esôfago – Mucossectomia e Dissecção Endoscópica Submucosa

Vitor Arantes

INTRODUÇÃO

Nos países ocidentais, o carcinoma de células escamosas de esôfago (CCE) geralmente é detectado em estágio avançado, quando as possibilidades de cura são remotas, e o prognóstico reservado. Entretanto, nos anos recentes, ocorreu uma série de avanços na abordagem do CCE de esôfago, como a identificação dos grupos de risco para o surgimento desta neoplasia; o uso da endoscopia de alta resolução e cromoendoscopia com lugol e digital favorecendo o diagnóstico do CCE em estágios iniciais; e o desenvolvimento de técnicas endoscópicas de ressecção tumoral endoluminal em monobloco denominada dissecção endoscópica de submucosa. Este progresso tem possibilitado a aplicação do tratamento endoscópico minimamente invasivo com potencial curativo em pacientes selecionados com CCE superficial de esôfago. O presente capítulo tem o objetivo de descrever os principais avanços recentes ocorridos no manejo da neoplasia esofagiana precoce, com ênfase no papel atual da endoscopia de alta resolução e cromoscopia para o diagnóstico das formas iniciais da doença e na importância das técnicas de ressecção endoluminal minimamente invasiva por via endoscópica, denominadas mucossectomia e dissecção endoscópica de submucosa (DES).

INCIDÊNCIA DO CÂNCER DE ESÔFAGO NO BRASIL

O câncer de esôfago constitui a terceira causa de morte por câncer digestivo.[1] O prognóstico é reservado, com taxa de sobrevida em 5 anos de apenas 15%.[2] No Brasil, estima-se que, em 2014, ocorrerão 10.780 novos casos de câncer de esôfago, sendo 8.010 em homens e 2.770 em mulheres. O carcinoma de células escamosas (CCE) de esôfago predomina em homens (3,6:1) entre o 5º e o 7º decênios de vida, e a taxa de mortalidade no sul do Brasil é de 14,3 homens e de 4,2 mulheres para cada 100.000 habitantes.[4,5] Quando o diagnóstico do CCE de esôfago é feito em estágio inicial, o prognóstico é sensivelmente melhor, com taxas de sobrevida de 95% em 5 anos.[6]

DIAGNÓSTICO DO CCE PRECOCE DE ESÔFAGO

O grande desafio no Brasil e nos demais países ocidentais é estabelecer o diagnóstico do câncer de esôfago em estágio precoce, quando os pacientes são assintomáticos, e as alterações endoscópicas são sutis e de difícil reconhecimento, manifestando por vezes apenas como alteração da coloração do epitélio (mais avermelhada ou mais pálida), rugosidade, irregularidade do padrão microvascular, discreta elevação ou depressão da superfície. O melhor método para rastreamento da neoplasia esofagiana é a endoscopia digestiva alta, especialmente quando associada a técnicas de cromoscopia.[7,8] A aplicação da endoscopia na população geral para rastreamento do CCE de esôfago não é justificável em virtude dos custos do procedimento, porém, em uma população de alto risco, um programa de rastreamento pode ser custo-eficaz. Existe associação do CCE do esôfago com os seguintes fatores: história familiar de câncer, sexo masculino, exposição a nitrosaminas, injúria térmica por bebidas quentes como o mate, deficiência de micronutrientes (riboflavina, retinol, ácido ascórbico, alfatocoferol, selênio, magnésio, zinco), dieta pobre em frutas e vegetais frescos, radiação, abuso de álcool e tabaco, história de CCE de vias aerodigestivas superiores (VADS), lesões cáusticas do esôfago, acalasia, tilose e Síndrome de Plummer-Vinson, infecção pelo papilomavírus humano.[7,8] Dentre todos estes fatores, a história de CCE de VADS é o que guarda relação mais consistente com neoplasia sincrônica ou metacrônica de esôfago, sendo, por isso, recomendada a realização de endoscopia digestiva alta para rastreamento nessa população.[7,8]

A cromoscopia empregando a solução de lugol é considerada método de eleição para o diagnóstico do CCE de esôfago.[4] O lugol é um corante de reação, em que o iodo cora fortemente as células escamosas do esôfago ricas em glicogênio, e não cora as células neoplásicas e displásicas, que são pobres em glicogênio. Um aspecto importante da cromoscopia com lugol e frequentemente negligenciado pelos endoscopistas, é o chamado "sinal da cor rosa".[9,10] Este sinal consiste na mudança de coloração da lesão neoplásica de amarela (lugol negativa) para rósea cerca de 2 a 5 minutos após a aplicação do lugol (Figs. 8-1 e 8-2). Esta transformação se deve aos baixos níveis de glicogênio existente nas células neoplásicas do esôfago, e a sua ocorrência indica a existência de displasia de alto grau ou carcinoma de células escamosas com elevada especificidade.[9,10] A partir de 2009, iniciamos um programa de rastreamento de neoplasia de esôfago em pacientes portadores de CCE de VADS através da endoscopia transnasal sem sedação associada à cromoscopia digital e com lugol. Dentre 106 pacientes examinados, foram identificados 13 casos de CCE de esôfago (12,3%), sendo que, em 77% dos pacientes, a neoplasia se encontrava em estágio inicial, possibilitando o tratamento por via endoscópica em oito casos.[11] Esta elevada incidência ilustra a importância de rastrear estes pacientes de alto risco também no Brasil.

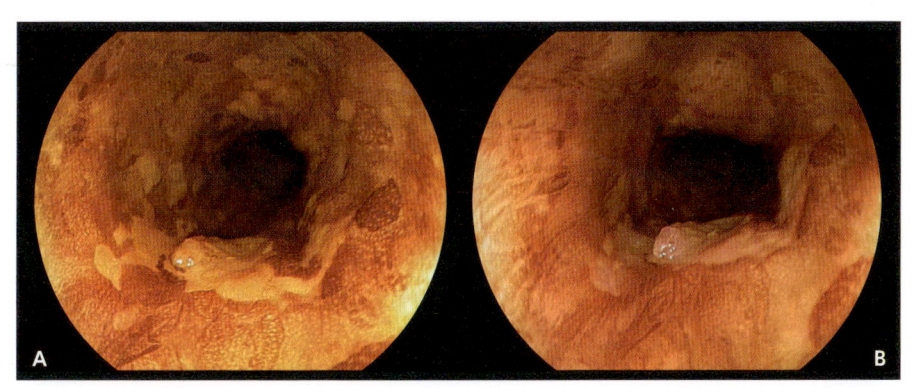

Fig. 8-1. Imagem endoscópica do esôfago após cromoscopia com lugol: (**A**) mucosa normal apresenta-se marrom e destaca-se uma lesão plana que não se cora com o lugol e apresenta coloração amarelada. (**B**) Após 2 minutos, apresenta coloração rósea, caracterizando o sinal da cor rósea, que possui elevado valor preditivo para neoplasia.

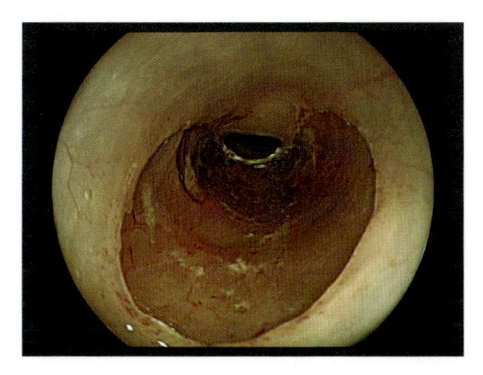

Fig. 8-2. Lesão ressecada em monobloco por DES com histologia mostrando carcinoma de células escamosas com invasão até a muscular da mucosa.

CLASSIFICAÇÃO E ESTADIAMENTO DA NEOPLASIA SUPERFICIAL DE ESÔFAGO

De acordo com classificação endoscópica publicada no Consenso de Paris, neoplasia superficial compreende a lesão cujo aspecto morfológico sugere acometimento das camadas mucosa e submucosa, sem infiltração da muscular própria.[12] No Japão, convencionou-se denominar as lesões superficiais de tipo 0, em referência à classificação de Borrmann para tumores gástricos avançados.[12] Existem três subtipos de lesões superficiais: protruso (tipo 0-I), plano (tipo 0-II) e escavado (tipo 0-III). As lesões protrusas são subclassificadas em pediculada (0-Ip), subpediculada (0-Isp) e séssil (0-Is). No esôfago, são mais frequentes as neoplasias superficiais planas que são subdivididas em superficialmente elevadas com relação à mucosa adjacente (IIA), planas (IIB) e deprimidas (IIC), sendo raras as formas protrusa e escavada.[12] As neoplasias superficiais são ainda subdivididas de acordo com o grau de penetração transmural. M1 corresponde ao epitélio e camada basal, M2 à lâmina própria ou córion e M^3 à muscular da mucosa. O comprometimento da submucosa também é subdividido em SM1 (terço superior), SM2 (terço médio) e SM3 (terço inferior).

Com relação à denominação histopatológica das neoplasias superficiais, a recomendação atual é que seja adotada a normatização de terminologia proposta na Classificação de Vienna, sendo a neoplasia classificada de acordo com a classificação p-TNM ("p" de patologia).[13] Na ausência de invasão da lâmina própria, a lesão é denominada neoplasia intraepitelial de baixo ou de alto grau, sendo empregado também o termo carcinoma *in situ* (pTis). Ocorrendo a invasão da lâmina própria, a neoplasia esofagiana é denominada carcinoma intramucoso ou microinvasivo (pT1 m). Quando ocorre infiltração da camada submucosa, a neoplasia é considerada invasora (pT1sm).

A importância destas subdivisões advém do fato de que o risco de metástase linfonodal em neoplasias superficiais tem íntima relação com a profundidade de invasão da lesão na parede do órgão. Este critério é fundamental para seleção dos pacientes candidatos a tratamento endoscópico com fins curativos. Quando o acometimento é limitado ao epitélio (M1) e à lâmina própria do esôfago (M2), o risco de disseminação linfonodal é próximo de zero, e a excisão local completa é suficiente para cura.[12,14] Quando o câncer invade a muscular da mucosa (M3) e a porção superior da submucosa até a profundidade de 200 μ (SM1), conceitualmente este risco pode atingir de 9 a 19%, respectivamente. Nestes casos, que se situam na fronteira do tratamento endoscópico curativo, é fundamental aprofundar a avaliação e observar atentamente os seguintes parâmetros: tamanho da neoplasia, presença de invasão linfática ou vascular e extensão horizontal (largura) da invasão da muscular da mucosa. No estudo de análise multivariada de Choi *et al.*, avaliando 190 peças de esofagectomia, os autores observaram que nos tumores que atingem focalmente as camadas M3/SM1, quando o tamanho da lesão neoplásica é menor que 3 cm, inexiste invasão linfovascular e o acometimento da lâmina muscular da mucosa tem largura inferior a 3 mm, o risco de metástase linfonodal é muito baixo (1 em 63 casos – 1,5%).[15] Na presença de infiltração maciça da submucosa (SM2 e SM3), metástases linfonodais ocorrem em cerca de 40% dos casos.

Para o estadiamento da neoplasia precoce de esôfago, ademais da avaliação detalhada do aspecto morfológico à endoscopia é recomendada a ultrassonografia endoscópica. O ecoendoscópio radial ou setorial opera em frequências baixas (5 a 12 MHz), o que permite dividir a parede do trato gastrointestinal em cinco camadas. Por possuir maior penetração, o ecoendoscópio capacita avaliar o mediastino e tronco celíaco à procura de linfonodomegalias suspeitas. Os miniprobes de alta resolução, operam com frequências altas entre 15 e 30 MHz, o que permite dividir a parede do trato gastrointestinal em 7 ou 9 camadas, favorecendo avaliação precisa do grau de invasão vertical da neoplasia. Buskens *et al.* analisaram a acurácia da ecoendoscopia no estadiamento de 77 pacientes com neoplasia precoce de esôfago submetidos à esofagectomia.[16] A análise histológica da peça cirúrgica constituiu o padrão ouro. Os autores observaram que a ecoendoscopia corretamente demonstrou a ausência de linfonodos em 93% dos casos. O valor preditivo negativo da ecoendoscopia para detectar a ausência de invasão submucosa foi de 95%.

Para maximizar a acurácia da ecoendoscopia no CCE de esôfago, recomendamos combinar o uso de miniprobe de alta frequência para o estádio T e ecoendoscópios dedicados para rastreamento linfonodal. A presença de linfonodos metastáticos sugere que a lesão neoplásica não seja curável apenas com a ressecção local. O principal fator limitante da ecoendoscopia em pacientes com neoplasia esofagiana precoce consiste no superestadiamento provocado por reação desmoplásica ou inflamatória subjacente à neoplasia, fator que pode resultar no encaminhamento incorreto do paciente para outras formas de tratamento, que não o endoscópico. A inexistência de sinais definitivos de invasão neoplásica profunda da camada submucosa e de linfonodomegalias malignas fundamenta a indicação da ressecção endoscópica. A conduta final será determinada pela análise histológica sistematizada do espécime ressecado. Caso esta avaliação identifique invasão de M3 ou SM, invasão linfovascular ou comprometimento da margem profunda de ressecção pelo tumor, o tratamento deve ser redirecionado (quimioterapia e radioterapia adjuvantes ou cirurgia). Considerando que a avaliação histológica será o fator decisivo para definição da conduta final, todo esforço deve ser feito para se produzir um espécime de qualidade e evitar que a neoplasia esofagiana seja fragmentada, como ocorre na mucossectomia *piece-meal*, pois este método prejudica análise adequada das margens e caracterização de ressecção endoscópica como R0 (remoção completa da neoplasia).

INDICAÇÕES PARA TRATAMENTO ENDOSCÓPICO DE NEOPLASIA ESOFAGIANA SUPERFICIAL

Os critérios classicamente aceitos para se indicar a ressecção endoscópica para tratamento da neoplasia esofagiana superficial incluem acometimento em profundidade restrito às camadas M1 e M2 (epitélio e lâmina própria); extensão longitudinal máxima de 3 cm e extensão lateral inferior a 3/4 da circunferência; limite de quatro lesões.[14] Com o aperfeiçoamento das técnicas de ressecção endoscópica, em particular após o surgimento da DES, estes critérios se ampliaram, aceitando-se, atualmente, o tratamento endoscópico de lesões maiores que 3 cm, que ocupem toda a circunferência esofagiana e sem limite quanto ao número de lesões, desde que sejam intramucosas.

As modalidades de tratamento endoscópico da neoplasia esofagiana incluem as técnicas de ressecção (mucossectomia ou DES) e as técnicas de ablação. Os métodos de ablação incluem a terapia fotodinâmica, coagulação com plasma de argônio, YAG-*laser*, eletrocoagulação multipolar e, mais recentemente, ablação por radiofrequência. As modalidades ablativas impossibilitam a análise histopatológica da lesão neoplásica erradicada, informação crucial para definir se a intervenção endoscópica foi curativa. Portanto, os métodos ablativos não devem ser indicados para o tratamento endoscópico do CCE de esôfago. Nesta revisão, abordaremos em detalhes o papel da mucossectomia e da DES no manejo da neoplasia esofagiana superficial.

PRINCÍPIOS TÉCNICOS DA MUCOSSECTOMIA ENDOSCÓPICA

A parede do trato gastrointestinal é composta de dois componentes principais: mucosa e muscular própria. Estes elementos estão unidos por uma camada de tecido conectivo frouxo (submucosa). A parede do esôfago possui espessura entre 3,5 e 4 mm. Portanto, ao se ressecar uma lesão neoplásica superficial, existe o risco de apreensão inadvertida da muscular própria e consequente perfuração visceral. Para prevenir a perfuração é necessário injetar fluidos na camada submucosa para elevação da lesão-alvo e afastamento da muscular própria. A solução mais frequentemente utilizada é a solução salina a 0,9%. Entretanto, a solução salina dissipa-se rapidamente, o que dificulta a remoção de lesões maiores que 1 cm. Para estes casos, têm sido desenvolvidas soluções viscosas que promovem o efeito da "bolha" por período prolongado.[17] As soluções viscosas mais empregadas são o hialuronato de sódio, o glicerol e a hidroxipropilmetilcelulose.[17] A elevação completa da lesão neoplásica após infiltração da submucosa praticamente assegura que não existe invasão de planos profundos pela neoplasia. Após injeção de volume suficiente de solução na submucosa, a lesão-alvo elevada pode ser apreendida pela alça diatérmica e ressecada com margem de segurança, sendo este procedimento denominado mucossectomia.

Existem variações técnicas descritas na mucossectomia: injeção e laçamento; injeção, apreensão e levantamento da lesão com pinça e laçamento *(strip biopsy)*; mucossectomia com auxílio de cap e sucção; mucossectomia após aplicação de bandas elásticas. A mucossectomia com o auxílio do cap ou de ligadura elástica são os métodos mais recomendados para aplicação no esôfago.[14,18] As Figuras 8-3 e 8-4 ilustram a técnica de mucossectomia com *cap* para ressecção de uma pequena lesão precoce de esôfago.

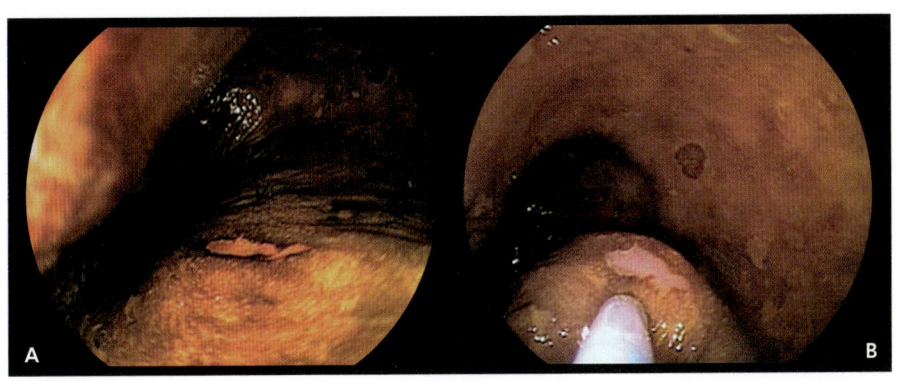

Fig. 8-3. (**A**) Pequena lesão plana 0IIB lugol negativa de esôfago observada à cromoscopia com lugol; (**B**) injeção submucosa de HPMC com elevação satisfatória da lesão. Observe o sinal da cor rósea.

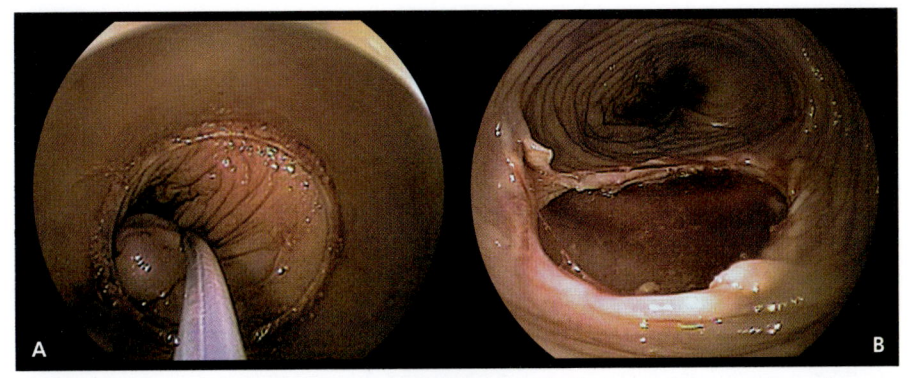

Fig. 8-4. (**A**) *Cap* posicionado na ponta do endoscópio e lesão apreendida com alça após aspiração. (**B**) Mucossectomia com ressecção em bloco da lesão. Histologia mostrou displasia de alto grau restrita ao epitélio (M1) com margens livres.

Resultados da mucossectomia no esôfago

Os resultados mais consistentes acerca do emprego da mucossectomia em neoplasias do esôfago são provenientes da experiência japonesa. Inoue publicou uma série de 142 pacientes com câncer esofagiano precoce submetidos à mucossectomia, com acompanhamento tardio de 9 anos.[18] Quando todos os critérios foram respeitados, não ocorreu nenhum caso de recidiva local ou metástases. A taxa de sobrevida em 5 anos foi de 95%, e não ocorreu óbito relacionado com o câncer. Endo *et al.* reportaram os resultados da mucossectomia no câncer intramucoso de esôfago menor que 2 cm e ocupando menos que 1/3 da circunferência.[19] A taxa de sobrevida em 5 anos foi de 100%, recidiva ocorreu em 7% e foi conduzida com retratamento local. Yoshida *et al.* não observaram diferença na taxa de sobrevida em 5 anos em pacientes com neoplasia de esôfago com acometimento de M1 e M2 tratados por mucossectomia (86% sobrevida em 5 anos) ou por esofagectomia (83,2% sobrevida em 5 anos).[20]

A eficácia da mucossectomia endoscópica, quando todos os critérios são respeitados para tratamento curativo, já está bem demonstrada, não havendo benefício para a esofagectomia neste subgrupo.[20] Contudo, mesmo quando alguns critérios são violados, alguns autores têm proposto tratamentos alternativos à ressecção cirúrgica. Shimizu *et al.* relataram uma série de 16 pacientes submetidos à mucossectomia endoscópica em lesões que apresentavam invasão da muscular da mucosa e submucosa e que se recusaram a submeter-se a esofagectomia.[21] Estes pacientes receberam radioterapia e quimioterapia adjuvante após a mucossectomia. O autor comparou a evolução destes pacientes com outros 39 indivíduos com CCE precoce submetidos à esofagectomia. Nenhum paciente do grupo mucossectomia e quimiorradioterapia apresentou metástases ou recorrência tumoral. A sobrevida em 5 anos do grupo tratado endoscopicamente foi de 100% e dos pacientes operados foi de 87,5%. Embora não tenha sido um estudo randomizado e controlado, estes achados sugerem que, mesmo quando os critérios curativos de ressecção endoscópica estão incompletos, a complementação terapêutica com quimioterapia e radioterapia parece ser uma alternativa de igual eficácia à esofagectomia.

DISSECÇÃO ENDOSCÓPICA DE SUBMUCOSA

A técnica de DES foi desenvolvida no Japão há cerca de 15 anos com o objetivo de permitir a ressecção em monobloco de lesões neoplásicas de tamanho superior a 2 cm.[22-24] As vantagens principais da DES são a produção de espécime adequado para avaliação histológica e a obtenção de uma ressecção local de maior potencial curativo e menor taxa de recorrência.[25] Esta técnica foi inicialmente projetada para aplicação no estômago. O seu emprego no esôfago se deu de forma mais lenta, por tratar-se de procedimento de maior complexidade e de execução de técnica mais difícil se comparado ao estômago. O refinamento e a padronização da técnica de DES, assim como o desenvolvimento de novos acessórios, têm possibilitado difundir a aplicação desta modalidade no manejo do CCE de esôfago. O incremento da detecção da neoplasia em estágio precoce pela endoscopia, associada à morbimortalidade da esofagectomia, constituem-se fatores estimulantes para o aprimoramento das intervenções terapêuticas endoluminais, que permitam preservar o órgão e a qualidade de vida dos pacientes. Atualmente, a DES constitui o método de eleição para o tratamento da neoplasia esofagiana precoce no Japão, e este procedimento vem sendo incorporado no Brasil e em outros países ocidentais.

Equipamentos e acessórios para DES

Para realização de DES recomendam-se os seguintes equipamentos:

- Endoscópio de alta resolução e magnificação para delimitação das margens de ressecção e com canal específico de irrigação de água (função *waterjet*). Canal de trabalho terapêutico é desejável.
- Bomba de infusão de água com regulagem de pressão.
- Insuflador de CO_2.

Unidade eletrocirúrgica especializada para uso em endoscopia que possua modo de corte pulsado *endocut*, além dos *softwares dry-cut, soft coagulation, forced coagulation, spray coagulation* e *swift coagulation*. Todo operador disposto a realizar DES deve conhecer profundamente as propriedades eletrocirúrgicas e os parâmetros indicados para cada etapa do procedimento.

Dentre os acessórios utilizados para DES, existe uma série de estiletes desenvolvidos por especialistas japoneses, destacando-se:

- Estiletes: *Flush-Knife, IT-Knife, Hook-Knife, Flex-Knife, Dual-Knife, Hibrid-Knife, Safe-Knife* e *Swan-Blade*.
- Cateteres para injeção submucosa de 25 Gauge.
- Pinças de coagulação para hemostasia.
- Endoclipes para manejo de perfurações.
- Dispositivos plásticos de fixação na ponta dos endoscópios *(caps)*.
- Pinças de corpo estranho ou alças com rede para recuperação do espécime.
- Overtube com válvula de controle de escape de ar.
- Soluções para injeção submucosa: hialuronato de sódio a 0,4%, hidroxipropil-metilcelulose a 0,4%, manitol a 10%, solução salina a 0,9%.

Técnicas de DES

O paciente deve ser submetido primeiramente à avaliação pré-operatória e de risco cirúrgico, recordando que a maioria dos pacientes com CCE de esôfago são consumidores de álcool e tabaco. O tratamento deve ser feito em regime de internação hospitalar. No Japão, os procedimentos são realizados rotineiramente sob sedação. Porém, para os iniciantes na técnica, ou quando o tempo estimado de execução for superior a 2 horas, recomenda-se o concurso de anestesiologista e emprego de anestesia geral com intubação orotraqueal.[26] Monitoração cardiopulmonar e oximetria de pulso são mandatórios em todos os casos, assim como uso de sonda vesical de demora em procedimentos prolongados. Apesar de não existirem evidências científicas que fundamentem o uso de antibiotocoprofilaxia para DES de esôfago, esta prática é amplamente difundida em centros japoneses. O autor recomenda o emprego de cefalosporinas de segunda geração por via endovenosa durante 48 horas.

Existem algumas estratégias técnicas para DES. Neste capítulo, descreveremos a abordagem adotada pelo autor do capítulo. Inicialmente, deve ser inspecionada minuciosamente a lesão utilizando endoscópios com magnificação óptica e cromoscopia digital, contendo em sua extremidade distal um dispositivo plástico acoplado e fixado *(cap)* com 4 mm de comprimento.[27-30] Em seguida, deve se proceder à cromoscopia com lugol a 0,8%, para delineamento preciso dos limites da lesão. No esôfago, utilizamos estilete curto de 1,5 mm de comprimento com ponta arredondada, e que permite realizar todos os passos da DES: marcação, incisão, dissecção submucosa, injeção simultânea de solução salina e hemostasia dos vasos sanguíneos (Flush-knife Ball-tiped 1.5, Fujinon Fujifilm Co., Japan).[28] Recomenda-se empregar a unidade eletrocirúrgica VIO (ERBE Elektromedizin, Turbingen, Germany). O Quadro 8-1 demonstra os parâmetros cirúrgicos de eletrocautério utilizados para DES de esôfago. Após a cromoscopia, procede-se à marcação dos limites de ressecção respeitando-se margens mínimas de 2 a 5 mm (parâmetros: Coagulação *Soft*, Efeito 5, 100 Watts). As margens proximal e distal no esôfago devem ser amplas (5 mm), enquanto

Quadro 8-1. Parâmetros recomendados para dissecção endoscópica de submucosa no esôfago utilizando *Flush Knife Ball-Tipped* (Fujifilm Co., Tóquio, Japão) em unidade eletrocirúrgica VIO (ERBE Elektromedizin, Turbingen, Germany)

Marcação	Soft Coag	Eff. 5, 100 W
Incisão da mucosa	Endocut I	Eff. 4, Dur 2 Int 3
Dissecção da submucosa	Forced Coag Swift Coag*	Eff. 2, 40 W Eff. 1, 100 W
Hemostasia	Soft Coag	Eff. 5, 100 W

*Utilizar *swift* coag em caso de fibrose.

as margens laterais podem ser mais conservadoras (2 mm), para minimizar o risco de estenose esofagiana secundário a ressecções circunferenciais. Procede-se à injeção submucosa com cateteres injetores de 25 Gauge. Inicialmente, realiza-se uma primeira bolha submucosa com solução salina a 0,9% e, em seguida, injeta-se solução viscosa de hialuronato de sódio que mantém uma elevação submucosa mais prolongada. A injeção submucosa deve ser iniciada na margem proximal (oral) da lesão, prosseguindo-se em injeções sucessivas de 1 a 3 mL ao longo de uma das margens laterais (esquerda ou direita) e, finalmente, na margem distal (anal), devendo ser observada uma elevação satisfatória da lesão *(lifting-sign)*. Devem ser evitadas injeções transfixando o centro da lesão neoplásica para minimizar o risco de implante tumoral na muscular própria. Procede-se à incisão da mucosa (Endocut I, Efeito 4, duração de corte 2, intervalo de corte 3) na seguinte sequência: margem oral – incisão transversal; margem lateral – incisão longitudinal; margem anal – incisão transversal, formando uma configuração em "C". Procede-se à dissecção da camada submucosa no sentido oral-anal (Coagulação *Forced* Efeito 2, 40 Watts), criando-se um retalho a partir da incisão lateral em direção ao centro da lesão, sempre precedendo à aplicação de corrente elétrica, novas injeções de solução salina na submucosa. A dissecção deve ser realizada na camada submucosa profunda, entre a muscular própria e a trama vascular submucosa do esôfago, otimizando o controle vascular. A perfeita hemostasia dos vasos submucosos é fundamental para um procedimento seguro e com campo de visão exangue, conforme previamente descrito.[29,30] Os vasos perfurantes do esôfago devem ser identificados e isolados, e hemostasia realizada com aplicação de coagulação *Soft* Efeito 5, 100 Watts por 3 a 5 segundos de cada lado do vaso, seguido da secção do vaso com coagulação forçada. Caso a manobra hemostática com FK não seja eficaz, deve-se proceder à hemostasia com pinça fórceps (*coag grasper*, Olympus Co. Japão). Após a dissecção de 70 a 80% da lesão, desde sua margem oral até a margem anal, deve-se proceder à injeção submucosa de hialuronato de sódio na margem lateral ainda não abordada. Procede-se, então, à incisão longitudinal da mucosa na margem lateral no sentido oral-anal. A dissecção submucosa é finalizada a partir do retalho criado previamente, utilizando-se o *cap* para exposição do espaço submucoso. O movimento do FK deve ser sempre paralelo ao eixo da parede esofagiana, jamais perpendicular à muscular própria. Finalizada a ressecção, o espécime deve ser recuperado com pinça de corpo estranho, tomando-se o cuidado de apreender o espécime pela sua face submucosa, a fim de não danificar a mucosa. O sítio de ressecção deve ser cuidadosamente examinado, vasos protuberantes coagulados com pinça fórceps e lacerações da camada muscular própria devem ser aproximadas por *clips*. A Figura 8-5 representa a técnica descrita.

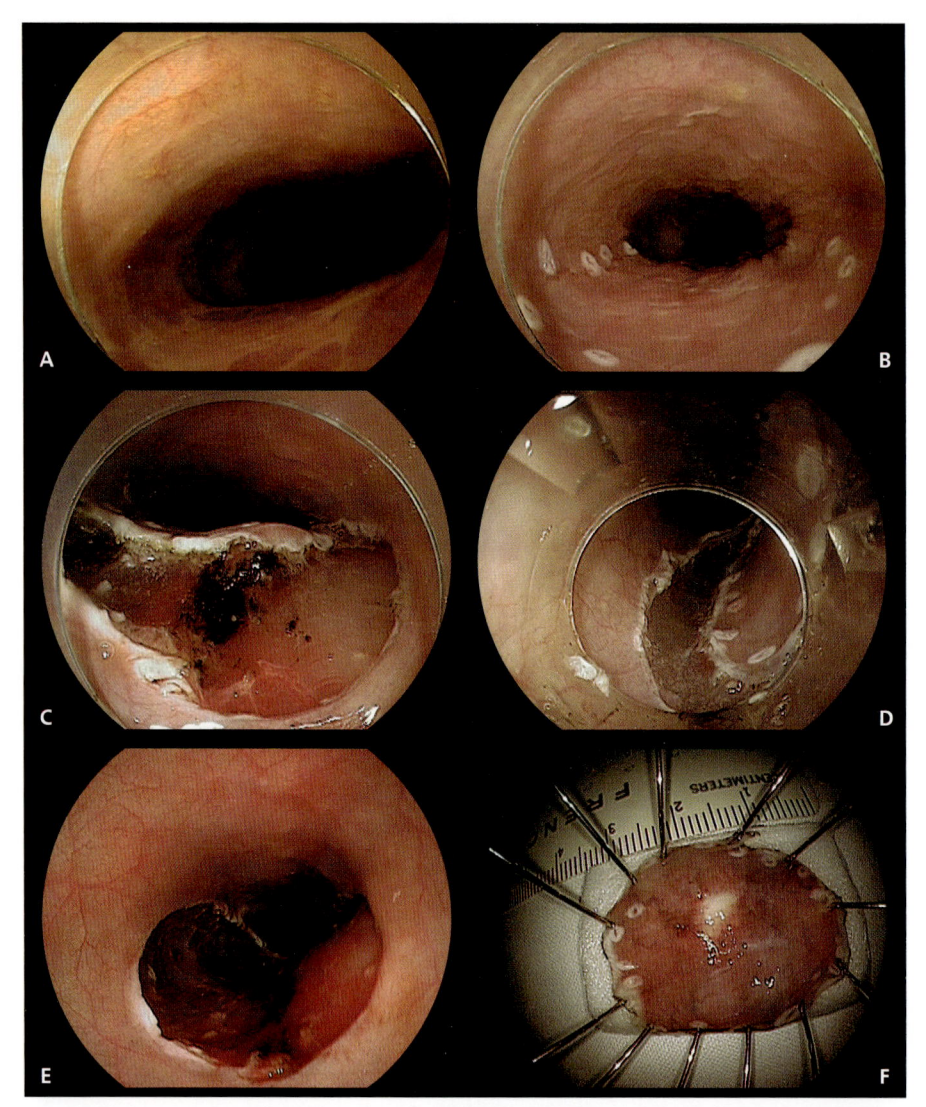

Fig. 8-5. (**A**) Lesão plana de esôfago lugol-negativa tipo 0IIB; (**B**) injeção submucosa mostra elevação completa da lesão. Observe as marcas para delimitar o sítio de ressecção; (**C**) incisão semicircular da mucosa com formato em "C", com abertura das margens proximal e distal e da margem lateral esquerda; (**D**) dissecção da camada submucosa no sentido oral-anal e da incisão para o centro da lesão criando um retalho; (**E**) incisão mucosa da margem lateral direita; (**F**) produto de ressecção endoscópica fixado em placa de borracha para estudo histológico. Observe que toda a lesão não corada assim como as marcas estão incluídas no espécime. Histologia confirmou carcinoma de células escamosas bem diferenciado restrito à lâmina própria (M2), com margens livres de neoplasia e sem invasão vascular ou linfática.

Outra variante da DES consiste na técnica de tunelização, frequentemente empregada por autores japoneses em lesões circunferenciais, e aplicada pelo autor deste capítulo no período entre 2009 e 2012.[31] A técnica consiste resumidamente em se realizar primeiramente a incisão anal transversa que define o limite distal da DES, seguida da incisão oral transversa. Posteriormente, utilizando-se um *cap* oblíquo (St-Hood), procede-se à tunelização da camada submucosa em sentido oral-anal até se atingir a incisão distal. Finalmente, são realizadas as incisões laterais em ambos lados e é finalizada e ressecção. Utilizando esta estratégia em 25 pacientes com neoplasias de esôfago, foram obtidas taxas de ressecção em bloco de 92% e taxa de ressecção curativa de 80%.[31] Ocorreram duas complicações nesta série, um paciente com enfisema subcutâneo e mediastinal tratado de forma conservadora e uma perfuração esofágica tratada por aplicação de *clips* e manejo clínico. Houve dois casos de recidiva local (8%) no período de acompanhamento que variou de 3 meses a 3 anos.

Caso o sítio final de ressecção apresente extensão superior a 75% da circunferência, recomenda-se a injeção de 4 mL de acetato de triancinolona 10 mg/mL, através de cateter injetor, efetuando-se cerca de 20 punções com alíquotas de 0,2 mL por punção, dirigidas tanto para a borda como para o centro do sítio de ressecção e aplicadas delicadamente de modo a atingir a superfície da camada muscular própria (Fig. 8-6). Esta medida tem o objetivo de minimizar o risco de estenose esofagiana. Em estudo comparativo publicado recentemente com 41 pacientes com ressecções esofagianas circunferenciais, divididos em dois grupos (com e sem injeção de triancinolona), o grupo tratado apresentou 19% de estenose esofagiana contra 75% observado no grupo-controle.[32] Recentemente, tem sido proposto a administração de corticoides por via oral para prevenção da estenose esofagiana com dose inicial de 30 mg de prednisolona, sendo o tratamento mantido por 4 a 8 semanas.[33]

Recuperação e preparo do espécime

Esta é uma etapa fundamental frequentemente negligenciada pelos endoscopistas ocidentais e realizada de forma sistemática pelos japoneses. O espécime recuperado deve ser estendido, fixado com alfinetes em placa de isopor, fotografado e observado quanto à presença de todas as marcas de demarcação dentro da peça. Adicionalmente, pode ser feita a cromoscopia com lugol do espécime que contribui para a avaliação das margens laterais. Posteriormente, o espécime deve ser fixado em formalina e encaminhado para o serviço de anatomia patológica, após contato prévio com o patologista assistente, que, em condições ideais, deve ser treinado e motivado no estudo destas peças. O patologista deve cortar o espécime em fragmentos paralelos de 2 mm de largura, e avaliá-lo

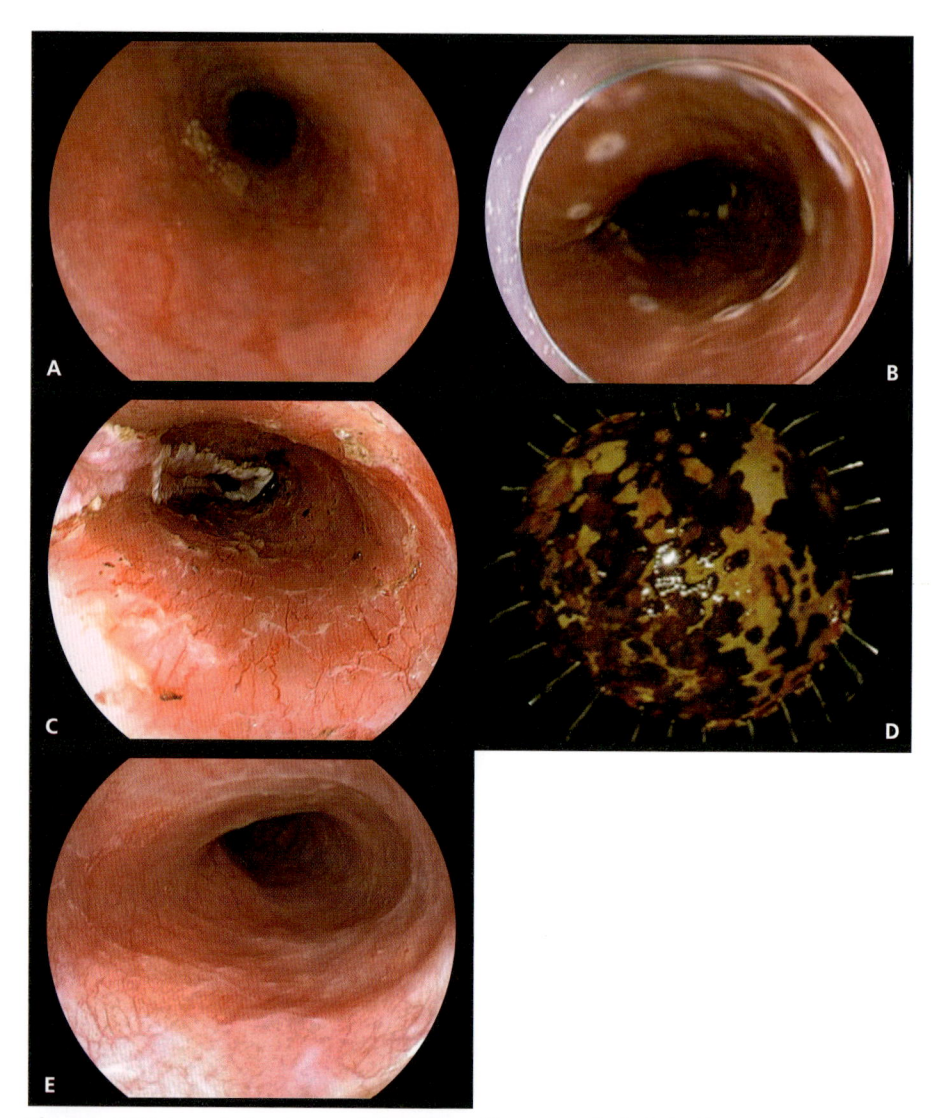

Fig. 8-6. (A) Extensa lesão plana multifocal de esôfago com displasia às biópsias; **(B)** lesão demarcada para ressecção com acometimento circunferencial; **(C)** lesão ressecada circunferencialmente por dissecção endoscópica de submucosa com preservação de uma estreita faixa de mucosa escamosa. Paciente recebeu injeção de triancinolona no sitio de ressecção (procedimento realizado pelo Dr. Takashi Toyonaga, VIII Workshop Internacional de Endoscopia Digestiva, Instituto Alfa de Gastroenterologia em Belo Horizonte). **(D)** Lesão fixada para histologia e corada com lugol. Observe as áreas lugol-negativas. Histologia revelou displasia de alto grau multifocal com margens livres. **(E)** Controle endoscópico em 3 meses mostra cicatriz com reepitelização completa e ausência de estenose.

conforme a Classificação de Viena, informando o grau de diferenciação do tumor, a profundidade de invasão e se a ressecção foi completa.[13] Devem ser estudadas as margens proximal, distal, lateral e vertical. Em peças cirúrgicas que contêm a mucosa, submucosa, muscular própria e adventícia, a análise semiquantitativa da profundidade de invasão submucosa é confiável, pois se consegue dividir a submucosa em três segmentos de igual espessura (Sm1, Sm2 e Sm3). Em peças de ressecção endoscópica, nem sempre a submucosa está completa, e esta distinção é menos confiável. Nestes casos, adota-se a medida micrométrica quantitativa em mícron (μ) da invasão submucosa a partir da última camada de muscular da mucosa, estabelecendo-se um ponto de corte a partir do qual se considera maior risco de metástase linfonodal (SM2), que no esôfago situa-se abaixo de 200μ.[12] Adicionalmente, pode ser realizado estudo imuno-histoquímico com D2-40 e CD34 para complementar a avaliação de invasão vascular ou linfática, protocolo que temos adotado desde 2008.[34]

Resultados da DES na neoplasia de esôfago

Existem poucas séries publicadas na literatura sobre o emprego da DES em neoplasias de esôfago, e o resumo dos resultados das principais publicações encontra-se descrito no Quadro 8-2. Somente 5 anos após o surgimento da DES no estômago, surgiram as primeiras experiências com o uso da ESD no esôfago e no cólon. Toyonaga *et al.* estão entre os primeiros a reportar a aplicação da DES em tumores de esôfago em 2005.[27] Os autores relataram 20 pacientes portadores

Quadro 8-2. Resultados da dissecção endoscópica de submucosa na neoplasia superficial de esôfago

Autor, ano (Ref.)	Nº de casos	Dispositivo principal	Taxa de ressecção em bloco	Taxa de ressecção curativa	Complicações agudas
Toyonaga, 2005[27]	20	Flush-Knife	100%	100%	EM – 5%
Fujihiro, 2006[25]	43	Flex-Knife	100%	78%	Perf.– 6,9%
Ishihara, 2008[35]	31	Hook-Knife	100%	97%	Perf.– 3,3%
Repici, 2010[36]	20	Hook-Knife	90%	90%	EM – 10%
Ishi 2010[38]	35	Flex-Knife	100%	89%	0%
Lee, 2012[39]	22	IT-Knife 2	97,8%	77,3%	EM – 4,5% Perf. – 4,5% Hemor. – 4,5%
Arantes, 2013[31]	25	Flush-Knife	92%	80%	EM – 8% Perf. – 4%

Ref. = referência; EM = enfisema mediastinal; Perf. = perfuração; Hemor. = hemorragia.

de CCE de esôfago, que foram submetidos à ESD, obtendo-se ressecção em bloco e com margens livres em 100% dos casos, com diâmetro médio do espécime de 47 mm, em tempo médio de 65 minutos. Nesta série, ocorreu apenas uma complicação que foi enfisema mediastinal, conduzido clinicamente. Fujishiro *et al.* apresentaram resultados semelhantes em 43 pacientes, obtendo-se 100% de ressecção em bloco, porém, em 22% dos casos, a ressecção endoscópica não foi curativa em virtude do comprometimento das margens.[25] Ocorreram quatro casos de perfuração tratados conservadoramente. Ishihara *et al.* publicaram uma análise comparativa dos resultados da DES em relação à mucossectomia em pacientes com neoplasia esofagiana menor de 20 mm.[35] As taxas de ressecção em bloco e de ressecção curativa da DES (100% e 97%) foram superiores às técnicas de mucossectomia com cap (87 e 71%) e por *strip biopsy* (71 e 46%). Não houve diferenças quanto à ocorrência de complicações entre as três técnicas, sinalizando que, quando o endoscopista é adequadamente treinado, a taxa de complicações da DES é semelhante à da mucossectomia. Apenas recentemente surgiram as primeiras experiências com DES para neoplasia de esôfago em países europeus e no Brasil (Quadro 8-2).[31,36,37]

CONSIDERAÇÕES FINAIS

A DES é uma realidade na Ásia e considerada a terapêutica de eleição do CCE precoce de esôfago, e vem sendo incorporada progressivamente nos centros ocidentais. No Brasil e na América Latina, o maior desafio continua sendo promover o diagnóstico precoce da neoplasia esofagiana através da capacitação dos endoscopistas e da instituição de programas de rastreamento em pacientes de alto risco. Adicionalmente, é fundamental formar centros de referência com recursos humanos especializados e treinados, apoiados por infraestrutura completa, para que possa ocorrer expansão da DES nestes países, com benefícios evidentes na qualidade de vida e redução da morbimortalidade dos pacientes com CCE de esôfago.

REFERÊNCIAS BIBLIOGRÁFICAS

1. Blot WJ. Esophageal cancer trends and risk factors. *Semin Oncol* 1994;21:403-10.
2. Remontet L, Esteve J, Bouvier Am *et al*. Cancer incidence and mortality in France over the period 1978-2000. *Rev Epidemiol Sante Publique* 2003;51:3-30.
3. Brasil. *Estatísticas do Instituto Nacional do Câncer, Rio de Janeiro – 2014*. Acesso em: 26 Jun. 2014. Disponível em: <http://www.inca.gov.br>
4. Yokoyama A, Ohmori T, Makuuchi H *et al*. Successful screening for early esophageal cancer in alcoholics using endoscopy and mucosa iodine staining. *Cancer* 1995;76:928-34.

5. Fagundes RB, de Barros SGS, Pütten ACK et al. Occult dysplasia is disclosed by lugol chromoendoscopy in alcoholics at high risk for squamous cell carcinoma of the esophagus. *Endoscopy* 1999;31:281-85.
6. Moreira EF, Carvalho SD, Coelho JCCGP. Cromoscopia com lugol na detecção do câncer de esôfago. Diretrizes da Sociedade Brasileira de Endoscopia Digestiva (SOBED). Disponível em: <www.sobed.org.br>
7. American Society for Gastrointestinal Endoscopy. ASGE guideline: the role of endoscopy in the surveillance of premalignant conditions of the upper GI tract. *Gastrointest Endosc* 2006;63:570-80.
8. Dubuc J, Legoux JL, Winnock M et al. Endoscopic screening for esophageal squamous-cell carcinoma in high-risk patients: a prospective study conducted in 62 french endoscopy centers. *Endoscopy* 2006;38:690-95.
9. Shimizu Y, Omori T, Yokyama A et al. Endoscopic diagnosis or early squamous neoplasia of the esophagus with iodine staining: High-grade intraepithelial neoplasia turns pink within a few minutes. *J Gastroenterol Hepatol* 2008;23:546-50.
10. Ishihara R, Yamada T, Iishi H et al. Quantitative analysis of the color change after iodine staining for diagnosing esophageal high-grade intraepithelial neoplasia and invasive cancer. *Gastrointest Endosc* 2009;69:213-18.
11. Arantes V, Albuquerque W, Dias CAF et al. Effectiveness of unsedated transnasal endoscopy with white-light, FICE and lugol staining for esophageal cancer screening in high-risk patients. *J Clin Gastroenterol* 2013;47:314-21.
12. The Paris endoscopic classification of superficial neoplastic lesions. *Gastrointest Endosc* 2003;58(Suppl 6):S3-S43.
13. Schempler RJ, Riddel RH, Kato Y et al. The Vienna classification of gastrointestinal epithelial neoplasia. *Gut* 2000;47:251-55.
14. Inoue H, Fukami N, Yoshida T et al. Endoscopic mucosal resection for esophageal and gastric cancers. *J Gastroenterol Hepatol* 2002;17:382-88.
15. Choi JI, Park YS, Jung HY et al. Feasibility of endoscopic resection in superficial esophageal squamous carcinoma. *Gastrointest Endosc* 2011;73(5):881-89.
16. Buskens CJ, Westerterp M, Lagarde SM et al. Prediction of appropriateness of local endoscopic treatment for high-grade dysplasia and early adenocarcinoma by EUS and histopathologic features. *Gastrointest Endosc* 2004;60:703-10.
17. Arantes V, Albuquerque W, Benfica E et al. Submucosal injection of 0.4% hydroxypropyl methylcellulose facilitates endoscopic mucosal resection of early gastrointestinal. *J Clin Gastroenterol* 2010;44(9):615-19.
18. Inoue H. Endoscopic mucosal resection for esophageal and gastric mucosal c *Can J Gastroenterol* 1998;12:355-59.
19. Endo M, Takeshita K, Inoue H. Endoscopic mucosal resection of esophageal *Gan To Kagaku Ryoho* 1995;22:192-95.
20. Yoshida M, Hanashi T, Momma K et al. Endoscopic mucosal resection for radical treatment of esophageal cancer. *Gan To Kagaku Ryoho* 1995;22:847-54.
21. Shimizu Y, Kato M, Yamamoto J et al. EMR combined with chemoradiotherapy: a novel treatment for superficial esophageal squamous-cell carcinoma. *Gastrointest Endosc.* 2004 Feb.;59(2):199-204.
22. Ono H, Kondo H, Gotoda T et al. Endoscopic mucosal resection for treatment of early gastric cancer. *Gut* 2001;48:225-29.
23. Ookuwa M, Hosokawa K, Boku N et al. New endoscopic treatment for intramucosal tumors using an insulated-Tip diathermic knife. *Endoscopy* 2001;33:221-26.

24. Yamamoto H, Kawata H, Sunada K et al. Success rate of curative endoscopic mucosal resection with circumferential mucosal incision assisted by submucosal injection of sodium hyaluronate. *Gastrointest Endosc* 2002;56:507-12.
25. Fujishiro M, Yahagi N, Kakushima N et al. Endoscopic submucosal dissection of esophageal squamous cell neoplasms. *Clin Gastroenterol Hepatol* 2006;4:688-94.
26. Fujishiro M, Kodashima S, Goto O et al. Endoscopic submucosal dissection for esophageal squamous cell neoplasms. *Dig Endosc* 2009;21:109-15.
27. Toyonaga T, Nishino E, Hirooka T et al. Use of short needle knife for esophageal endoscopic submucosal dissection. *Dig Endosc* 2005;17:246-52.
28. Toyonaga T, Man-IM, Fujita T et al. The performance of a novel ball-tipped Flush Knife for endoscopic submucosal dissection: a case-control study. *Aliment Pharmacol Ther* 2010;32:908-15.
29. Toyonaga T, Nishino E, Hirooka T et al. Intraoperative bleeding in endoscopic submucosal dissection in the stomach and strategy for prevention and trea Dig Endosc 2006;18(Suppl 1):S123-27.
30. Toyonaga T, Nishino E, Dozaiku T et al. Management to prevent bleeding during endoscopic submucosal dissection using the flush knife for gastric tumors. *Dig Endosc* 2007;19(Suppl 1):S14-18.
31. Arantes V, Albuquerque W, Freitas Dias CA et al. Standardized endoscopic submucosal tunnel dissection for management of early esophageal tumors (with video). *Gastrointest Endosc* 2013;78:946-52.
32. Hashimoto S, Kobayashi M, Takeuchi M et al. The efficacy of endoscopic triamcinolone injection for the prevention of esophageal stricture after endoscopic submucosal dissection. *Gastrointestinal Endosc* 2011;74(6):1389-92.
33. Isomoto H, Yamaguchi N, Kakayama T et al. Management of esophageal stricture after complete circular endoscopic submucosal dissection for esophageal squamous cell carcinoma. *BMC Gastroenterology* 2011;11:46.
34. Aldeman NLS, Palhares DMF, Araujo AS et al. The role of immunohistochemistry in the detection of vascular invasion in specimens of endoscopic submucosal diss *J Bras Patol Med Lab* 2013;49:273-77.
35. Ishihara R, Ishi H, Uedo N et al. Comparison of EMR and endoscopic submucosal dissection for en bloc resection of early esophageal cancers in Japan. *Gastrointest Endosc* 2008;68:1066-72.
36. Repici A, Hassan C, Carlino A et al. Endoscopic submucosal dissection in patients with early esophageal squamous cell carcinoma: Results from a prospective Western series. *Gastrointest Endosc* 2010;71:715-21.
37. Chaves DM, Maluf Filho F, de Moura EG et al. Endoscopic submucosal dissection for the treatment of early esophageal and gastric cancer – initial experience of a western center. *Clinics* 2010;65:377-82.
38. Ishi N, Horiki N, Itoh T et al. Endoscopic submucosal dissection with a combination of small-caliber tip transparent hood and flex knife is a safe and effective treatment for superficial esophageal neoplasias. *Surg Endosc* 2010;24:335-42.
39. Lee CT, Chang CY, Tai CM et al. Endoscopic submucosal dissection for early esophageal neoplasia: A single center experience in Taiwan. *J Formos Med Assoc* 2012;111:132-39.

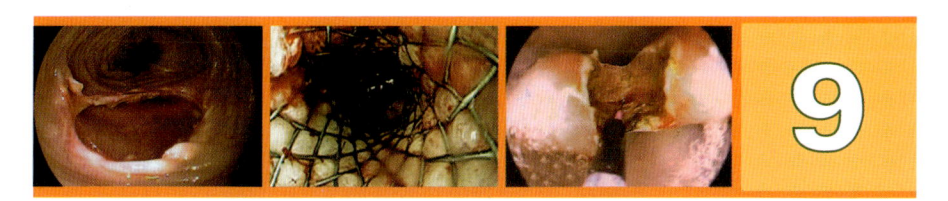

PRÓTESES ENDOSCÓPICAS NAS DOENÇAS MALIGNAS DO ESÔFAGO

Wagner Colaiacovo
Tiago Rabelo Cunha

INTRODUÇÃO

O câncer de esôfago é atualmente a oitava neoplasia mais frequente no mundo e a sexta em mortalidade. A estimativa mundial para 2015 é de 496.000 casos novos com 435.000 mortes.[1]

No Brasil, o câncer de esôfago é o 6º mais frequente entre os homens e 15º entre as mulheres, excetuando-se o câncer de pele não melanoma. Esperam-se para o ano de 2014 8.010 novos casos de câncer de esôfago em homens e 2.770 em mulheres. Em 2011, ocorreram 7.636 mortes causadas pelo câncer de esôfago, sendo 5.961 em homens e 1.675 em mulheres.[2]

Os dois principais subtipos histológicos são o carcinoma de células escamosas (CEC) e o adenocarcinoma. O primeiro é o mais comum, ocorrendo em mais de 90% dos casos e acometendo mais o terço médio e inferior do esôfago.[2-4] Já o adenocarcinoma surge na parte distal do esôfago e, na maioria das vezes, se desenvolve a partir da metaplasia intestinal do Barrett, favorecida pelo refluxo gastroesofágico. Este último, notadamente nos países ocidentais, vem apresentando aumento significativo, já sendo maioria em países como os EUA, com cerca de 60% dos casos.[2,5,6]

Os tumores do esôfago são de evolução silenciosa, causando sintomas de alerta apenas quando já são neoplasias malignas avançadas.

HISTÓRICO

As primeiras descrições da utilização de próteses no esôfago ocorreram no final do século XIX e início do século XX com Symonds em 1885 e Gootskin's em 1902.[7] Nos anos 1970 e 1980, surgiram as próteses tubulares rígidas de plástico que, apesar do grande entusiasmo inicial no alívio da disfagia, resultaram em elevados índices de complicações e morbidades.[7] Com o desenvolvimento das próteses metálicas autoexpansíveis no início da década de 1990, as próteses rígidas entraram em desuso, em virtude dos resultados satisfatórios e menor morbidade das novas próteses.[8] Nos últimos 20 anos, tem ocorrido um grande desenvolvimento das próteses autoexpansíveis com o intuito de oferecer ao paciente uma melhor qualidade de vida e menores taxas de complicações.

DIAGNÓSTICO

A principal manifestação clínica referida pelos pacientes é a disfagia, porém, outros sinais e sintomas como odinofagia, náuseas, rouquidão, tosse crônica, pneumonia aspirativa, sensação de corpo estranho, emagrecimento e hematêmese também podem ocorrer.

A disfagia é insidiosa e, normalmente, se inicia quando a neoplasia acomete pelo menos 2/3 da circunferência. Os pacientes, inconscientemente, vão-se adaptando à dificuldade para deglutir e progressivamente alteram sua dieta de sólida para líquida, contribuindo para a perda de peso e a desnutrição.[9,10] Sendo assim, o diagnóstico quase sempre ocorre em fases avançadas da doença, onde já existe infiltração regional e/ou metástases à distância, fazendo do câncer de esôfago uma doença altamente letal.[11-13]

Sabe-se que, no diagnóstico, apenas 21% dos pacientes apresentam doença localizada e com possibilidade de ressecção. Destes, a sobrevida média em 5 anos é de 39,6%.[14] Apesar da sobrevida ter melhorado nas últimas 4 décadas, a grande maioria dos pacientes ainda apresentam desfecho fatal, chegando a taxas menores que 4% em 5 anos nos casos de doença metastática.[12-16]

TRATAMENTO

Dentre as opções terapêuticas existentes destacam-se a cirurgia, a radioterapia e a quimioterapia. Porém, em virtude do diagnóstico predominantemente tardio da doença, as intervenções paliativas são as ferramentas normalmente requeridas.

Os principais objetivos nessa etapa do tratamento baseiam-se no alívio da disfagia, suporte nutricional e oclusão de fístulas do esôfago para a árvore respiratória, proporcionando, assim, uma melhor qualidade de vida. A cirurgia é uma opção possível, todavia, quando são avaliadas as taxas de morbimortalidade, tempo de internação e sobrevida do paciente, geralmente inferior a 6 meses, essa modalidade torna-se preterida.[13] A radioterapia tem como efeito colateral a mucosite e a esofagite actínica, que agravam ainda mais a disfagia.[17,18] Já a braquiterapia, apesar de ter esses efeitos diminuídos e apresentar, a longo prazo, melhor alívio da disfagia, não está recomendada nos pacientes com disfagia total e com expectativa de vida menor que 3 meses.[19,20] A quimioterapia também tem efeitos adversos, como náuseas, vômitos e diarreia, contribuindo para a piora do estado nutricional.[21]

Nesse contexto, as terapias endoscópicas paliativas vieram contribuir de maneira positiva no tratamento das neoplasias avançadas de esôfago. Os métodos endoscópicos que podem ser empregados são:

- *Dilatação tumoral:* através de controle radio e endoscópicos, pode-se realizar a dilatação tanto com balões hidrostáticos, como também com dilatadores de passagem, como os de Savary-Gilliard. Em mãos experientes e com bastante cautela, o diâmetro máximo de dilatação pode chegar a 15 mm. As principais complicações são a perfuração esofágica, sangramento e fratura tumoral. Por proporcionar uma melhora fugaz da disfagia, várias sessões com intervalo de 2-3 semanas são necessárias. Este método é pouco empregado atualmente.[22]
- *Injeção de álcool absoluto:* a injeção de álcool a 100% na porção vegetante do tumor é um método químico que, apesar de simples, barato e com alguns relatos favoráveis, apresenta graves complicações, como perfuração, mediastinite, dor intensa e formação de fístulas. Não utilizamos este método em nosso serviço há muitos anos.[23,24]
- *Coagulação com plasma de argônio:* método térmico de coagulação sem contato com o tecido. As principais vantagens dessa técnica são a sua segurança, simplicidade e baixa taxa de complicações. Em contrapartida, é um tratamento superficial, com melhora efêmera e retorno breve dos sintomas. Dessa forma, várias sessões são necessárias.[25,26]
- *Crioablação, laserterapia e terapia fotodinâmica:* tratamentos com custos elevados e não utilizados no Brasil.
- *Próteses autoexpansíveis:* os stents são acessórios, órteses tubulares, constituídos por uma variedade de ligas com o intuito de manter ou melhorar a patência do lúmen esofágico. Atualmente, é a modalidade endoscópica de escolha para o tratamento paliativo do câncer avançado de esôfago.[27]
    - Indicações: pacientes com tumores T3 E T4, circunferenciais, estenosantes, sem indicação para tratamento cirúrgico, apresentando disfagia e/ou fístulas esofagorrespiratórias.[13]

- Contraindicações: o estado geral extremamente comprometido e a expectativa de vida inferior a 4 semanas são parâmetros, porém, nem sempre são facilmente identificados. As contraindicações relativas são coagulopatias incorrigíveis, vias aéreas e aorta infiltradas pela neoplasia e tumores que distam menos que 2 cm do esfíncter esofágico superior.[13] Pacientes com recidivas tumorais, pós-RT e QT, na porção proximal do esôfago, mesmo próximas ao esfíncter superior do mesmo, podem ser tratados com *stents* menos calibrosos, até mesmo transesfincterianos, os quais são suportáveis pela perda de sensibilidade no local já tratado.

TIPOS E CARACTERÍSTICAS DOS *STENTS*

Os *stents* apresentam particularidades próprias baseadas nas seguintes características:

- *Sistema introdutor:* dividem-se em TTS *(through-the-scope),* com liberação através do canal operatório do aparelho ou OTW *(over-the-wire)* quando a liberação ocorre sobre fio-guia, em paralelo ao aparelho.
- *Sentido da liberação:* possuem liberação distal-proximal ou proximal-distal.
- *Revestimento:* podem ser descobertas, parcialmente recobertas ou totalmente recobertas.
- *Materiais:* podem ser metálicas (SEMS – *Self Expandable Metalic Stent*), plásticas (SEPS – *Self Expandable Plastic Stent*) e biodegradáveis (BDSs – *Biodegradable Stent*).
- *Constituição:* os SEMSs podem ser de nitinol (liga de níquel e titânio), liga de cobalto/cromo e platinol (nitinol com núcleo de platina); nas SEPS, o poliéster é o material mais utilizado, e, nas BDSs, os polímeros sintéticos e ligas de magnésio são os materiais mais frequentes. Para o revestimento das próteses, o silicone, o poliuretano e o politetrafluoretileno são os mais encontrados.
- *Comprimento:* variam de 6 e 15 cm entre os diversos fabricantes.
- *Diâmetros da porção cefálica e do corpo da prótese:* variam de 20 a 28 mm e 16 a 23 mm respectivamente.
- *Força radial e flexibilidade:* diferem entre os fabricantes podendo ser encontradas próteses bastante variadas, dependendo do fornecedor.
- *Porcentagem de encurtamento:* verifica-se redução de 0% até cerca de 50%.
- *Válvula antirrefluxo:* presente ou ausente.
- *Física da construção e expansão:* as próteses metálicas autoexpansíveis são construídas a uma temperatura de 20°C com fio único e corte a *laser,* já mantendo sua forma final. Para poderem ser locadas dentro de um cateter de 8,5 Fr, são resfriadas a temperaturas baixas para se encaixarem no *Delivery System*.

Quando a prótese é liberada, a liga metálica tem sua memória, fazendo com que a prótese tenda a expandir até sua forma inicial, de comprimento e diâmetro. A liga de nitinol, em contato dentro do corpo do paciente, aquecendo-se até a temperatura corpórea de 37°C, dobrará sua força radial de expansão e irá quadruplicar sua força de resistência à compressão do tumor.

- Fabricantes: Boston *Scientific* (Ultraflex, Wallflex e Polyflex); Cook Medicals (Evolution e Z-stent); Merit *Medical* Endotek (Alimaxx e Endomaxx); Taewong Medical (Niti-S); ELLA-CS (SX-Ella); M.I. Tech (Choo *stent* e Hanarostent) (Fig. 9-1).

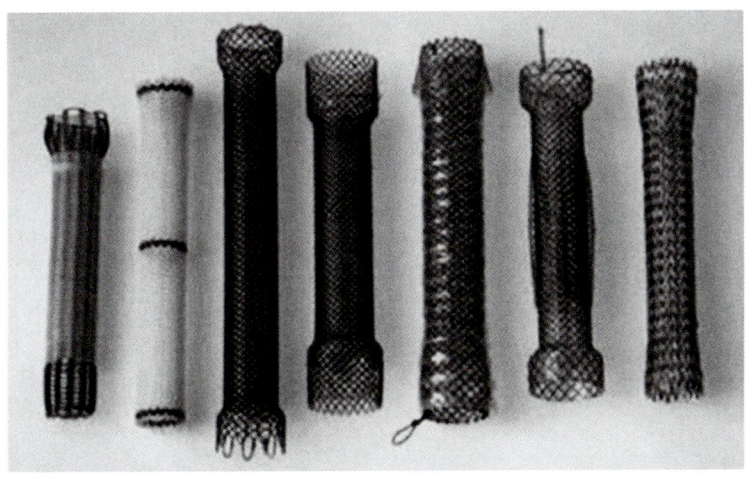

Fig. 9-1. Tipos de próteses: Ultraflex, Polyflex, Wallflex, Evolution, SX-Ella, Niti-S e Alimaxx-E.

TÉCNICA DE INSERÇÃO

Antes de colocar a prótese, o endoscopista deve investigar a presença de compressão extrínseca ou infiltração da via aérea e da existência de fístulas. Além disso, é necessário o conhecimento amplo sobre os diversos tipos de próteses e a técnica de inserção. A seguir, será descrita a técnica passo a passo baseada em nossa experiência de mais de uma centena de próteses inseridas no esôfago. Vale ressaltar que, em todos os procedimentos, optamos por manter o paciente em decúbito lateral esquerdo sob sedação consciente.

1º passo: estudar o tumor

Nesse momento, é importante a avaliação da localização e do tamanho tumoral, sua relação com os esfíncteres esofágicos, superior e inferior, presença de tortuosidades e fístulas, se é circunferencial e se a estenose é transponível ao aparelho. Caso isso não ocorra, pode-se, sob controle radioscópico, injetar contraste com cateter através da estenose (Fig. 9-2).

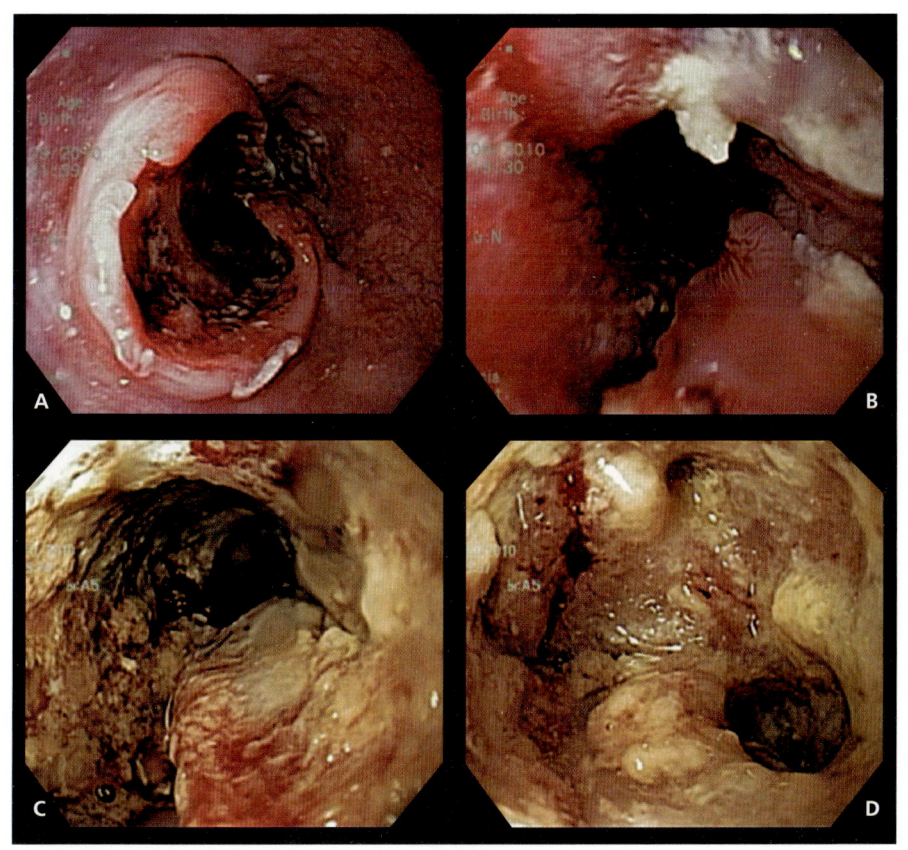

Fig. 9-2. (A-C) Tumores circunferenciais e estenosantes; **(D)** tumor obstrutivo e com orifício fistuloso.

2º passo: passagem do fio-guia

Nessa fase, é fundamental que o endoscopista seja capaz de interpretar as imagens radiológicas, tendo a segurança que o fio-guia está locado no estômago e não em algum falso trajeto. Quando o fio-guia ultrapassa pelo menos 20 cm além da obstrução, o sucesso do procedimento está praticamente garantido (Fig. 9-3).

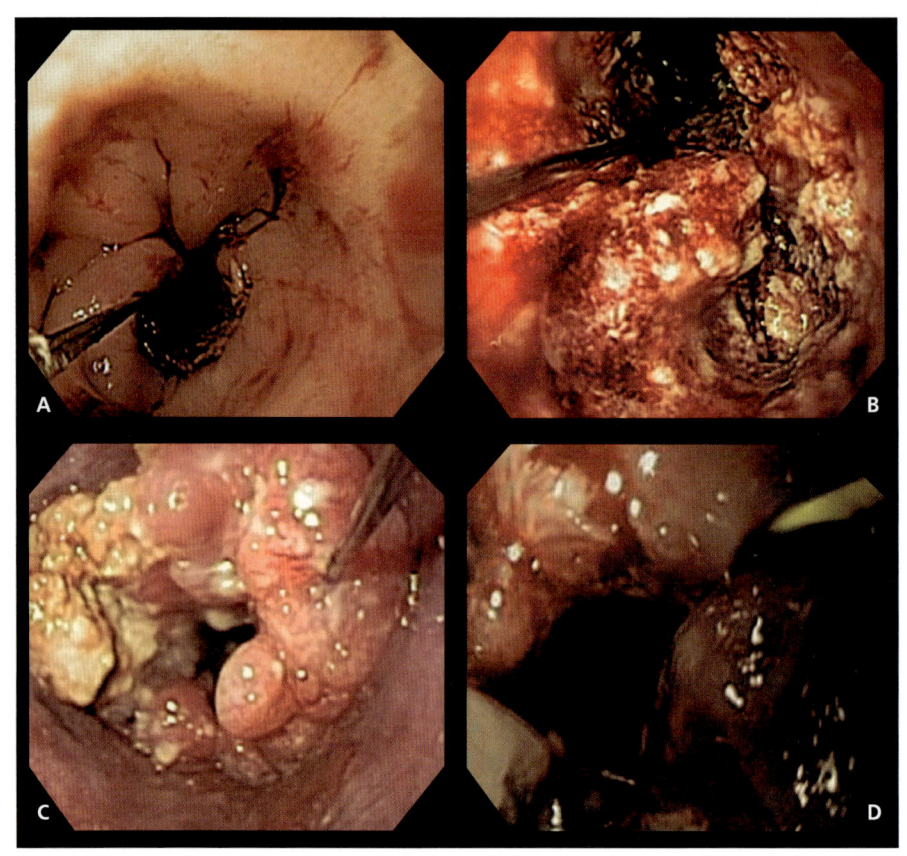

Fig. 9-3. (A-C) Passagem de fio metálico de Savary; (D) passagem de fio hidrofílico.

3° passo: dilatação tumoral

Recomendada apenas nos casos de estenose intransponível ao aparelho. Sobre o fio-guia já posicionado, realiza-se a dilatação tumoral, preferencialmente com velas de passagem tipo Savary – Gilliard, para reduzir os riscos de fratura do tumor e perfuração. Dilatações de 11 mm já são suficientes para a passagem do aparelho, porém, em casos selecionados, pode-se chegar até 12,8 mm (Fig. 9-4).

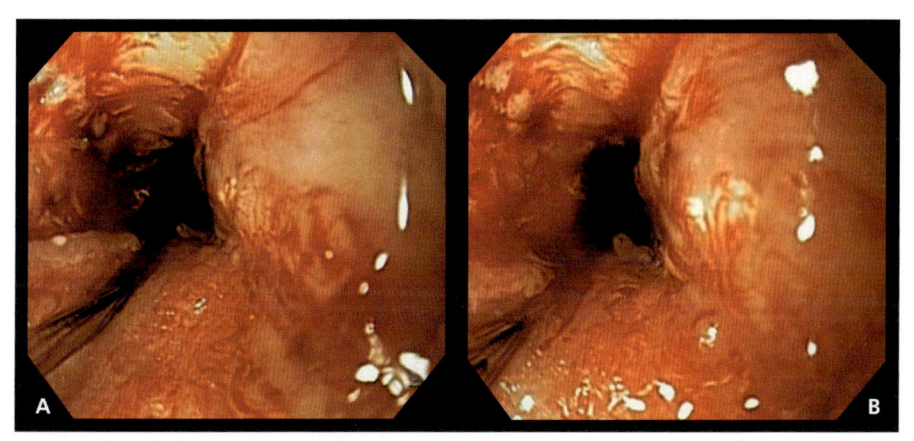

Fig. 9-4. (A e B) Lacerações pós-dilatação.

4° passo: marcação das extremidades do tumor

A marcação tumoral depende da experiência do endoscopista e do material disponível no serviço; pode ser realizada externamente (moedas, *clips* e agulhas) ou internamente (*clips*, injeção submucosa de lipiodol ou contraste iodado). Achamos que a injeção de contraste na submucosa, acima e abaixo do tumor, seja o método mais confiável (Fig. 9-5).

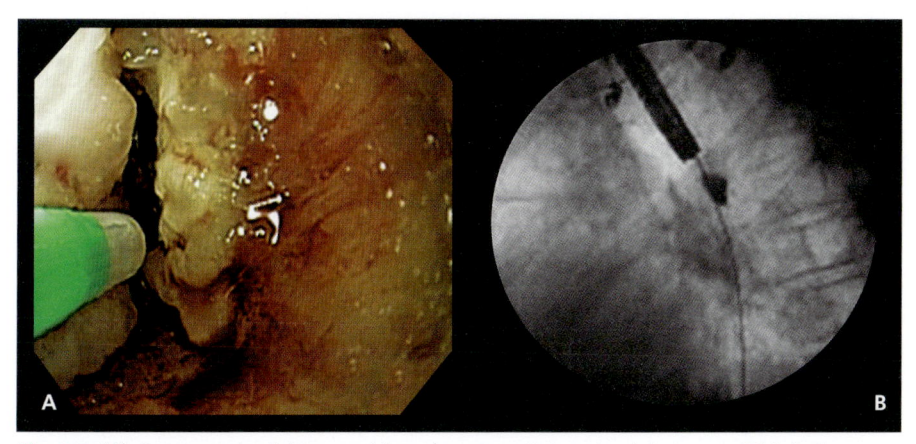

Fig. 9-5. (A) Cateter escleroinjetor posicionado na porção proximal do tumor. (B) Injeção submucosa de contraste iodado na porção proximal do tumor.

5° passo: escolha e liberação da prótese

A prótese deve ser cerca de 4 cm maior que o comprimento total da estenose para que seu posicionamento seja seguro e tenha uma margem de segurança proximal e distal de 2 cm. Sobre o fio-guia, desliza-se a prótese, faz-se o posicionamento de acordo com as marcações prévias, sempre sob controle radiológico, associado ou não ao controle endoscópico. Dessa forma, a liberação do *stent* é feita de forma gradual, reposicionando-se sempre que necessário (Fig. 9-6).

6° passo: controle pós-liberação

Após a liberação total da prótese, contraste iodado deve ser injetado pelo endoscópio junto da porção proximal da prótese. Com o auxílio da radioscopia, observa-se a progressão do contraste para a câmara gástrica, conferindo se eventual fístula está tratada em tempo real. Nesse momento, deve-se evitar a introdução do aparelho no interior da prótese, ainda parcialmente expandida, pelo risco de deslocamento da mesma (Fig. 9-7).

SEGUIMENTO DO PACIENTE APÓS INSERÇÃO DA PRÓTESE

É conveniente realizar um exame contrastado do esôfago 24 horas após a inserção da prótese para observar posicionamento e completa expansão da mesma. Se estiver tudo bem, o paciente inicia com dieta líquida, evoluindo para pastosa após 48 horas. Em geral, o paciente recebe alta após 24 horas, apenas com medicação contra dor e náuseas. Após uma semana, o paciente retorna para avaliação e a dieta pode evoluir conforme aceitação do mesmo. Alimentos fibrosos e pedaços de carnes devem ser evitados para que não haja impactação alimentar dentro da prótese. Vale ressaltar que o acompanhamento com profissional da nutrição é de extrema importância para atingir o melhor estado nutricional possível e controlar a inapetência, bastante comum com a progressão da doença.

Sucesso

As características morfológicas da estenose, a seleção do tipo e do tamanho da prótese e a escolha do método de implantação são os principais fatores que contribuem para o sucesso do procedimento. A prótese ideal é aquela utilizada após estudo pormenorizado do tumor, da estenose, da altura, dos riscos e, então, chegar à escolha final. Quando isso ocorre, tem-se que o sucesso técnico ocorre em cerca de 100% dos casos, e o sucesso clínico (melhora da disfagia) em mais de 95% dos pacientes submetidos ao tratamento paliativo endoscópico.

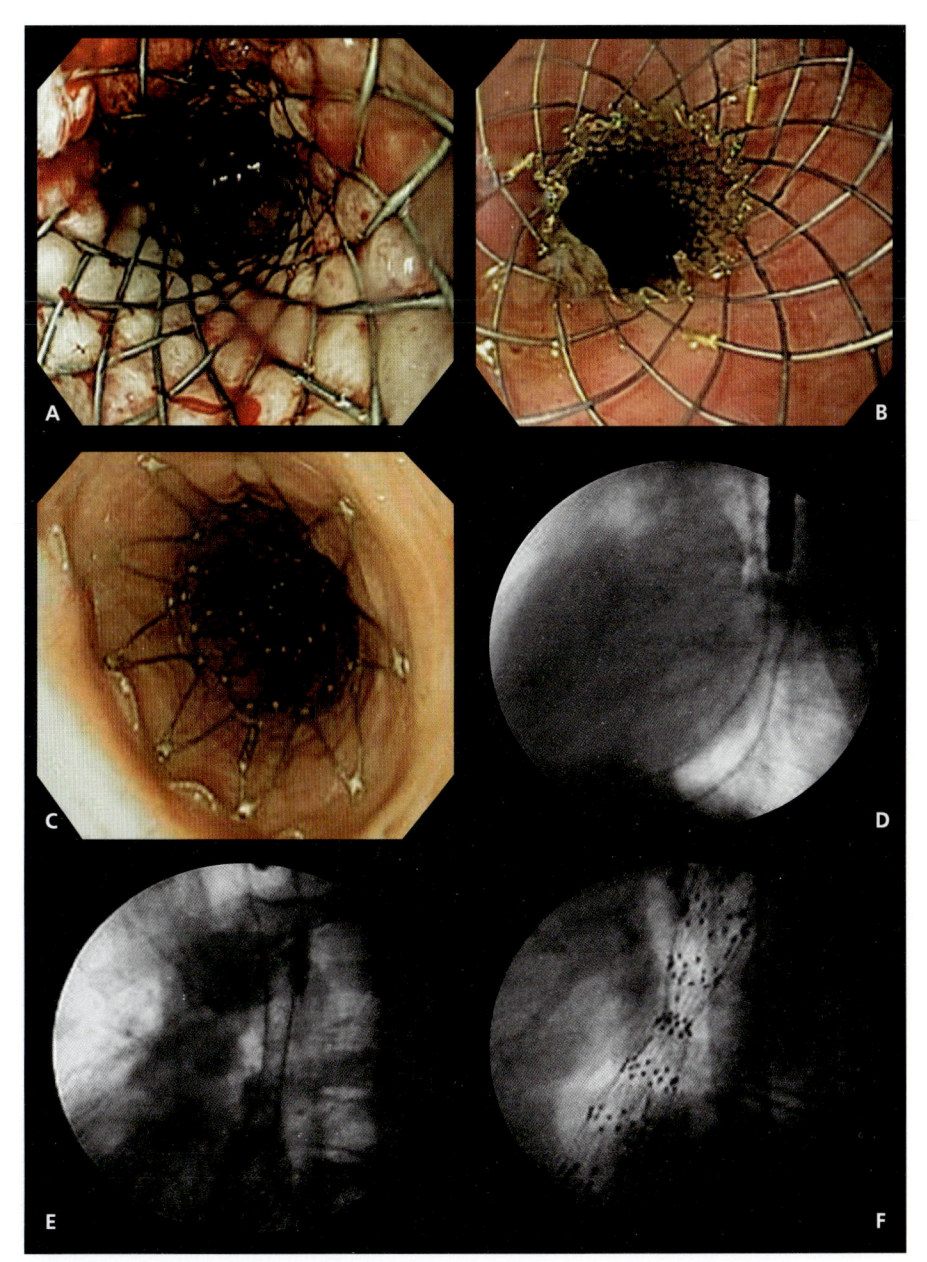

Próteses Endoscópicas nas Doenças Malignas do Esôfago **221**

Fig. 9-6. (**A**) SEMS descoberta. (**B** e **C**) SEMS parcialmente recoberta. (**D-F**) Imagens radioscópicas pós-liberação das SEMS.

Fig. 9-7. (A) SEMS após liberação. (B) Injeção de contraste junto à porção proximal da prótese. (C) Contraste drenando na porção distal da prótese evidenciando uma boa expansibilidade imediata.

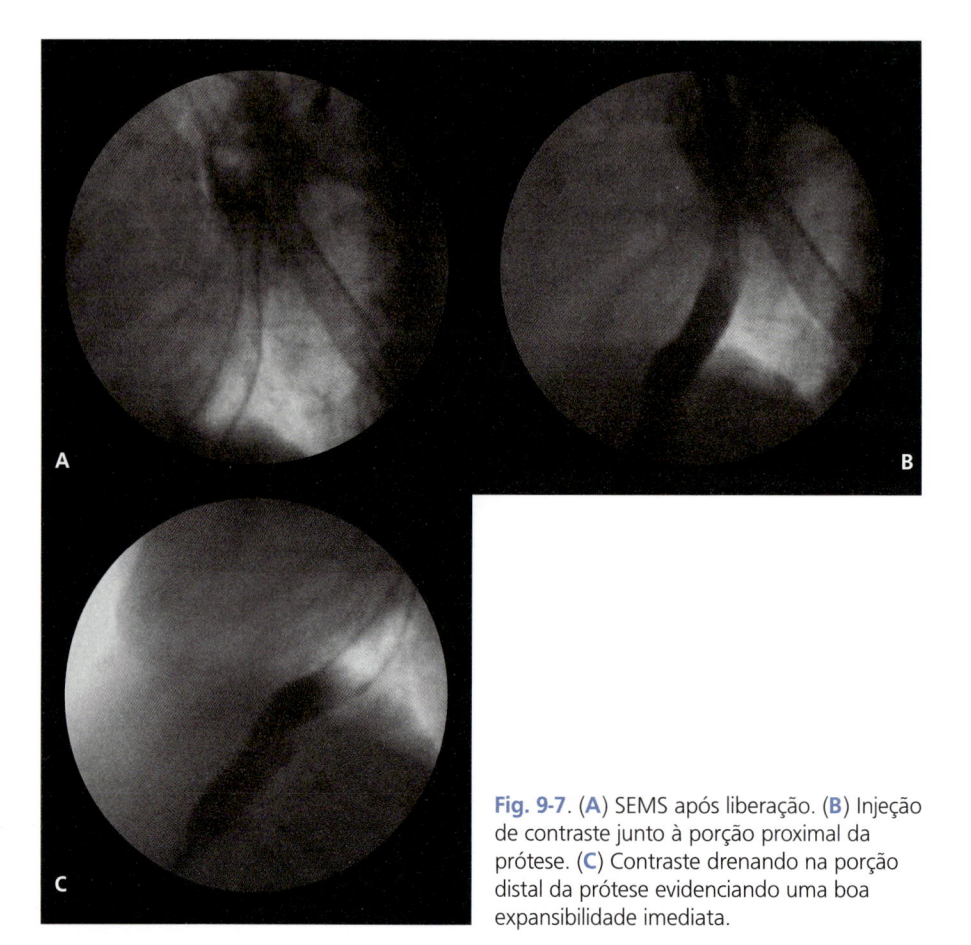

Complicações

- *Precoces:* são mais raras, ocorrendo imediatamente ou até 2 semanas após o procedimento em cerca de 5% dos casos.[28] Incluem pneumonia por aspiração, insuficiência respiratória aguda por compressão da via aérea, dor no peito, febre, sangramento, sensação de *globus*, refluxo gastroesofágico, perfuração e migração da prótese.[29]
- *Tardias:* são definidas por surgirem pelo menos 2 semanas após a inserção da prótese e ocorrem em 20-30% dos casos. As principais complicações são a hemorragia, desenvolvimento de fístulas, migração da prótese e recorrência da disfagia (*ingrowth* ou *overgrowth* tumoral, assim como hiperplasia tecidual).

PONTOS IMPORTANTES

Próteses descobertas X recobertas

Existem três tipos de próteses atualmente: as descobertas, as parcialmente recobertas e as totalmente recobertas. Sabe-se que as descobertas apresentam menor taxa de migração, porém são muito mais suscetíveis à infiltração tumoral, que resulta em recorrência da disfagia e necessidade de reabordagem precoce. Devem ser usadas em casos bastante selecionados. As parcialmente recobertas, com as extremidades descobertas, apresentam menor incidência de migração, mas ainda exibem *ingrowth* tumoral. São bem indicadas em pacientes com baixa expectativa de vida (até 3 meses).[30] Já as próteses totalmente recobertas são as mais utilizadas atualmente, notadamente nos pacientes com maior sobrevida, por oferecer alívio quase imediato da disfagia, baixa taxa de infiltração tumoral, obstrução de fístulas e possibilidade de remoção.[31]

Próteses metálicas (SEMS) X plásticas (SEPS)

Apesar das SEPS apresentarem resultados satisfatórios no sucesso técnico e na melhora da disfagia, se comparadas às SEMS, exibem uma maior taxa de complicações (22 × 9%) e uma maior dificuldade para inserção das mesmas.[32-34] Alguns autores têm sugerido que as SEPS seriam melhores em neoplasias do esôfago cervical, porém mais estudos são necessários.[35,36]

Próteses no esôfago cervical

As estenoses neoplásicas que acometem o esôfago cervical e o esfíncter esofágico superior são as que exigem maior cautela, habilidade e precisão do endoscopista para inserção de prótese autoexpansível. No passado, o uso de próteses nessa região era limitado em decorrência de dor importante, sensação de corpo estranho com necessidade de retirada da prótese, migração, formação de fístulas e pneumonia aspirativa. Todavia, estudos recentes têm mostrado segurança e efetividade na paliação da disfagia, com menores taxas de complicações.[37,38]

Próteses no esôfago distal e cárdia

A inserção de próteses em neoplasias do esôfago distal e cárdia podem cursar com refluxo gastroesofágico, esofagite e aspiração, com índices que variam de 25-80% dos casos.[39] Sendo assim, próteses valvuladas foram desenvolvidas com a intenção de reduzir essas complicações. Basicamente, existem dois tipos de próteses valvuladas: as com válvulas internas (sistema antirrefluxo localizado no interior da prótese) e as com válvulas externas (sistema antirrefluxo em continuidade com a porção distal da prótese). Embora alguns estudos mostrem que as próteses valvuladas reduzem o refluxo gastroesofágico, uma recente metanálise não identificou diferenças estatisticamente significativas nos sintomas e complicações associadas ao refluxo e na qualidade de vida dos pacientes.[40]

Próteses biodegradáveis (BDSs)

Estudos iniciais têm mostrado haver melhora da disfagia em curto prazo, porém, as BDSs não parecem oferecer um efeito benéfico duradouro na maioria dos casos. Isso provavelmente ocorre em virtude de uma reação inflamatória local induzida pela prótese. Sendo assim, há a necessidade de maior número de estudos para ratificar a eficácia e a segurança desta prótese.[41]

Próteses pós-radioterapia (RT) e/ou quimioterapia (QT)

Há alguns anos, existia o conceito de que essa associação estava relacionada com aumento nos índices de complicações como migração, perfuração e formação de fístulas. Atualmente, não existe consenso e os dados da literatura ainda são controversos. Dessa forma, mais estudos são necessários até que se chegue a um consenso.[42,43] No nosso serviço, inserimos próteses metálicas em pacientes com recidivas tumorais, pós-RT e QT, portanto, sem nova possibilidade de tratamento e não notamos aumento nos índices de complicações.

Próteses em neoadjuvância

As perspectivas atuais baseiam-se em oferecer terapia neoadjuvante para os pacientes com câncer de esôfago localmente avançado, por 3 a 6 semanas antes da cirurgia.[44-46] Durante o tratamento oncológico neoadjuvante, a disfagia muitas vezes, piora em virtude de mucosite, esofagite induzida por quimioterapia e radioterapia e também por necrose tumoral.

Por isso, vários estudos vêm sendo realizados com próteses, sejam elas SEPS ou SEMS totalmente recobertas, nesse momento do tratamento. Passado esse período de neoadjuvância, a prótese é, então, retirada endoscópica ou cirurgicamente. Os objetivos desse tratamento são melhorar o estado nutricional dos pacientes por meio da dieta oral e reduzir os efeitos da radioterapia sobre a mucosa esofágica, proporcionando, dessa forma, resultados cirúrgicos mais satisfatórios.

Uma recente metanálise avaliando nove estudos e 181 pacientes mostrou que a inserção de prótese autoexpansível em pacientes que estavam em terapia neoadjuvante foi segura e eficaz, com sucesso de 95%. Ademais, houve importante melhora da disfagia com aumento de peso e de albumina sérica dos pacientes. Como complicações ocorreram 32% de migração da prótese e 51,4% de desconforto torácico. Essa taxa de migração é resultado da regressão tumoral decorrente da terapia e também da localização da prótese, pois, todas as que migraram estavam locadas no esôfago distal, o que contribuiu para o ocorrido.[47]

Mecanismos antimigração

Várias estratégias antimigração vêm sendo estudadas atualmente com o intuito de reduzir esta complicação. O uso de próteses com diâmetros maiores (25-28 mm), apesar de ter reduzido a migração em 8-15%, apresentou complicações como hemorragia, perfuração e fístulas.[48-50]

A fixação da borda superior da prótese na narina ou orelha com fio de seda ou fio dental mostrou excelentes resultados.[51,52] Nossa experiência tem mostrado taxa zero de migração com a inserção de apenas um *clip* englobando a borda superior da prótese e um laço de fio de *nylon* na ponta de uma sonda nasoenteral; essa sonda é tracionada sob visão endoscópica e fixada na narina do paciente.

Bons resultados também têm sido relatados com a fixação da borda superior da prótese na parede esofágica com o auxílio de *clips*.[53]

Próteses totalmente recobertas com configurações diferentes como a Niti-S (Taewong Medical) e a Hanarostent Skidpoof (M.I. Tech) são promissoras.[54-56] A primeira apresenta uma malha de nitinol externa, semelhante a uma prótese descoberta, a segunda, várias protuberâncias, ambas com o objetivo de fixar a prótese na parede esofágica. Todavia, ainda são necessários mais estudos com maior número de pacientes.

Próteses com sementes radioativas

Estudos recentes têm demonstrado resultados favoráveis com relação à melhora da disfagia, redução tumoral e aumento da sobrevida, oferecendo, assim, uma melhor qualidade de vida ao paciente. No que tange às complicações, não houve diferença estatística com relação à hemorragia, perfuração, formação de fístulas e função tireoidiana.[57]

Porém, há necessidade de maior número de estudos e pacientes para ratificar a eficácia e a segurança do método.

CONCLUSÃO

A neoplasia maligna do esôfago, infelizmente, ainda é uma doença diagnosticada em fases tardias, principalmente em virtude da ausência de sintomas. Sendo assim, a grande maioria dos pacientes chegam ao médico-assistente para diagnóstico em mau estado nutricional e sem possibilidades de tratamento curativo.

As terapêuticas endoscópicas paliativas, em especial as próteses autoexpansíveis, são de extrema importância no tratamento do câncer de esôfago avançado. Além de apresentarem alta efetividade, segurança e tolerabilidade dos pacientes, são de fácil inserção em mãos treinadas, prolongam a sobrevida e têm baixo índice de complicações.

A associação à radioterapia e à quimioterapia tem mostrado resultados satisfatórios na expectativa de vida e parecem ser a melhor alternativa terapêutica, no momento.

Próteses contendo sementes radioativas são promissoras mas, ainda precisam de estudos complementares para confirmação de sua eficácia.

Certamente, em futuro próximo, as próteses devem evoluir ainda mais, com as biodegradáveis também ocupando papel significativo no tratamento endoscópico paliativo da neoplasia maligna avançada do esôfago.

REFERÊNCIAS BIBLIOGRÁFICAS

1. IARC – International Agency for Reserch on Cancer – GLOBOCAN 2012. Acesso em: 07 Jul. 2014. Disponível em: <http://globocan.iarc.fr>
2. INCA – Instituto Nacional de Câncer. Acesso em: 07 Jul. 2014. Disponível em: http://www2.inca.gov.br/wps/wcm/connect/tiposdecancer/site/home/esofago
3. Gholipour C, Shalchi RA, Abbasi M. A histopathological study of esophageal cancer on the western side of the Caspian littoral from 1994 to 2003. *Dis Esophagus* 2008;21:322.
4. Tran GD, Sun XD, Abnet CC et al. Prospective study of risk factors for esophageal and gastric cancers in the Linxian general population trial cohort in China. *Int J Cancer* 2005;113:456.
5. Brown LM, Devesa SS. Epidemiologic trends in esophageal and gastric cancer in the United States. *Surg Oncol Clin N Am* 2002;11(2):235.
6. National Cancer Institute, 2014. SEER cancer statistics review, 1975-2011. Acesso em: 07 Jul. 2014. Disponível em: <http://seer.cancer.gov/csr/1975_2011/browse_csr.php?sectionSEL=8&pageSEL=sect_08_table.22.html>
7. Kozarek RA. Endoscopic Palliation of esophageal malignancy. *Endoscopy* 2003;35(S1):S9-S13.
8. Siersema PD, Marcon N, Vakil N. Metal stents for tumors of the distal esophagus and gastric cardia. *Endoscopy* 2003;35(1):79-85.
9. Balazs A, Kokas P, Lukovich P et al. Experience With Stent Implantation in Malignant esophageal strictures: analysis of 1185 consecutive case. *Surg Laparosc Endosc Percutan Tech* 2013;23:286-91.
10. Larrea J, Vega S, Martinez T et al. The nutritional status and immunological situation of cancer patients. *Nutricion hospitalaria: organo oficial de la Sociedad Espanola de Nutricion Parenteral y Enteral* 1992;7:178-84.
11. Thompson SK, Ruszkiewicz AR, Jamieson GG et al. Improving the accuracy of TNM staging in esophageal cancer: a pathological review of resected specimens. *Ann Surg Oncol* 2008;15:3447-58.
12. Parkin DM, Bray F, Ferlay J et al. Global cancer statistics, 2002. *CA Cancer J Clin* 2005;55:74-108.

13. Shim CS. How I do it: expandable eophageal stents. Publication of the World Endoscopy Organization. Acesso em: 07 Jul. 2014. Disponível em: http://www.worldendo.org/assets/downloads/pdf/publications/how_i_doit/2007/omed_hid_expandable_esophageal_stents.pdf
14. National Cancer Institute, 2014. SEER Cancer Statistics Review, 1975-2011. Acesso em: 07 Jul. 2014. Disponível em: <http://seer.cancer.gov/csr/1975_2011/browse_csr.php?sectionSEL=8&pageSEL=sect_08_table.08.html>
15. Siegel R, Naishadham D, Jemal A. Cancer statistics, 2012. *CA Cancer J Clin* 2012;62:10-29.
16. Dubecz A, Gall I, Solymosi N et al. Temporal trends in long-term survival and cure rates in esophageal cancer: a SEER database analysis. *J Thorac Oncol* 2012;7:443-47.
17. Cooper JS, Guo MD, Herskovic A et al. Chemoradiotherapy of locally advanced esophageal cancer: long-term follow-up of a prospective randomized trial (RTOG 85-01). Radiation Therapy Oncology Group. *JAMA* 1999;281:1623-27.
18. Jatoi A, Martenson JA, Foster NR et al.Paclitaxel, carboplatin, 5-fluorouracil, and radiation for locally advanced esophageal cancer: phase II results of preliminary pharmacologic and molecular efforts to mitigate toxicity and predict outcomes: North Central Cancer Treatment Group (N0044). *Am J Clin Oncol* 2007;30:507-13.
19. Bergquist H, Wenger U, Johnsson E et al. Stent insertion or endoluminal brachytherapy as palliation of patients with advanced cancer of the esophagus and gastroesophageal junction. Results of a randomized, controlled clinical trial. *Dis Esophagus* 2005;18:131-39.
20. Siersema PD. Treatment options for esophageal strictures. *Nat Clin Pract Gastroenterol Hepatol* 2008;5:142-52.
21. Daly JM, Weintraub FN, Shou J et al. Enteral nutrition during multimodality therapy in upper gastrointestinal cancer patients. *Ann Surg* 1995;221:327-38.
22. Lundell L, Leth R, Lind T et al. Palliative endoscopic dilatation in carcinoma of the esophagus and esophagogastric junction. *Acta Chir Scand* 1989;155(3):179.
23. Prasad V, Ramakrishnaiah N, Ramkumar J et al. Injection of absolute alcohol in carcinoma of gastroesophageal junction for palliation of dysphagia. *Ecancermedicalscience* 2014;8:395.
24. Moreira LS, Coelho RC, Sadala RU et al. The use of etanol injection under endoscopic control to palliate dysphagia caused by esophagogastric cancer. *Endoscopy* 1994;26(3):311.
25. Eickhoff A, Jakobs R, Schilling D et al. Prospective nonrandomized comparison of two modes of argon beamer (APC) tumor desobstruction: effectiveness of the new pulsed APC versus forced APC. *Endoscopy* 2007;39(7):637.
26. Rupinski M, Zagorowicz E, Regula J et al. Randomized comparison of three palliative regimens including brachytherapy, photodynamic therapy, and APC in Patients With Malignant Dysphagia (CONSORT 1a) (Revised II). *Am J Gastroenterol* 2011;106:1612-20.
27. Sharma P, Kozarek R. Role of esophageal stents in benign and malignant diseases. *Am J Gastroenterol* 2010;105:258-73.
28. Castano R. *Stents en el tracto gastrointestinal y biliar.* Edited by Feris J. Bogotá, Sociedad Colombiana de Gastroenterologia. 2007. p. 309-29.
29. Baron TH. Expandable metal stents for the treatment of cancerous obstruction of the gastrointestinal tract. *N Engl J Med* 2001;344:1681-87.

30. Hourneaux de Moura, Toma K, Goh KL et al. Stents for benign and malignant esophageal strictures. *Ann N Y Acad Sci* 2013;1300:119-43.
31. Saranovic DJ, Djuric-Stefanovic A, Ivanovic A et al. Fluoroscopically guided insertion of self-expandable metal esophageal stents for palliative treatment of patients with malignant stenosis of esophagus and cardia: comparison of uncovered and covered stent types. *Dis Esophagus* 2005;18:230-38.
32. Eickhoff A, Knoll M, Jakobs R et al. Self-expanding metal stents versus plastic prostheses in the palliation of malignant dysphagia: long-term outcome of 153 consecutive patients. *J Clin Gastroenterol* 2005;39:877-85.
33. Verschuur EML, Repici A, Kuipers EJ et al. New design esophageal stent for the palliation of dysphagia from esophageal or gastric cardia cancer: a randomized trial. *Am J Gastroenterol* 2008;103:304-12.
34. Conio M, Repici A, Battaglia G. A randomized prospective comparison of self-expanding plastic stents and partially covered self-expanding metal stents in the palliation of malignant esophageal dysphagia. *Am J Gastroenterol* 2007;102:2667-77.
35. Pungpapong S, Raimondo M, Wallace MB et al. Problematic esophageal stricture: an emerging indication for self-expandable silicone stents. *Gastrointest Endosc* 2004;60(5):20-25.
36. Garcia-Cano J, Munoz-Sanchez M, Morillas-Arino J. Stenting of strictures close to the upper esophageal sphincter with the Polyflex stent. *World J Gastrointest Endosc* 2009;15(1):65-67.
37. Fujita T, Tanabe M, Shimizu K et al. Radiological Image-Guided Placement of Covered Niti-S Stent for Palliation of Dysphagia in Patients with Cervical Esophageal Cancer. *Dysphagia* 2013;28(2):253-59.
38. Bayraktar O, Bayraktar B, Atasoy D et al. Covered self-expandable metallic stents could be used successfully in the palliation of malignant cervical esophageal strictures: preliminary report. *Surg Laparosc Endosc Percutan Tech* 2013;23(2):e41-44.
39. Dua KS. Antireflux stents in tumors of the cardia. *Am J Med* 2001;111 (Suppl 8A):190S-96S.
40. Sreedharan A, Harris K, Crellin A et al. Interventions for dysphagia in oesophageal cancer. *Cochrane Database Syst Rev* 2009;CD005048.
41. Krokidis M, Burke C, Spiliopoulos S et al. The use of biodegradable stents in malignant oesophageal strictures for the treatment of dysphagia before neoadjuvant treatment or radical radiotherapy: a feasibility study. *Cardiovasc Intervent Radiol* 2013;36(4):1047-54.
42. Didden P, Spaander MC, Kuipers EJ et al. Safety of stent placement in recurrent or persistent esophageal cancer after definitive chemoradiotherapy: a case series. *Gastrointest Endosc* 2012;76:426-30.
43. Bick BL, Wong Kee Song LM, Buttar NS et al. Stent-associated esophagorespiratory fistulas: incidence and risk factors. *Gastrointest Endosc* 2013;77:181-89.
44. Siersema PD, van Hillegersberg R. Treatment of locally advanced esophageal cancer with surgery and chemoradiation. *Curr Opin Gastroenterol* 2008;24:535-40.
45. Koshy M, Esiashvilli N, Landry JC et al. Multiple management modalities in esophageal cancer: combined modality management approaches. *Oncologist* 2004;9:147-59.
46. Walsh TN, Grennell M, Mansoor S et al. Neoadjuvant treatment of advanced stage esophageal adenocarcinoma increases survival. *Dis Esophagus* 2002;15:121-24.

47. Nagaraja V, Cox MR, Eslick GD. Safety and efficacy of esophageal stents preceding or during neoadjuvant chemotherapy for esophageal cancer: a systematic review and meta-analysis. *J Gastrointest Oncol* 2014 Apr.;5(2):119-26.
48. Kozarek RA, Raltz S, Marcon N *et al*. Use of the 25 mm flanged esophageal Z stent for malignant dysphagia: a prospective multicenter trial. *Gastrointest Endosc* 1997;46:156-60.
49. Verschuur EM, Steyerberg EW, Kuipers EJ *et al*. Effect of stent size on complications and recurrent dysphagia in patients with esophageal or gastric cardia cancer. *Gastrointest Endosc* 2007;65:592-601.
50. Hasan S, Beckly D, Rahamim J. Oesophagorespiratory fistulas as a complication of self-expanding metal oesophageal stents. *Endoscopy* 2004;36:731-34.
51. Shim CS, Cho YD, Moon JH *et al*. Fixation of a modified covered esophageal stent: its clinical usefulness for preventing stent migration. *Endoscopy* 2001;33:843-48.
52. da Costa Martins B, Medrado BF, de Lima MS *et al*. Esophageal metallic stent fixation with dental floss: a simple method to prevent migration. *Endoscopy* 2013;45 Suppl 2 UCTN: E342.
53. Vanbiervliet G, Filippi J, Karimdjee BS *et al*. The role of clips in preventing migration of fully covered metallic esophageal stents: a pilot comparative study. *Surg Endosc* 2012;26:53-59.
54. Verschuur EM, Homs MY, Steyerberg EW *et al*. A new esophageal stent design (Niti-S stent) for the prevention of migration: a prospective study in 42 patients. *Gastrointest Endosc* 2006;63:134-40.
55. Kim MD, Park SB, Kang DH *et al*. Double layered self-expanding metal stents for malignant esophageal obstruction, especially across the gastroesophageal junction. *World J Gastroenterol* 2012;18:3732-37.
56. Ji JS, Lee BI, Kim HK *et al*. Antimigration property of a newly designed covered metal stent for esophageal stricture: an in vivo animal study. *Gastrointest Endosc* 2011;74:148-53.
57. Dai Z, Zhou D, Hu J *et al*. Clinical application of iodine-eluting stent in patients with advanced esophageal cancer. *Oncol Lett* 2013;6(3):713-18.

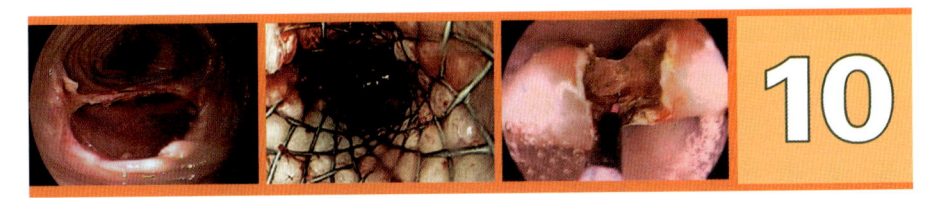

10
Conduta na Perfuração Iatrogênica e Espontânea do Esôfago

Alexandre Pelosi
Gustavo Mello
Marina Dodsworth de Barros
Rafael Gurgel
Luiz Leite Luna

INTRODUÇÃO

A perfuração esofágica espontânea foi descrita pela primeira vez em 1723 por Hermann Boerhaave após episódios de vômitos repetidos em um comandante naval alemão.[1] Desde então, esta patologia permanece como um desafio na prática clínica, em decorrência das dificuldades de diagnóstico e decisão de melhor opção terapêutica.

Toda perfuração de esôfago deve ser considerada uma emergência médica, e mesmo que seja uma condição relativamente incomum, possui sempre morbimortalidade alta (10-50%).[2-4] Em nosso contexto médico moderno, sua incidência está aumentando pela difusão da endoscopia diagnóstica e o aumento do número de procedimentos intervencionistas, induzindo um maior número de perfurações iatrogênicas.[4,5]

O diagnóstico precoce e o tratamento adequado são fundamentais, podendo reduzir a mortalidade em até 50%.[5] Por ser um evento raro e produzir sintomas que mimetizam outras doenças torácicas, pode haver um retardo no diagnóstico e início do tratamento, o que reflete em uma piora do prognóstico.[1,3,6] A ampliação do manejo não cirúrgico, do controle clínico, o uso da radiologia e as intervenções endoscópicas são cada vez mais utilizadas no tratamento desta patologia.[7]

ETIOLOGIA

As causas de perfuração esofágica são ilustradas no Quadro 10-1.

Quadro 10-1. Causas de perfuração esofágica

Referência (ano)	n	Iatrogênica (%)	Espontânea (%)	Trauma (%)	Corpo estranho (%)	Tumor (%)	Cirurgia (%)	Outros (%)
Brinster (2004ª)[5]	559	59	15	9	12	1	2	2
Lindenmann (2013)[2]	120	46	15,8	0,8	8,3	18,3	2,5	8,3
Henry (2007)[13]	24	17	–	4	8	50	17	4

ªRevisão de literatura.

Perfuração iatrogênica

Perfuração iatrogênica aguda durante EDA é definida como a presença de gás ou conteúdo luminal fora do trato gastrointestinal e a precocidade do diagnóstico é critica para o tratamento. Preocupação que o ar insuflado na endoscopia possa piorar a contaminação extraluminal associada à perfuração nunca foi conclusivamente demonstrada. Portanto, esta preocupação não deve impedir um adequado estudo da perfuração ou uma tentativa de tratamento endoscópico, se indicado.

Tendo em vista que a perfuração de esôfago ocorre raramente após endoscopias digestivas altas, o tratamento preferencial entre uma conduta clínica e cirúrgica permanece duvidoso. É pouco provável que um trabalho randomizado controlado seja algum dia realizado. Seria necessário um estudo com 1.000 perfurações para mostrar uma redução de 50% na mortalidade. Com uma incidência de aproximadamente 0,1%, necessitaríamos da realização de 1.000.000 de endoscopias para este fim.

Perfuração na endoscopia

Segundo Brinster *et al.*, em uma série de 559 casos, a lesão iatrogênica é a principal causa de perfuração, sendo a endoscopia responsável por aproximadamente

59% de todos os casos.[5] A presença de neoplasia, acalasia, estenose, hérnia hiatal e a necessidade de procedimentos (incluído: dilatação com balão, escleroterapia e ligadura de varizes esofágicas, dilatação com velas e terapia a *laser*) aumenta o risco de lesão esofágica.[3] Merchea *et al.*, em um estudo retrospectivo com 12.183 endoscopias em 8 anos, mostraram 72 perfurações, sendo 67% no esôfago.[4]

No exame endoscópico diagnóstico, a localização de grande risco é o triângulo de Killian, formado pelo constritor faríngeo inferior e o músculo cricofaríngeo, onde a mucosa é desprovida de muscular. A presença de osteófitos na coluna vertebral, hiperextensão do pescoço e áreas anatômicas de estreitamento podem aumentar o risco de perfuração.[1,5]

As dilatações endoscópicas de estenoses complexas de esôfago, as mucossectomias e dissecções endoscópicas da submucosa e a retirada dos corpos estranhos são os procedimentos mais associados à perfuração esofágica.

Nas estenoses por anéis ou membranas, o risco é de 0,22 e 0,9% e nas estenoses complexas (anguladas, múltiplas, longas, cáusticas e actínicas).[8] As perfurações pós-dilatação pneumática de acalasia são relatadas na literatura variando amplamente de 0,4-14% e parece ser menos frequentes quando os balões de 30 mm são usados inicialmente.[9]

Perfuração após ressecção endoscópica no esôfago em Esôfago de Barrett tem sido relatadas variando de 0 a 3%.[10,11]

Perfuração por cirurgia

Lesões esofágicas podem ocorrer em cirurgias de cabeça e pescoço e toracoabdominais. Exemplos são as osteossínteses anteriores nas fraturas vertebrais cervicais, onde podem ocorrer tanto no ato cirúrgico quanto em pós-operatórios tardios. Nas embolizações da artéria brônquica, vagotomias, pneumonectomias e transplantes pulmonares existem alguns relatos de perfuração de esôfago torácico. Perfurações do terço distal acontecem no tratamento cirúrgico de doença do refluxo gastroesofágico (DRGE) e acalasia em, respectivamente, 3,9 e 7% dos casos.[1,5]

Perfuração espontânea

A síndrome de Boerhaave é caracterizada por um barotrauma que leva à perfuração da parede esofágica após um aumento súbito da pressão intraluminal (maiores do que 290 mmHg), sem relaxamento do esfíncter esofagiano superior. É tipicamente relacionada com episódios de vômitos repetitivos.[12] Ocorre com uma predominância maior no terço distal, na região posterolateral esquerda, explicando a maior incidência de derrame pleural à esquerda nesta situação.

Casos de perfuração da junção esofagogástrica e do esôfago distal durante dilatações de esôfago com velas, associados a vômitos repetidos têm sido relatados. Ocorrem não pelo dilatador, mas pelo barotrauma provocado pelo aumento de pressão nestas regiões secundário ao esforço de vômitos associado à oclusão total da luz esofagiana estenosada pelo dilatador.

Perfuração pós-trauma

A perfuração por trauma acomete, principalmente, esôfago cervical (aproximadamente 80%). A morbimortalidade destas lesões está relacionada com lesões traqueais associadas, que chegam a 50% dos casos. Mais comuns em traumas perfurantes, raramente podem ser secundárias a traumas contusos, em acidentes rodoviários ou mesmo a manobra Heimlich (Fig. 10-1).[5] Outras lesões foram relatadas após intubação orotraqueal de via aérea difícil, ecocardiografia transesofágica e a inserção de sonda nasogástrica.[1]

Vários casos de perfuração aguda entre a cavidade cardíaca e o esôfago, pós-tratamento de ablação para arritmias cardíacas já foram relatados.

Perfuração por corpo estranho

Os corpos estranhos ingeridos são responsáveis por 3 a 35% das perfurações esofágicas, tendo prevalência de 80% em lesões cervicais.[5] A impactação por corpos estranhos geralmente acontece nas constrições fisiológicas do esôfago. A impactação prolongada pode levar à migração extraluminal, perfurando órgãos próximos, como a traqueia ou a aorta. Os materiais mais frequentemente associados à perfuração de esôfago são as próteses dentárias e ossos. O risco de uma perfuração durante a extração endoscópica de corpos estranhos ingeridos é estimado em 0,25%.[1,5]

DIAGNÓSTICO E PROGNÓSTICO

A perfuração esofágica possui sinais e sintomas inespecíficos, mimetizando inúmeras outras condições como infarto do miocárdio, úlcera péptica perfurada, pancreatite aguda, aneurisma de aorta, pneumonia, pericardite e pneumotórax espontâneo.[13]

O diagnóstico da perfuração de esôfago deve-se basear na anamnese (história de tratamento endoscópico recente, vômitos de repetição antes do início do quadro, ingestão de corpo estranho, trauma e neoplasia de esôfago), dados clínicos e radiológicos do paciente. Uma pesquisa precoce de perfuração iatrogênica deve ser feita quando dor e distensão abdominais, dor torácica, enfisema subcutâneo, dispneia surgirem após EDA. Mais tardiamente, sinais e sintomas como resposta inflamatória sistêmica, hipotensão arterial e confusão mental são sugestivos de perfuração.

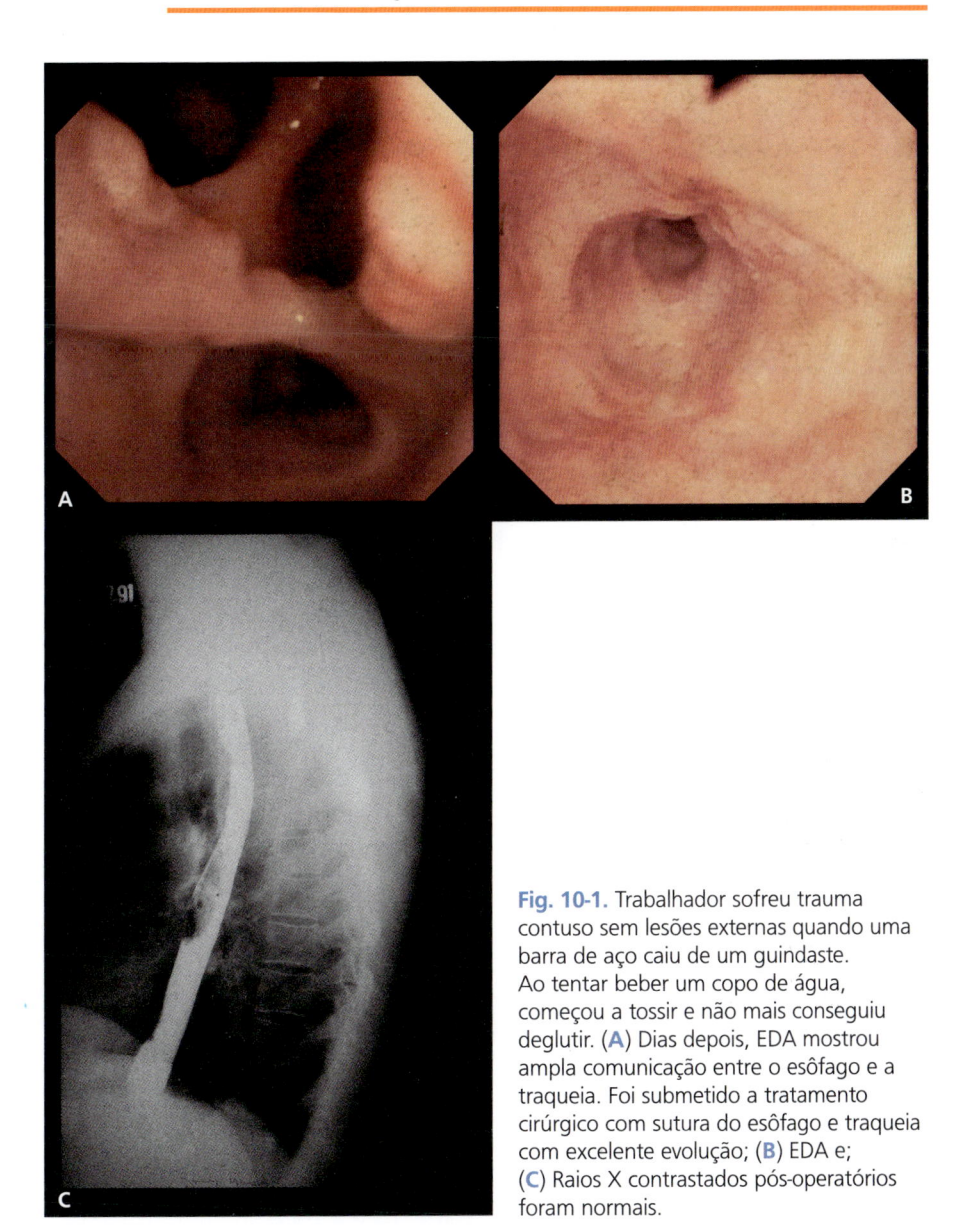

Conduta na Perfuração Iatrogênica e Espontânea do Esôfago

Fig. 10-1. Trabalhador sofreu trauma contuso sem lesões externas quando uma barra de aço caiu de um guindaste. Ao tentar beber um copo de água, começou a tossir e não mais conseguiu deglutir. (**A**) Dias depois, EDA mostrou ampla comunicação entre o esôfago e a traqueia. Foi submetido a tratamento cirúrgico com sutura do esôfago e traqueia com excelente evolução; (**B**) EDA e; (**C**) Raios X contrastados pós-operatórios foram normais.

Diagnóstico clínico

A apresentação clínica da perfuração do esôfago está relacionada com o local, etiologia e seu tamanho. As principais manifestações clínicas da ruptura de esôfago são dor (70%), febre (44%), dispneia (26%), enfisema subcutâneo (25%), disfagia, taquicardia, hipotensão, náuseas ou vômitos.[3,6]

Quando a perfuração acomete o esôfago cervical, o quadro clínico é de dor na região do pescoço ou crepitações, disfonia, rouquidão, disfagia cervical e enfisema subcutâneo. Neste local, a manifestação sistêmica é menor e o tratamento mais fácil, sendo melhor o prognóstico com relação às outras áreas do esôfago.[5]

A perfuração do esôfago torácico contamina rapidamente o mediastino e, depois, a cavidade pleural, mais frequentemente do lado esquerdo. Desta forma, cursa com dor torácica súbita, possível irradiação para as costas ou ombro esquerdo, taquicardia, taquipneia, febre, leucocitose e hipotensão, podendo levar à sepse, sendo, portanto, de pior prognóstico.[5,13] Uma resposta inflamatória sistêmica pode-se desenvolver rapidamente após uma perfuração, dentro de 24 a 48 horas, enquanto a febre e o enfisema subcutâneo são manifestações um pouco mais tardias.

Na perfuração do esôfago abdominal, há contaminação da cavidade peritoneal, com dor abdominal aguda, epigastralgia ou dor referida nos ombros em virtude da irritação do diafragma, além de sintomas sistêmicos semelhantes à perfuração de esôfago torácico.

A síndrome de Boerhaave, exemplo clássico de perfuração distal, corresponde a até 1/3 das perfurações do esôfago e consiste na perfuração espontânea do órgão, sem doença prévia, após episódios de vômitos, geralmente relacionados com a alimentação copiosa e ingestão alcoólica.[3] Tem prognóstico ruim, com altas taxas de morbidade e mortalidade, sendo a tríade de dor retroesternal, enfisema subcutâneo e vômitos, bem característica da síndrome.[6,14]

Diagnóstico radiológico

A perfuração esofágica apresenta, na maioria das vezes, alguma alteração radiológica.[3,5,13] Os primeiros exames de imagem solicitados devem ser as radiografias simples (cervical, tórax ou abdome) (Figs. 10-2 e 10-3).

A esofagografia contrastada, inicialmente com contraste hidrossolúvel (gastrografina) e, posteriormente com o bário, podem ser necessárias. Achados normais não excluem o diagnóstico. Permanecendo a suspeita clínica, os exames devem ser repetidos em 4 a 6 horas, e a tomografia computadorizada (TC) de tórax e abdome superior e a endoscopia digestiva alta (EDA) devem ser consideradas.[6]

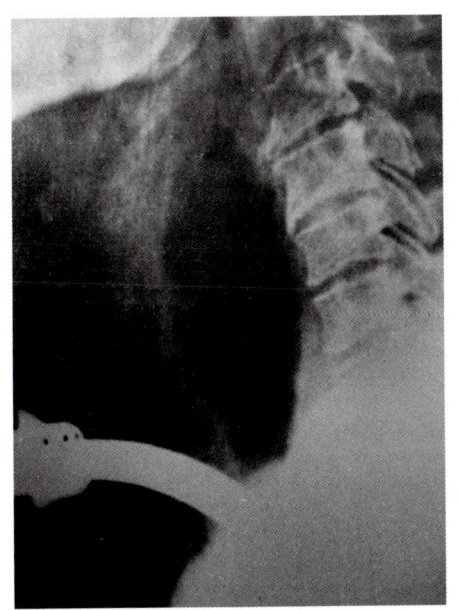

Fig. 10-2. Coleção de ar atrás do esôfago após perfuração instrumental ao nível do esôfago cervical.

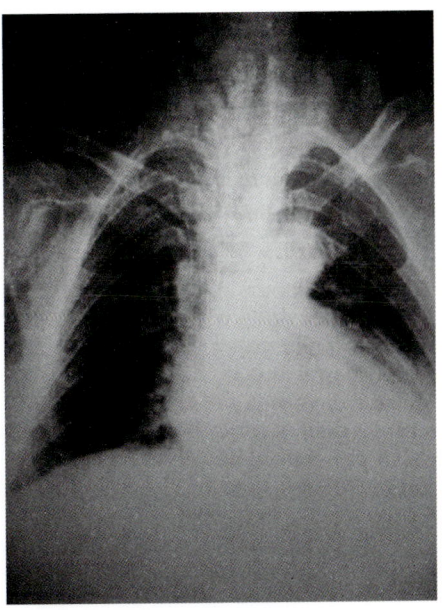

Fig. 10-3. Enfisema subcutâneo pós-perfuração instrumental do esôfago cervical.

Na perfuração do esôfago cervical, a radiografia lateral do pescoço pode mostrar ar no plano pré-vertebral e enfisema subcutâneo, antes mesmo de mostrar alteração na radiografia de tórax ou no exame físico.[15] Outro sinal que pode ser evidente neste caso é o nível hidroaéreo retrovisceral, deslocando a traqueia pra frente.

Na suspeita de perfuração esofágica torácica ou abdominal pode-se evidenciar derrame pleural (mais comum à esquerda), pneumomediastino, pneumoperitôneo, hidrotórax, pneumotórax, hidropneumotórax, enfisema subcutâneo e infiltrado pulmonar inespecífico.

A esofagografia continua sendo o método radiológico com maior sensibilidade para detecção da perfuração de esôfago.[5] Ela é realizada, inicialmente, com contraste hidrossolúvel (gastrografina) (Fig. 10-4).

Se negativo, o contraste baritado pode ser utilizado.[5,14] Este passo a passo tem por objetivo evitar a reação inflamatória causada pelo bário, no caso de perfuração com extravasamento de bário para o mediastino. Alguns autores, entretanto, afirmam não haver evidência de danos mediastinais pelo bário. Os exames contrastados têm maior valor diagnóstico nas perfurações torácicas com relação às cervicais.[13]

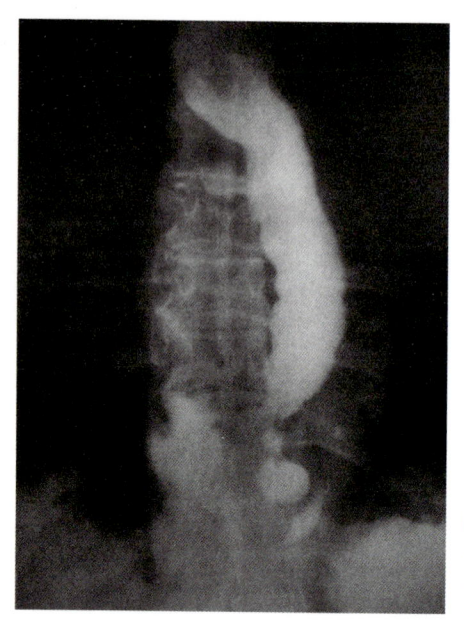

Fig. 10-4. Perfuração da cárdia pós-dilatação pneumática. Raio X com contraste hidrossolúvel.

A TC de tórax e abdome superior com contraste oral pode auxiliar no diagnóstico, localizando a perfuração, demonstrando, detalhadamente, as alterações radiológicas já citadas e guiando a colocação do dreno de tórax. Geralmente, é recomendada quando a esofagografia é negativa ou contraindicada (Fig. 10-5).

As vantagens do TC com relação ao RX simples inclui a habilidade de demonstrar pequenas quantidades de gás no mediastino, no peritônio e retrope-

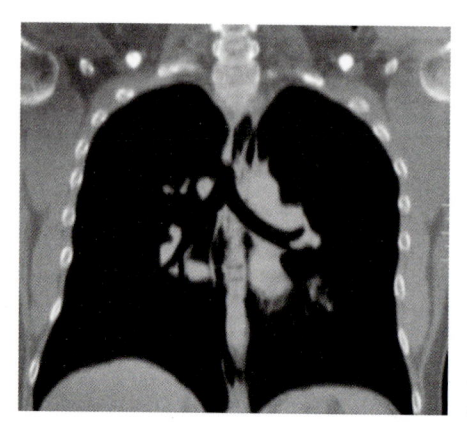

Fig. 10-5. TC em paciente com pneumomediastino causado por perfuração aguda do esôfago.

ritônio, como também o uso de contraste endoluminal para avaliar a qualidade do tratamento endoscópico. O TC também é mais sensível que o raio X simples na detecção de líquido extraluminal ou pequeno peneumotórax.[16]

Após ressecções endoscópicas pequenas bolhas de ar causadas por injeções transmurais podem ser vistas na ausência de perfuração.[17] Pneumomediastino e pneumoperitôneo sem qualquer evidência de perfuração iatrogênica modem ser vistos no TC de 31 a 63% dos procedimentos de dissecções da submucosa (ESD).[18]

O papel da endoscopia digestiva alta permanece controverso, mas tem grande valor quando em mãos experientes. A insuflação de ar durante o exame pode piorar o enfisema subcutâneo e aumentar a perfuração.[5] A EDA deve ser considerada em casos específicos, quando a radiografia for negativa e a esofagografia não for possível por razões técnicas, ou quando a perfuração tiver causa iatrogênica ou for secundária ao trauma penetrante externo.[5]

A toracocentese fornece líquido pleural que, quando sugestivo de perfuração esofágica, demonstra pH menor que 6, amilase elevada e presença de alimentos não digeridos.[19]

TRATAMENTO

As evidências científicas que suportam os *guidelines* e diretrizes sobre o manejo de perfurações esofágicas são baseadas principalmente em estudos retrospectivos institucionais e levantamentos multicêntricos nacionais.[6,13] Pacientes com suspeita clínica de perfuração esofágica devem ser considerados como tendo doença crítica e potencialmente fatal.[20] O diagnóstico precoce e o tratamento imediato e adequado resultam em melhor prognóstico, redução da morbidade e de sequelas tardias.[3]

A abordagem cirúrgica é o tratamento mais indicado para a maioria dos casos de perfurações esofágicas.[7] Entretanto, cada vez mais tem sido utilizada, em alguns cenários clínicos, terapia não operatória (por via endoscópica ou drenagem percutânea) ou de tratamento conservador (não invasivo), com taxas de sobrevida semelhantes às do tratamento cirúrgico.[7,20]

O tratamento não cirúrgico pode ser apropriado principalmente para pacientes com perfurações iatrogênicas pouco extensas, diagnosticadas precocemente e não complicadas como, por exemplo, causadas por escleroterapia de varizes ou dilatação endoscópica de patologias esofágicas benignas ou malignas.[5]

Os seguintes critérios podem ser utilizados para indicação de tratamento não cirúrgico em pacientes com perfuração esofágica:[5,6,14,20]

A) Ruptura contida com evidência de retorno do meio de contraste extravasado para a luz do esôfago, sem contaminação pleural associada, mormente quando situadas no esôfago superior (dilatações tratamento do divertículo de Zenker etc.).
B) Ausência de contaminação alimentar do mediastino.
C) Pacientes com diagnóstico tardio ou subagudo (> 72 horas) de perfuração esofágica que se apresentam sem evidências de inflamação sistêmica.
D) Perfuração tumoral pós-instrumentação endoscópica.

Abordagem clínica inicial

No caso de uma perfuração esofágica confirmada, qualquer que seja sua etiologia, as metas da abordagem inicial são: a) manobras agressivas de ressuscitação cardiorrespiratória, com reposição volêmica e ventilação/oxigenação adequadas; b) monitorização continuada das funções fisiológicas; c) limitar a extensão da contaminação mediastinal e peritoneal subsequente, através da suspensão da ingestão oral, uso de antibióticos parenterais de amplo espectro, higiene oral e descompressão do TGI alto através do uso de SNG; e d) controle da dor.[3,6,7,14]

O pneumotórax e o pneumoperitôneo hipertensivos devem ser rapidamente descomprimidos.

Um monitoramento multidisciplinar por endoscopistas, cirurgiões, intensivitas e outros é aconselhável, e sinais de *sepsis* ou peritonite indicam tratamento cirúrgico.

A sequência de tratamento mais adequada depende de vários fatores, como a causa e o mecanismo da perfuração, o momento do diagnóstico, o tempo de evolução, a extensão da lesão, a presença de patologias esofágicas preexistentes e o estado clínico do paciente.[3,14]

Tratamento endoscópico

A abordagem endoscópica, visando o fechamento da perfuração e o restabelecimento a integridade luminal, tem sido cada vez mais utilizada, com sucesso, em casos selecionados.[7] Pacientes cujas perfurações são diagnosticadas imediatamente e não apresentam sinais de *sepsis* são os candidatos ideais. A opção de tratamento endoscópico mais utilizado é a colocação temporária de próteses autoexpansíveis recobertas para o selamento da lesão, mas também podem ser empregados *clips* e outros mecanismos para sutura mecânica da laceração parietal.[20]

Evidentemente, quanto maior for a perfuração, mais problemático é o fechamento endoscópico da mesma. Alguns endoscopistas limitam o fechamento com *clips* a 3 cm.

▪ Próteses autoexpansíveis

O papel das próteses autoexpansíveis (metálicas ou plásticas) recobertas ainda permanece controverso no tratamento das perfurações de esôfago. Vários modelos têm sido utilizados, em casos favoráveis, como tratamento primário de perfurações de esôfago e fístulas anastomóticas pós-operatórias, com taxas de sucesso entre 80 e 90% e com taxas de mortalidade e morbidade aceitáveis.[7,20] Cerca de 30% dos casos apresentam migração da prótese, com necessidade de reintervenção endoscópica. Isso geralmente ocorre em virtude da falta de ancoragem adequada na parede para manter o posicionamento do dispositivo. Outras complicações descritas incluem sangramento, compressão traqueal, fístulas vasculares, perfurações adicionais (inclusive com migração para vias aéreas e cavidade pleural) e estenoses. Fatores associados à falha terapêutica são as perfurações proximais (cervicais) ou distais (junto à junção esofagogástrica), e as lacerações extensas (maiores que 6 cm).[3] Geralmente, a colocação de uma prótese deve ser associada a procedimentos adicionais de drenagem cavitária (cirúrgica, percutânea ou videoassistida).[20] Uma das principais questões sobre o uso de próteses metálicas autoexpansíveis para o tratamento de perfurações esofágicas não associadas à doença maligna é a eventual dificuldade de retirada do dispositivo, no caso de sua incorporação na mucosa. A utilização de prótese plástica autoexpansível ou de prótese autoexpansível biodegradável (ainda não disponível no nosso mercado) pode contornar esse problema (Figs. 10-6 e 10-7).[7]

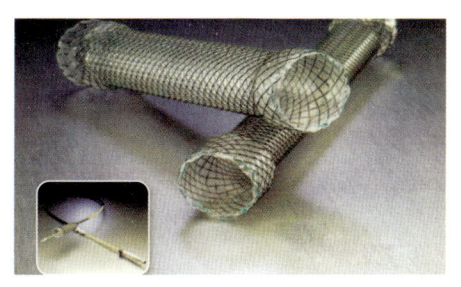

Fig. 10-6. Prótese metálica autoexpansível totalmente recoberta.

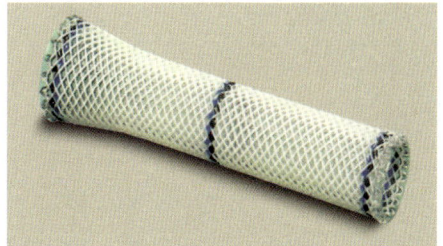

Fig. 10-7. Prótese plástica autoexpansível Polyflex.

O Quadro 10-2 sumariza os resultados do tratamento das perfurações do esôfago com as próteses autoexpansíveis plásticas e metálicas parcial ou totalmente revestidas.[21]

Quadro 10-2. Eficácia do tratamento endoscópico para perfuração iatrogênica de esôfago

Primeiro autor, ano	Desenho de estudo	Tipo de tratamento	Pacientes n	Sucesso técnico %	Sucesso clínico %	Complicações %	Mortalidade %
Eroglu, 2009	Retrospectivo	SEMS	4	100	n.a.	0	0
Freeman, 2009	Prospectivo	SEPS	19	100	89	24	0
Salminen, 2009	Retrospectivo	SEMS	8	100	75	25	37,5
Amrani, 2009	Prospectivo	SEMS	2	100	100	0	0
Leers, 2009	Prospectivo	SEMS	9	100	n.a.	n.a.	< 6
Kiernan, 2010	Retrospectivo	SEMS	8	100	75	n.a.	12
Vallböhmer, 2010	Retrospectivo	SEMS	12	100	n.a.	8	0
Van Heel, 2010	Prospectivo	SEMS/SEPS	31	100	97	33	21
Schimdt, 2010	Retrospectivo	SEMS + endoclip	21 + 1	100	n.a.	n.a.	< 13,3
Swinnen, 2011	Retrospectivo	SEMS	23	100	n.a.	n.a.	n.a.
Làzàr, 2011	Retrospectivo	Endoclip	1	100	100	0	0
Dai, 2011	Prospectivo	SEPS	5	n.a.	83	n.a.	n.a.
D'Cunha, 2011	Retrospectivo	SEMS/SEPS	15	95	60	13	6,7
Baron, 2012	Retrospectivo	Novel OTSC	1	100	100	0	0
Lin, 2014	Retrospectivo	Mesh-covered stents	9	100	n.a.	4	55.6
Biancari, 2013	Retrospectivo	Stents inespecíficos + endoclips	11 + 1	100	n.a.	25	46
Wilson, 2013	Retrospectivo	SEMS	7	100	n.a.	n.a.	n.a.
Wahed, 2013	Retrospectivo	Stents inespecíficos	2	100	0	n.a.	100
Voermans, 2012	Prospectivo, multicenter	OTSC	5	100	100	0	0
Schweigert, 2013	Retrospectivo	SEMS/SEPS	13	100	15	85	15
Sato, 2013	Retrospectivo	Endoclip	1	100	100	0	0
Heits, 2014	Prospectivo	Terapia a vácuo	10	100	90	20	10
Hadj, 2012	Retrospectivo	OTSC + SEMS	1	100	100	0	0
Biancari, 2014	Retrospectivo	SEMS/endoclips	67	100	15	34	19,4

n.a. = *not available*; OTSC = *over-the-scope clip*; SEMS = *self-expandable metal stent*; SEPS = *self-expandable plastic stent*.
Fonte: Paspatis GA *et al.* 2014.[21]

Clips

Pacientes com pequenas perfurações (menores que 2 cm), agudas ou crônicas, principalmente se iatrogênicas ou decorrentes de lesões puntiformes por corpo estranho, podem ser imediatamente abordados pela colocação de *clips* para sutura da parede, associados ou não à colocação de próteses autoexpansíveis (Fig. 10-8).[7]

Recentemente, foi lançado um novo dispositivo aplicador de *clips* longos e de grande abertura (sistema OTSC, *Over-The-Scope-Clip*), composto por um *cap* para aspiração da mucosa acoplado na ponta do endoscópio, que permite o fechamento de defeitos de parede mais extensos (Fig. 10-9).[7]

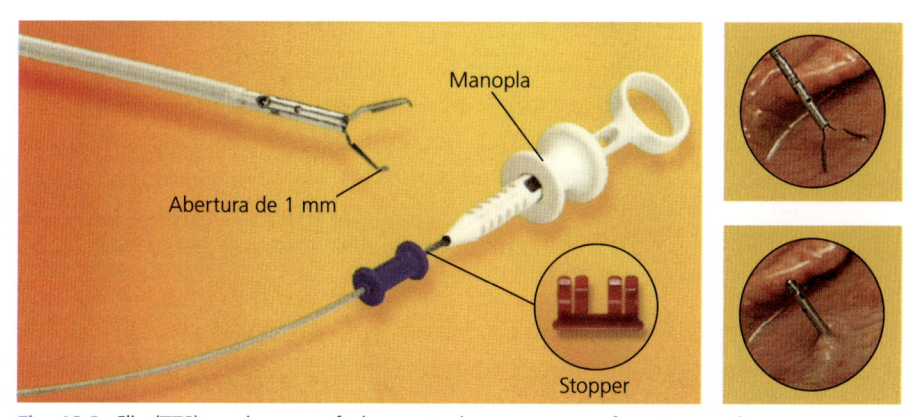

Fig. 10-8. Clip (TTS) usado para o fechamento de pequenas perfurações agudas.

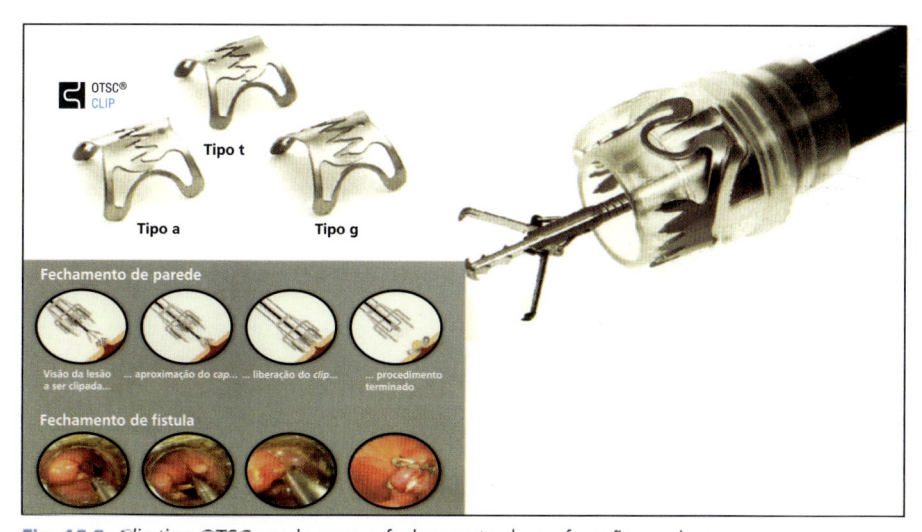

Fig. 10-9. *Clip* tipo OTSC usado para o fechamento de perfurações maiores.

Em uma revisão sistemática, *clips* do tipo TTS foram usados para fechamentos de perfurações de esôfago de 3-25 mm (tamanho médio de 10 mm) com sucesso total.[22] As perfurações maiores e as com bordas fobróticas ou inflamadas em casos de tratamento mais tardio, são limitações ao método.[23] Perfurações maiores podem ser abordadas com o *clip* OTSC. Em um estudo europeu multicêntrico com 36 casos de perfuração iatrogênica, cinco deles foram tratadas com sucesso usando um combinação de OTSC e TTS (três casos) ou OTSC somente (dois casos).[24]

Endo *sponge*

É um acessório usado ainda de forma experimental, em séries pequenas de pacientes (Fig. 10-10). A lógica do seu uso consiste em inserir, por via endoscópica, uma esponja própria, suturada em uma sonda nasogástrica, dentro da cavidade mediastinal. Em seguida, aplica-se vácuo continuamente, de forma controlada, para facilitar o fechamento da cavidade por segunda intenção. Não se trata, portanto, de uma opção de tratamento na perfuração aguda, mas pode ter algum papel naqueles casos de evolução arrastada em que o quadro se torna crônico e o orifício esofagiano e a cavidade mediastinal demoram a se fechar.[25]

Tratamento cirúrgico

Para decisão da melhor conduta cirúrgica é preciso levar em consideração o tempo entre a perfuração esofagiana e o diagnóstico, o local da perfuração, a viabilidade da parede do esôfago e a presença de patologias esofagianas associadas.

Cirurgia precoce esta geralmente indicada em pacientes com grandes perfurações, peritonite generalizada, sepse, deterioração clínica progressiva, após insucesso de drenagem percutânea, e na presença de coleções líquidas vistas no TC impossíveis de serem drenadas por via percutânea. A abordagem pode

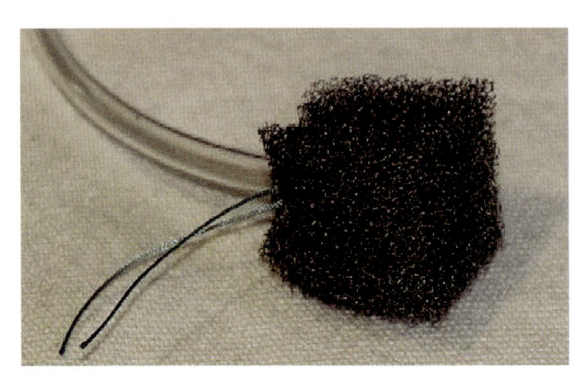

Fig. 10-10. Esponja/sonda aspirativa. (Endoesponja.)

variar desde uma sutura simples da lesão até uma esofagectomia, dependendo de cada caso. Mas o fato é que, com o desenvolvimento do tratamento endoscópico e radiológico, as indicações cirúrgicas têm diminuído nos últimos anos. Mesmo após decisão pela cirurgia, o endoscopista pode ter papel importante. A endoscopia peroperatória para auxiliar a identificação da lesão, até mesmo com injeção de azul de metileno, pode ser útil e necessária.[1]

O raciocínio deve ser: prevenir a contaminação dos espaços adjacentes a lesão, reduzir o risco de infecção, restaurar a integridade do trato gastrointestinal e fornecer suporte nutricional ao paciente. Nesta linha, desbridar o tecido necrótico, fechar a perfuração, resolver obstruções distais e drenar coleções são os objetivos do tratamento cirúrgico.[5] Seja lá qual for o tratamento cirúrgico instituído, um longo tempo de jejum pode ser evitado com realização de jejunostomia no mesmo ato cirúrgico.[3,14]

■ Lesões no esôfago cervical

As lesões de esôfago cervical são menos graves por não haver comunicação direta e contaminação do mediastino. Por isso, o tratamento conservador, com ou sem intervenção endoscópica, é possível na maioria das vezes.

Se a cirurgia for necessária, a drenagem simples é uma opção.[1] O fechamento da perfuração, assim como em qualquer outro nível esofagiano, deve ser feita em dois planos e com reforço, normalmente de uma estrutura muscular, como o esternocleidomastóideo. Nas lesões mais distais, esse reforço pode ser feito com *patch* pleural ou pericárdico, músculo intercostal ou omento.[1,2,14]

■ Lesões de esôfago torácico

São lesões mais graves, pela dificuldade no acesso cirúrgico, contaminação mediastinal e proximidade de estruturas vitais.[6] Não existem estudos prospectivos e randomizados disponíveis, e as maiores séries que analisam este tipo de patologia são retrospectivas ao longo de muitos anos. A abordagem cirúrgica ideal ainda é controversa e depende da experiência individual e de cada serviço.

A pressão negativa intratorácica, que é fruto da dinâmica respiratória, é o fator que favorece o vazamento de conteúdo para o espaço pleural.[14] O acesso ao esôfago médio é feito por toracotomia direita e ao esôfago distal por toracotomia esquerda. A cirurgia minimamente invasiva, por toracoscopia, raramente é realizada nesses casos.[6,14]

Quando possível, o reparo simples da perfuração deve ser realizado idealmente dentro de 24 horas da perfuração. Entretanto, alguns estudos sugerem que, mesmo em abordagens mais tardias, é uma opção segura.[26] É importante que todo paciente submetido ao reparo da perfuração seja tratado no mesmo ato para estenoses distais, caso elas existam. A mortalidade é muito alta se não houver resolução de estenoses abaixo do reparo, pelo alto risco de deiscência de sutura e formação de fístulas.[27]

As derivações, as exclusões de esôfago e a colocação de tubos em T são, atualmente, procedimentos de exceção, com alto índice de morbidade.[14]

Nas perfurações em que há doença de base importante, ou seja, um esôfago muito doente (como nas lesões por cáustico e neoplasias malignas), a esofagectomia deve ser considerada.[2,3] A abordagem trans-hiatal é menos invasiva, mas, como permite um acesso mais difícil ao mediastino, deve ser considerada em casos de cirurgias mais precoces, com menos contaminação mediastinal. O raciocínio inverso acontece na abordagem transtorácica.

▪ Lesões de esôfago distal

As perfurações no esôfago distal levam à contaminação peritoneal. O acesso geralmente é feito por incisão mediana alta, e a técnica obedece aos mesmos princípios já descritos. Os reparos simples, com reforço de omento ou do fundo gástrico, são comuns. Nas perfurações pós-dilatação pneumática de acalasia, é importante, além do reparo, a miotomia contralateral e a fundoplicatura.[1]

As perfurações espontâneas (síndrome de Boerhaave) também acontecem por laceração de esôfago distal, na imensa maioria das vezes. Muitas lacerações são longas, e ainda que o tratamento endoscópico seja uma opção, muitos autores consideram esta uma indicação de cirurgia imediata.

Em todas as séries, a mortalidade com o tratamento cirúrgico varia entre 10 e 50%.[2] Portanto, trata-se de uma patologia grave que merece nosso esforço para realizar um diagnóstico o mais precoce possível.

A Figura 10-11 apresenta proposta de algoritmo para conduta na perfuração esofagiana.

Um *guideline* recentemente publicado pela Sociedade Europeia de Endoscopia Gastrointestinal (ESGE) faz as seguintes recomendações, entre outras:[21]

1. Sinais e sintomas sugestivos de perfuração iatrogênica após procedimentos endoscópicos devem ser cuidadosamente avaliados e documentados idealmente com TC para evitar demora no diagnóstico.
2. O fechamento endoscópico da perfuração, dependendo do tipo, do tamanho e experiência do endoscopista. Deve-se fazer uma troca de ar por CO_2 para insuflação endoscópica e decompressão imediada de pneumotórax ou pneumoperitôneo hipertensivos.
3. O tratamento com *clips* para fechamento de perfurações, especialmente as menores de 10 mm. O uso temporário de próteses é útil para perfurações maiores.

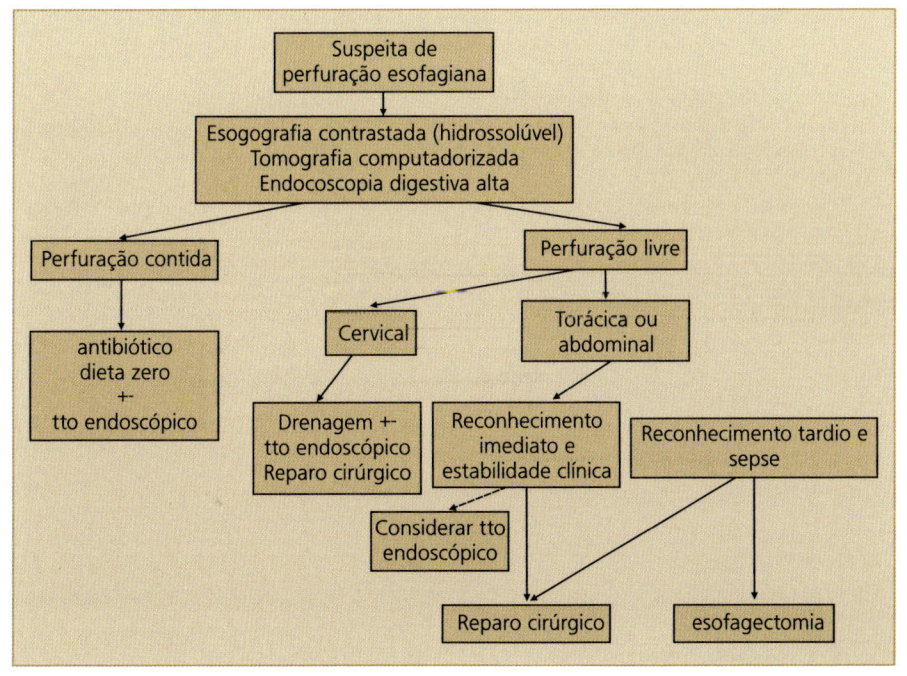

Fig. 10-11. Conduta na perfuração esofagiana.

REFERÊNCIAS BIBLIOGRÁFICAS

1. Chirica M, Champault A, Dray X et al. Esophageal perforations. *J Visc Surg* 2010;147(3):e117-28.
2. Lindenmann J, Matzi V, Neuboeck N et al. Management of esophageal perforation in 120 consecutive patients: clinical impact of a structured treatment algorithm. *J Gastrointest Surg* 2013;17(6):1036-43.
3. Nirula R. Esophageal perforation. *Surg Clin N Am* 2014;94(1):35-41.
4. Merchea A, Cullinane DC, Sawyer MD et al. Esophagogastroduodenoscopy-associated gastrointestinal perforations: a single-center experience. *Surgery* 2010;148(4):876-82.
5. Brinster CJ, Singhal S, Lee L et al. Evolving options in the management of esophageal perforation. *Ann Thorac Surg* 2004;77(4):1475-83.
6. Soreide JA, Viste A. Esophageal perforation: diagnostic work-up and clinical decision-making in the first 24 hours. *Scand J Trauma Resusc Emergency Med* 2011;19:66.
7. Carrot Jr PW, Low DE. Advances in the management of esophageal perforation. *Thorac Surg Clin* 2011;21(4):541-55.
8. Ben-Menachem T, Decker GA, Early DS et al. Adverse events of upper GI endoscopy. *Gastrointest Endosc* 2012;76:707-18
9. Boeckxstaens GE, Annese V, des Varannes SB et al. Pneumatic dilation versus laparoscopic Heller's myotomy for idiopathic achalasia. *N Eng J Med* 2011;364:1807-16.

10. Pauw RE, Seewald S, Gondrie JJ et al. Stepwise radical endoscopic resection for eradication of Barrett's oesophagus with early neoplasia in a cohort of 169 patients. *Gut* 2010;59:1169-77.
11. Moss A, Bourke MJ, Hourigan LF et al. Endoscopic resection for Barrett's high-grade dysplasia and early esophageal adenocarcinoma: an essencial staging procedure with long-term therapeutic benefit. *Am J Gastroenterol* 2010;105:1276-83.
12. Blencowe NS, Strong S, Hollowood AD. Spontaneous oesophageal rupture. *BMJ* 2013;346:f3095.
13. Henry MACA, Lerco MM, Pereira RSC et al. Perfurações esofágicas. *Arq Bras Cir Dig* 2007;20(2):73-76.
14. Vial CM, Whyte RI. Boerhaave's syndrome: diagnosis and treatment. *Surg Clin N Am* 2005;85(3):515-24,ix.
15. Han SY, McElvein RB, Aldrete JS et al. Perforation of the esophagus: correlation of site and cause with plain film findings. *AJR Am J Roentgenol* 1985;145(3):537-40.
16. Kowalczyk L, ForsmarkCE, Ben-David K et al. Algorithm for the mangment of endoscopic perforations:a quality improvement project. *Am J Gastroenterl* 2011;106:1022-27.
17. Baron TH, Wong KSLM, Zielinski MD et al. A comprehensive approach to the management of acute endoscopic perforation (with videos). *Gastointest Endosc* 2012;76:838-59.
18. Maeda Y, Hirasawa D, Fujita N et al. Mediastinal emphysema after esophageal endoscopic submucosal dissection: its prevalence and clinical significance. *Dig Endosc* 2011;23:221-26.
19. Attar S, Hankins JR, Suter CM et al. Eophageal perforation: a therapeutic challenge. *Ann Thorac Surg* 1990;50(1):45-51.
20. Wahed S, Dent B, Jones R et al. Spectrum of oesophageal perforations and their influence on management. *BJS* 2014;101(1):e156-62.
21. Paspatis GA, Dumonceau JM, Barthet M et al. Diagnosis and management of iatrogenic endoscopic perforations: European Society of Gastyrointestinal Endoscopy (ESGE) Position Statement. *Endoscopy* 2014;46(8):693-711.
22. Qadeer MA, Dumont JA, Vargo JJ et al. Endoscopic clips for closing esophageal perforation: case report and pooled analysis. *Gastrointest Endoscoc* 2007;66:605-11.
23. Daram SR, Tang SJ, WuR et al. Benchtop testing and comparisons among three types of through-the-scope endoscopic clipping devices. *Surg Endosc* 2013;27:1521-29.
24. Voermans RP, Le Moine O, von Renteln D. Efficacy of endoscopi closing of acute perforations of the gastrointestinal tract. *Clin Gastroenterol Hepatol* 2012;10:603-8.
25. Loske G, Schorsch T. Endoscopic vacuum therapy of esophageal leakage. *Video J Encycl GI Endosc* 2013;1(1):51-53.
26. Bhatia P, Fortin D, Inculet RI et al. Current concepts in the management of esophagial perforations: a twenty-seven year Canadian experience. *Ann Thorac Surg* 2011;92(1):209-15.27. Moghissi K, Pender D. Instrumental perforations of the oesophagus and their management. *Thorax* 1988;43(8):642-46.

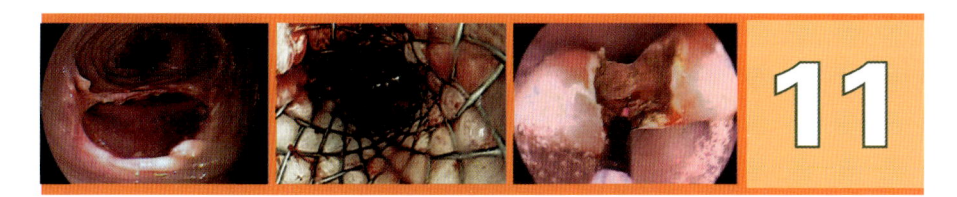

POEM – Miotomia Endoscópica Peroral

Ricardo Sato Uemura
Paulo Sakai

INTRODUÇÃO

A acalasia é um distúrbio de motilidade esofágica caracterizado pelo relaxamento incompleto do esfíncter esofágico inferior (EEI), aumento do tônus do EEI ou perda da peristalse do esôfago em virtude da degeneração dos neurônios mioentéricos da parede esofágica.

A incidência desta patologia varia 0,03 a 1,63/100.000 pessoas e sua prevalência é de quase 10/100.000, não havendo diferença entre os sexos.[1]

A acalasia pode ser classificada em primária ou idiopática, e secundária à infecção pelo protozoário *Trypanossoma cruzi,* agente etiológico da doença de Chagas.

Os principais sintomas do megaesôfago consistem: disfagia de longa duração, odinofagia, regurgitação, azia, dor retroesternal e perda ponderal.[2]

O tratamento da patologia é funcional, consistindo em métodos que visam a diminuição da pressão de repouso do EEI, sejam eles endoscópicos, medicamentosos ou cirúrgico.[3]

O tratamento de melhor resultado é fundamentado no rompimento da musculatura do EEI, tanto por meio da dilatação com balão pneumático quanto por meio da miotomia laparoscópica de Heller.

A eficácia de ambos os procedimentos aparentemente é semelhante, porém estima-se que o alívio dos sintomas conseguido por intermédio da cirurgia seja mais duradouro e definitivo, sem a necessidade de repetidas dilatações endoscópicas e os riscos que delas decorrem.[4,5]

Em 1980, Ortega *et al.* descreveram a técnica da miotomia endoscópica em 17 pacientes com acalasia através do corte da mucosa seguido da secção da musculatura circular do esôfago distal, obtendo melhora dos sintomas e queda da pressão do esfíncter esofágico inferior à manometria, com baixos índices de complicação.[6] Em 2007, Pasricha *et al.* desenvolveram a técnica de secção da musculatura circular do EEI associado ao túnel submucoso em modelo experimental.[7]

Em 2010, Inoue *et al.* descreveram, pela primeira vez, a miotomia endoscópica peroral (POEM) em 17 pacientes consecutivos com megaesôfago.[8] Em todos os casos, o POEM reduziu significativamente o escore dos sintomas de disfagia e foi responsável pela queda de pressão de repouso do EEI da média de 52,4 mmHg para 19,9 mmHg. Não foram relatadas complicações graves relacionadas com o POEM nesses pacientes.

INDICAÇÕES

Inicialmente, Inoue *et al.* realizaram o POEM nos pacientes com acalasia e megaesôfago Graus I e II.[8] Posteriormente, as indicações foram expandidas para megaesôfago com tortuosidade. Entretanto, existem maiores dificuldades técnicas na realização do POEM nos pacientes apresentando um alongamento sigmoide do esôfago.

O POEM também pode ser realizado em casos de espasmo esofagiano difuso e esôfago em quebra-nozes. Shiwaku *et al.* relataram um caso submetido ao POEM com sucesso em paciente com espasmo esofagiano difuso sendo realizada uma miotomia extensa.[9] Minami *et al.* obtiveram a mesma efetividade do POEM em espasmo esofagiano difuso.[10]

Terapêuticas endoscópicas prévias como a injeção de toxina botulínica e a dilatação balonada causam uma fibrose e distorção da anatomia tornando o POEM tecnicamente desafiador, particularmente em pacientes com tortuosidade do esôfago. Sharata *et al.* publicaram os resultados de 40 pacientes submetidos ao POEM. Nesta série, estavam incluídos 10 pacientes com tratamento endoscópico prévio e evoluíram com queda do escore de Eckardt após o POEM.[11]

Onimaru *et al.* e Vigneswaran *et al.* relataram excelentes resultados do POEM em pacientes com falha no tratamento cirúrgico da acalasia pela técnica de Heller com vavula antirrefluxo.[12,13] Entretato, o POEM é tecnicamente mais difícil em virtude de fibrose nesses casos de cirurgia prévia.

PREPARO DO PACIENTE

O paciente é orientado acerca do procedimento e seus eventuais riscos e o procedimento é realizado com a presença do anestesista, sob anestesia geral (intubação orotraqueal) e monitorização contínua. A gravidade da acalasia é avaliada pela escala de Eckardt (Quadro 11-1).

Quadro 11-1. Escore de Eckardt

Escore	Sintomas			
	Disfagia	Regurgitação	Dor torácica	Perda de peso
0	Não	Não	Não	Não
1	Ocasionalmente	Ocasionalmente	Ocasionalmente	< 5 kg
2	Diariamente	Diariamente	Diariamente	5-10 kg
3	Todas as refeições	Todas as refeições	Todas as refeições	> 10 kg

INSTRUMENTAL

O endoscópio padrão (9,8 mm) deve ser acoplado com um *cap* transparente distal. Utiliza-se de acessório que consiste em uma faca de ponta triangular a fim de cortar a mucosa, dissecar a camada da submucosa e dividir os feixes musculares circulares. A pinça de coagulação Coagrasper® é utilizada para a hemostasia. Deve-se realizar o procedimento com auxílio de insuflador com dióxido de carbono e de *clips* hemostáticos para o fechamento do túnel submucoso (Fig. 11-1).

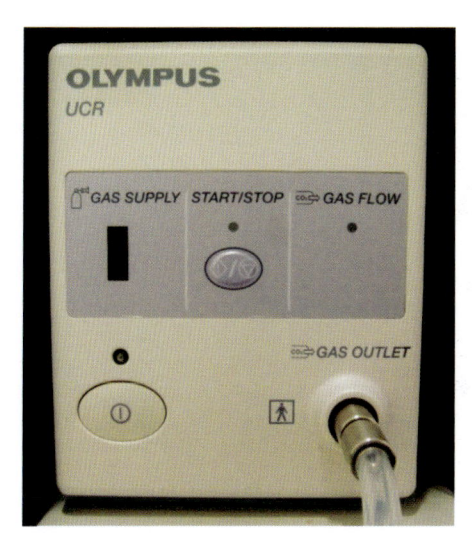

Fig. 11-1. Insuflador de dióxido de carbono.

TÉCNICA

A miotomia endoscópica da acalasia do esôfago consiste na criação de túnel submucoso, dissecção do músculo do EEI e fechamento da mucosa.

Criação do túnel submucoso

Inicialmente, realiza-se a injeção submucosa com solução de soro fisiológico e índigo carmim no esôfago, 10 cm proximal à transição esofagogástrica (TEG) (Fig. 11-2). Em seguida, efetua-se incisão de 2 cm na mucosa, longitudinalmente, criando-se um espaço na submucosa (Fig. 11-3). Uma vez no espaço da submucosa, cria-se um túnel usando a coagulação no modo *spray*, ultrapassando-se a TEG em cerca de 2 cm, correspondendo ao estômago proximal (Fig. 11-4). Ao atingir a transição esofagogástrica, o túnel se torna estreito e os vasos em paliçada da camada submucosa se tornam de padrão reticular (Fig. 11-5). A hemostasia é realizada através da pinça Coagrasper® no modo de coagulação *soft*, e a dissecção do túnel submucoso é realizada até atingir a cárdia, sendo verificado através da retrovisão do endoscópio no estômago (Fig. 11-6).

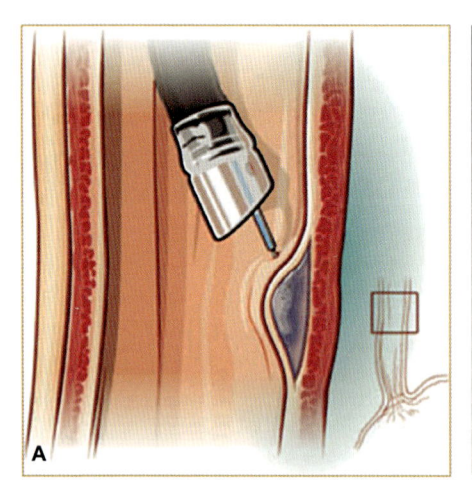

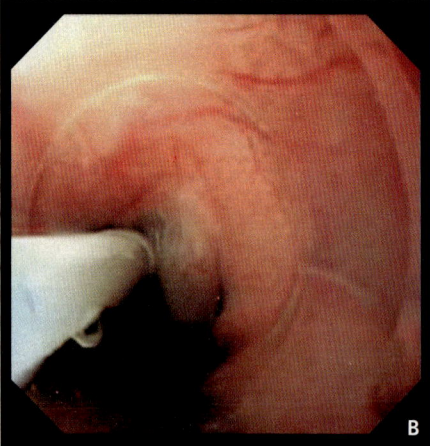

Fig. 11-2. (**A** e **B**) Injeção na submucosa de soro fisiológico com índigo carmim, 10 cm acima da junção esofagogástrica.

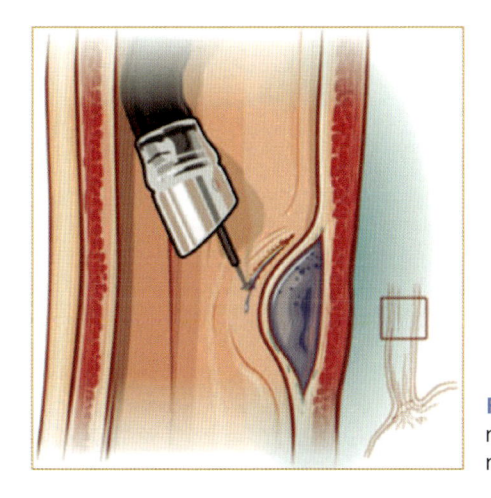

Fig. 11-3. Incisão de 2 cm na mucosa para penetração no espaço submucoso.

Dissecção do músculo do EEI

Dá-se início à dissecção do feixe muscular circular 2 cm distalmente à entrada da mucosa e cerca de 6 cm acima da TEG.

A ponta da faca triangular é utilizada para apreender e seccionar o feixe muscular circular no modo de coagulação *spray*. É importante a identificação da camada longitudinal, que é geralmente muito mais fina. A miotomia prossegue distalmente até que se atinja a submucosa gástrica, estendendo-se até cerca de 2 ou 3 cm distalmente à TEG (Fig. 11-7).

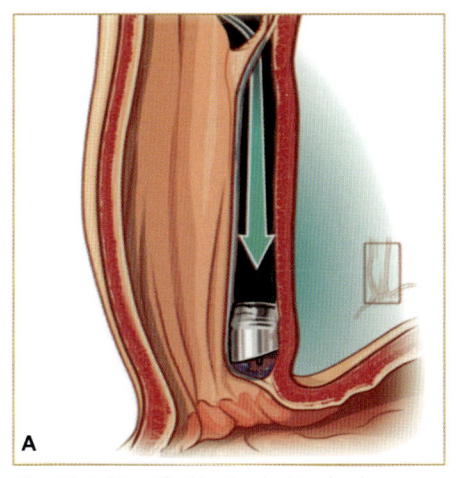

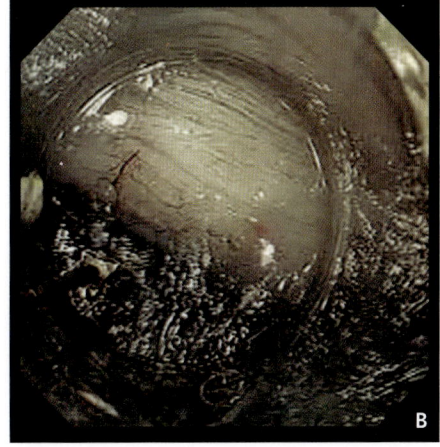

Fig. 11-4. (**A** e **B**) Criação do túnel submucoso.

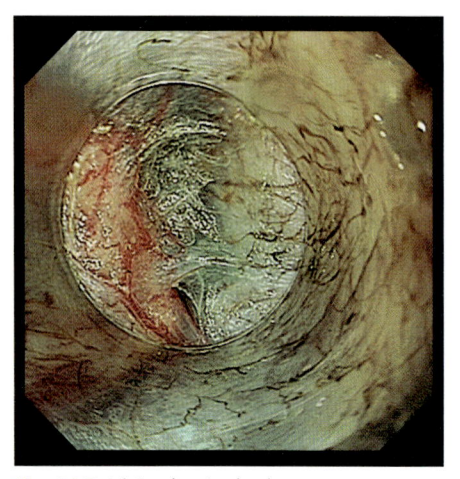

Fig. 11-5. Visão do túnel submucoso ao nível da transição esofagogástrica.

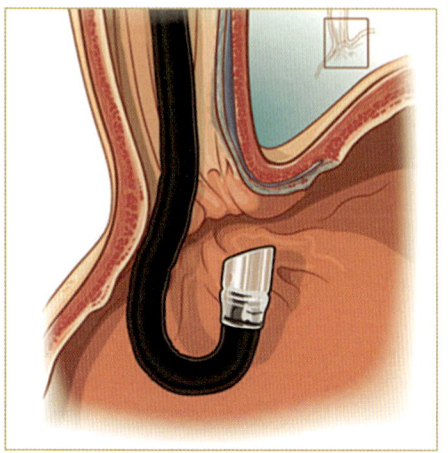

Fig. 11-6. Visualização da cárdia em retroflexão para comprovação do fim do túnel submucoso.

Fechamento do túnel submucoso

A abertura do túnel submucoso geralmente com 2 cm de comprimento é fechada através da colocação de *clips* hemostáticos (Fig. 11-8).

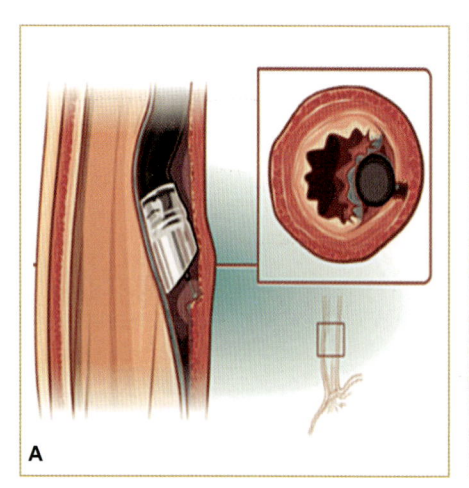

Fig. 11-7. (A e B) Realização da miotomia.

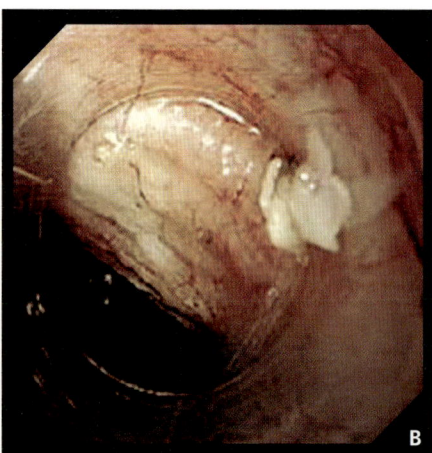

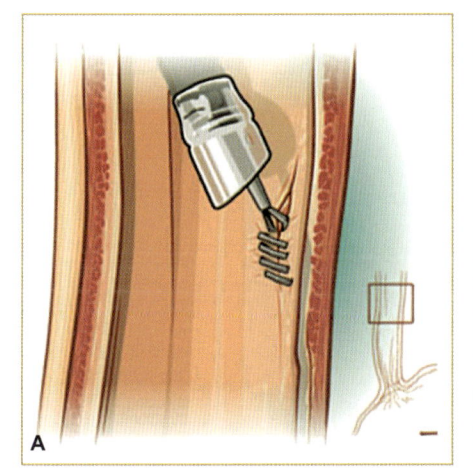

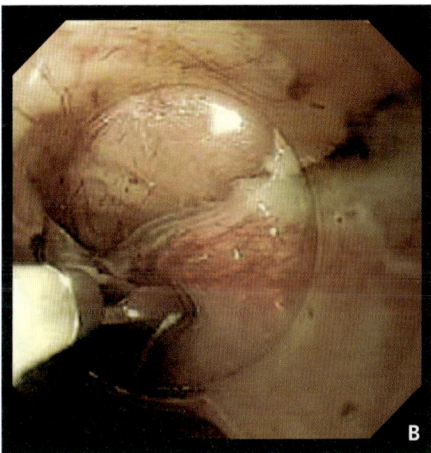

Fig. 11-8. (A e B) Fechamento da incisão da mucosa com *clips* metálicos.

PÓS-OPERATÓRIO

Imediatamente após o procedimento, o paciente deve ser submetido à radiografia de tórax para avaliação de eventual pneumotórax ou pneumomediastino. De acordo com Ponsky *et al.*, é possível a dissecção de CO_2 para abdome, tórax e mediastino em até 20% dos pacientes.[14]

Deve-se manter o paciente em jejum por 24 horas e esofagograma com contraste hidrossolúvel para descartar fístula e avaliar a passagem do líquido para o estômago (Fig. 11-9). O paciente deve manter dieta líquida por 7 dias, quando, então, se progride a dieta para pastosa e subsequentemente, sólida. Os pacientes recebem alta 1 dia após o procedimento, com uso de inibidor de bomba de prótons por 30 dias.

O primeiro retorno ocorre 30 dias após o procedimento, quando se realiza EDA e se avalia a melhora sintomática. O segundo retorno acontece três meses após o procedimento para nova EDA, manometria, pHmetria e nova avaliação de melhora dos sintomas.

RESULTADOS

O POEM é considerado bem-sucedido quando os pacientes passam a apresentar escore de Eckardt ≤ 3.

Nos estudos recentes, nota-se melhora importante tanto dos sintomas quando das medidas de pressão de repouso do esfíncter inferior do esôfago. Costamagna *et al.* completaram o POEM em 10 dos 11 pacientes.[3] Em um paciente que foi previamente submetido à radioterapia do mediastino para o cân-

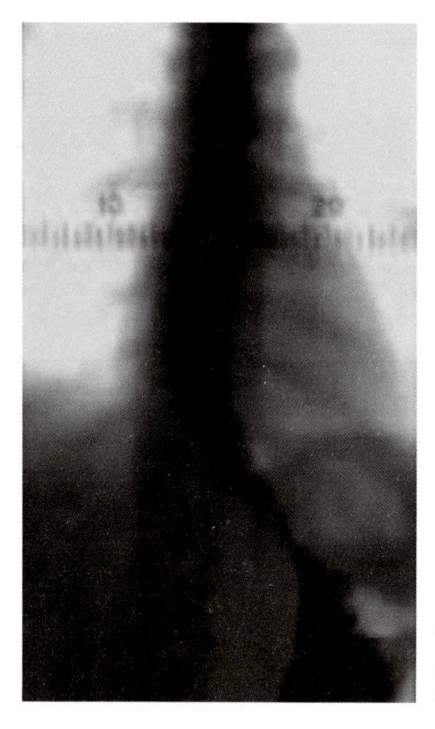

Fig. 11-9. Esofagografia após POEM demonstrando boa passagem do contraste para o estômago.

cer de mama, a criação do túnel submucoso foi impossibilitada em virtude das alterações fibróticas na submucosa. O sucesso clínico foi obtido em todos os pacientes tratados em três meses de seguimento (média do escore de Eckardt pré-tratamento *versus* pós-tratamento (7,1 *vs.* 1,1) e a média da pressão do esfíncter esofágico inferior diminuiu de 45,1 para 16,9 mmHg. Nenhum paciente desenvolveu sintomas de refluxo gastroesofágico após o tratamento. Von Renteln *et al.* realizaram o POEM em 16 pacientes. O sucesso do tratamento foi alcançado em 94% dos casos após 3 meses de seguimento (pontuação média de Eckardt diminui de 8,8 para 1,4), e a média da pressão do esfíncter esofágico inferior foi de 27,2 mmHg (pré-tratamento) para 11,8 mmHg (pós-tratamento). Nenhum paciente desenvolveu sintomas de refluxo gastroesofágico após o tratamento, mas um paciente apresentou uma erosão no esôfago distal (grau A de Los Angeles) na endoscopia digestiva alta de seguimento.[15]

REFERÊNCIAS BIBLIOGRÁFICAS

1. Fei L, Rossetti G, Moccia F *et al*. Definition, incidence and etiology: what's new in the 21st century? *Ann Ital Chir* 2013;84(5):489-94.
2. Ferrari Jr AP, Siqueira ES, Brant CQ. Treatment of achalasia in Chagas' disease with botulinum toxin (letter). *N Engl J Med* 1995;332(12):824-25.
3. Costamagna G, Marchese M, Familiari P *et al*. Peroral endoscopic myotomy (POEM) for oesophageal achalasia: preliminary results in humans. *Dig Liver Dis* 2012;44:827-32.
4. Muehldorfer SM, Schneider TH, Hochberger J *et al*. Esophageal achalasia: intrasphincteric injection of botulinum toxin A versus balloon dilation. *Endoscopy* 1999;31(7):517-21.
5. Vaezi MF, Richter JE, Wilcox CM *et al*. Botulinum toxin versus pneumatic dilatation in the treatment of achalasia: a randomised trial. *Gut* 1999; 44(2):231-39.
6. Ortega JA, Madureri V, Perez L. Endoscopic myotomy in the treatment of achalasia. *Gastrointest Endosc* 1980;26(1):8-10.
7. Pasricha PJ, Hawari R, Ahmed I *et al*. Submucosal endoscopic esophageal ?myotomy: a novel experimental approach for the treatment of achalasia. *Endoscopy* 2007;39(9):761-64.
8. Inoue H, Minami H, Kobayashi Y *et al*. Peroral endoscopic myotomy (POEM) for esophageal achalasia. *Endoscopy* 2010;42(4):265-71.
9. Shiwaku H, Inoue H, Beppu R *et al*. Succesful treatment of diffuse esophageal spasm by peroral endoscopic myotomy. *Gastrointest Endosc* 2013;77(1):149-50.
10. Minami H, Isomoto H, Yamaguchi N *et al*. Peroral endoscopic myotomy (POEM) for diffuse esophageal spasm. *Endoscopy* 2014;46(Suppl 1 UCTN):E79-81.
11. Sharata A, Kurian AA, Dunst CM *et al*. Peroral endoscopic myotomy (POEM) is safe and effective in the setting of prior endoscopic intervention. *J Gastrointest Surg* 2013;17(7):1188-92.
12. Onimaru M, Inoue H, Ikeda H *et al*. Peroral endoscopic myotomy is a viable option for failed surgical esophagocardiomyotomy instead of redo surgical Heller myotomy: a single center prospective study. *J Am Coll Surg* 2013;217(4):598-605.
13. Vigneswaran Y, Yetasook AK, Zhao JC *et al*. Peroral endoscopic myotomy (POEM): feasible as reoperation following Heller myotomy. *J Gastrointest Surg* 2014;18(6):1071-76.
14. 14. Ponsky JL, Marks JM, Pauli EM. How i do it: per-oral endoscopic myotomy (POEM). *J Gastrointest Surg* 2012;16(6):1251-55.
15. 15. Von Renteln D, Inoue H, Minami H *et al*. Peroral endoscopic myotomy for the treatment of achalasia: a prospective single center study. *Am J Gastroenterol* 2012;107(3):411-1

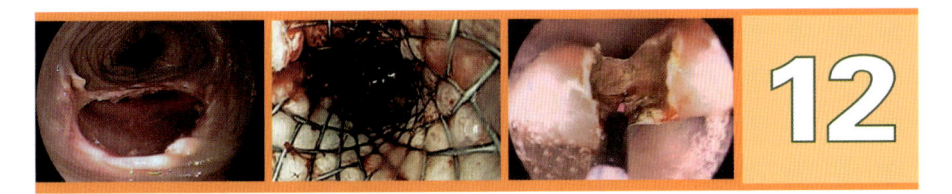

TRATAMENTO ENDOSCÓPICO DO ESÔFAGO DE BARRETT – INDICAÇÕES, MÉTODOS, RESULTADOS E COMPLICAÇÕES

Mathieu Pioche
Thierry Ponchon
Tradução e Adaptação: Luiz Leite Luna – Editor

INTRODUÇÃO

O esôfago de Barrett (EB) é uma alteração metaplásica do revestimento esofagiano caracterizada pela substituição do epitélio escamoso normal por um epitélio glandular chamado de metaplasia intestinal (MI). Esta doença é consequência de refluxo gastroesofagiano, patologia esta frequente nos países ocidentais, em parte em decorrência da alta prevalência da obesidade. EB é um comprovado fator de risco para adenocarcinoma (ADC), obedecendo a uma sequência de metaplasia intestinal, displasia de baixo grau (DBG) displasia de alto grau (DAG) e adenocarcinoma. Uma vez feito o diagnóstico de EB, é necessária uma avaliação endoscópica, para caracterizar o grau de displasia, seguida de vigilância para detectar lesões neoplásicas em um estádio curável (Fig. 12-1). O diagnóstico de lesões neoplásicas superficiais (DAG, adenocarcinoma T1 sm1) permite um tratamento não invasivo, como ressecções mucosas (mucossectomia ou dissecção endoscópica da submucosa – DES) com morbidade e mortalidade mais baixas que o tratamento cirúrgico clássico.

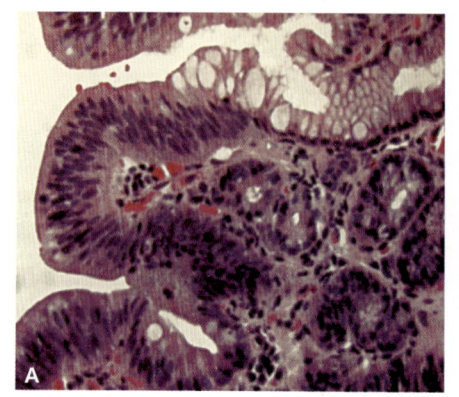

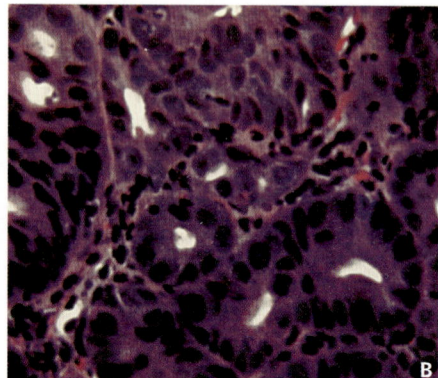

Fig. 12-1. (A) DBG. (B) DAG.

Depois de uma curta introdução ao diagnóstico de displasia, este trabalho abordará o tratamento endoscópico do EB com diferentes métodos, suas indicações, resultados e complicações. Discutiremos os estádios precoces, da DBG aos cânceres superficiais. O tratamento endoscópico paliativo para adenocarcinoma avançado não será abordado.

No passado, o tratamento cirúrgico era o preferido para a DAG e carcinomas, e a DBG era mantida sob vigilância endoscópica. Atualmente, após vários progressos no campo de novos instrumentos e técnicas, tratamentos endoscópicos menos invasivos vem gradualmente se tornando mais frequentes. Esta revisão tem como objetivo apresentar as diferentes técnicas e seu posicionamento na estratégia do tratamento de EB.

DIAGNÓSTICO ENDOSCÓPICO DAS LESÕES NO ESÔFAGO DE BARRETT

Para detectar e caracterizar áreas displásicas no EB, o procedimento endoscópico inclui diferentes etapas. A primeira é a descrição do EB usando a classificação de Praga, pela qual se mede a extensão da área metaplásica circunferencial (C) e das linguetas verticais (M) em centímetros a partir do topo das pregas gástricas (Fig. 12-2).

O critério endoscópico mais importante para o diagnóstico da DAG parece ser o aspecto irregular da mucosa e do padrão vascular. A caracterização do padrão vascular necessita de visualização com luz branca, mas também com imagens eletrônicas (NBI/FICE) ou cromoscopia com corantes. A metaplasia intestinal no EB geralmente é caracterizada por um padrão de rede vascular regular e a DAG por vasos irregulares e desorganizados. O exame do padrão mucoso

TRATAMENTO ENDOSCÓPICO DO ESÔFAGO DE BARRETT – INDICAÇÕES,... 261

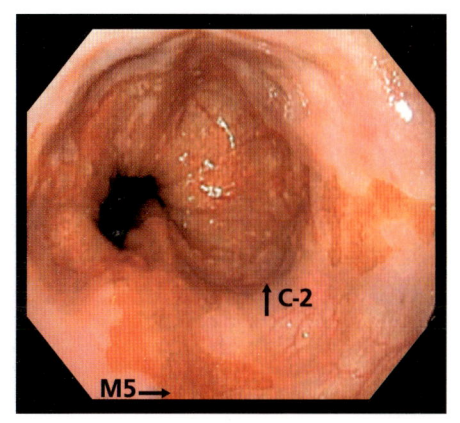

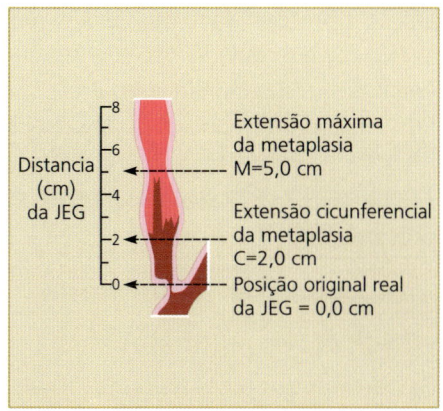

Fig. 12-2. Classificação de Praga para o esôfago de Barrett. Fonte: Sharma P, 2006.[2]

necessita de cromoendoscopia virtual combinada com *spray* de ácido acético, que reforça o contraste do relevo mucoso. A MI geralmente é caracterizada por um aspecto regular do padrão mucoso, mais ou menos atrófico (viloso, formando giros, atrófico) enquanto a DAG é associada a padrões nodular, ausente, desordenado ou viloso desestruturado.

Atualmente, diferentes classificações (Amsterdan, Kansas,Nottinghan) têm sido propostas para DAG e, embora suas sensibilidade e especificidade sejam boas em mãos de especialistas, suas reprodutibilidades ainda são uma limitação para permitir suas difusões e para substituir biópsias aleatórias e exame histopatológico.[1-4] Mais ainda, não existe um critério claro que permita o diagnóstico endoscópico da DBG. A princípio, um exame rigoroso da mucosa do EB com cromoscopia digital, seguido de aplicação de ácido acético, é necessário para se realizar biópsias dirigidas em todas as áreas suspeitas de DAG. Entretanto, apesar do progresso das tecnologias, biópsias sistemáticas são ainda recomendadas ao fim do exame, de acordo com o protocolo de Seattle, para detectar displasias não "reconhecidas". Atualmente, os benefícios da Endomicroscopia Confocal ainda não estão demonstrados e são controversos nas mais recentes publicações. As melhorias nos padrões de imagem com a alta definição e cromoendoscopia digital podem reduzir a necessidade de análise pontual com o microscópio.

O diagnóstico endoscópico do EB é um ponto-chave para a detecção de lesões neoplásicas e indica o tipo de tratamento para o paciente. Mais ainda, o exame endoscópico preciso é a única maneira de determinar as margens de cada lesão, indispensável para se obter uma ressecção completa das patologias neoplásicas. Melhorias são ainda necessárias para caracterizar e definir as margens e a profundidade das lesões, uma vez que as primeiras experiências com as ressecções, usando-se a técnica de dissecção da submucosa, mostram bons resultados, com significativo grau de ressecções curativas R0. Na Figura 12-3, mostram-se diferentes aspectos do EB.

TRATAMENTO ENDOSCÓPICO DE LESÕES DO ESÔFAGO DE BARRETT

Indicações de tratamento

- **Indicações estabelecidas**

Os cânceres nos pacientes com EB evoluem por meio de uma série de alterações genéticas e epigenéticas que ativam oncogenes, silenciam gens supressores de tumores e liberam células do seu controle de crescimento. Antes que as células

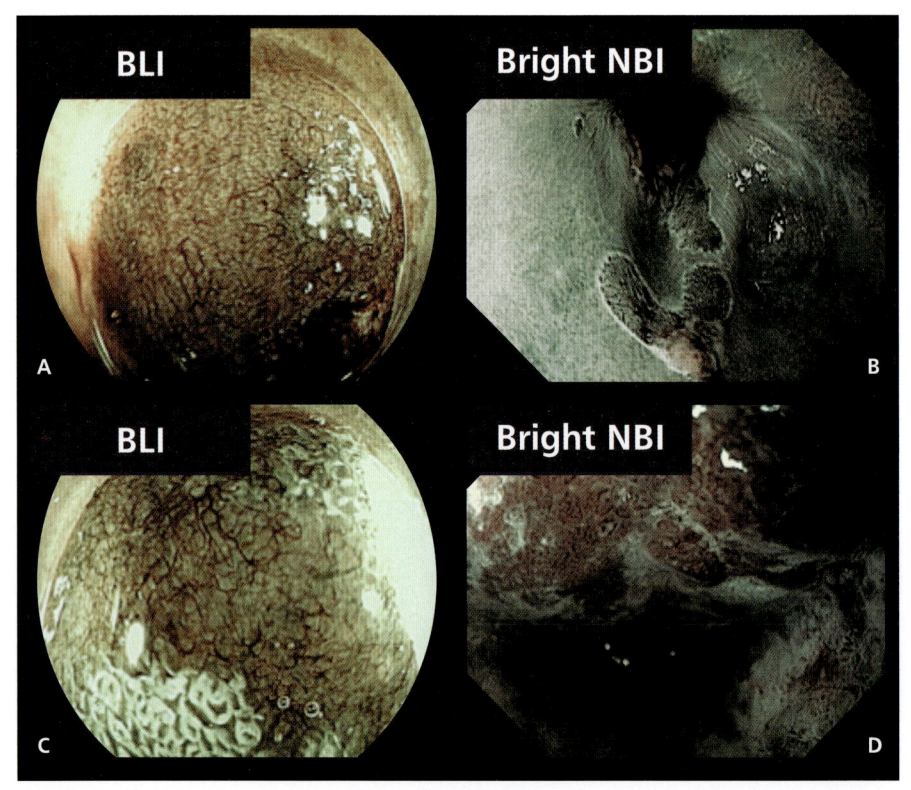

Fig. 12-3. Diferentes aspectos do esôfago de Barrett: (**A**) usando FICE (Fujinon R): padrão vascular regular; (**B**) usando NBI (Olympus R): carcinoma intramucoso nodular; (**C**) usando FICE após *spray* com ácido acético: EB não displásico com ambos aspectos cerebriforme e atrófico; (**D**) usando NBI: carcinoma intramucoso.

se tornem malignas, estas anormalidades do DNA podem causar alterações histológicas no esôfago que os patologistas reconhecem como displasia. Displasia é um biomarcador imperfeito para um potencial maligno, porque ela pode ser multifocal e, consequentemente, não ser facilmente diagnosticada nas biópsias de rotina no EB. A severidade da displasia também é graduada com critérios subjetivos, frequentemente resultando em uma concordância apenas moderada entre patologistas.[5,6] Apesar destes problemas, as displasias persistem como a base para a tomada de decisões clínicas na conduta de pacientes com EB. Entretanto, as sociedades médicas recomendam que o diagnóstico de displasia seja sempre confirmado por um segundo patologista experiente, antes que se façam terapias invasivas.[7-9] A frequência com que DAG progride para câncer em pacientes com EB, é considerada bastante alta para justificar uma intervenção. Uma metanálise estimou que aproximadamente 6%/ano dos pacientes com EB e DAG evoluem para câncer, mas percentagens mais altas têm sido relatadas em *trails* terapêuticos.[10-12]

Portanto, o tratamento do EB displásico é, atualmente, largamente aceitável e preferido à vigilância.[8,10-13] Entretanto, estudos recentes mostraram um risco muito menor de câncer oculto em DAG e uma incidência de menos de 1% de gânglios metastáticos nos cânceres intramucosos (CIM).[14-17] A terapia endoscópica para EB com DAG é altamente efetiva, segura, com uma sobrevida a longo prazo similar à esofagectomia.[18-20] Em pacientes com DAG multifocal, o risco de câncer oculto é mais alto, e pacientes selecionados podem ser considerados para cirurgia.[13,17,21,22] Igualmente à DAG a sobrevida a longo prazo de pacientes com EB e câncer intramucoso (CIM) submetidos a tratamento endoscópico é igual a dos pacientes tratados cirurgicamente.[18-20,23]

Assim, a situação é clara para lesões comprometendo somente a mucosa, como DAG e carcinoma intramucoso, porque o risco de comprometimento de linfonodos é quase zero.[24] Nestes casos, se não existe invasão linfovascular ou lesão focal invadindo a submucosa, a ressecção endoscópica é considerada curativa, e a cirurgia não é recomendada.[13]

Para os casos com invasão da submucosa profunda além de 200 micrometros correspondendo a lesões sm2, o risco de metástase para linfonodos é acima de 20%, e o tratamento endoscópico deve ser evitado já que ele não trata estas metástases linfonodais.[25-27]

Indicações controversas

Duas questões são ainda discutidas:

- Devemos tratar DBG ou o seguimento é bastante?
- O tratamento endoscópico para o adenocarcinoma levemente invasivo da submucosa (sm1) pode ser considerado curativo?

DISPLASIA DE BAIXO GRAU (DBG)

O tratamento endoscópico da DBG é ainda muito controverso, já que o risco de evolução para um grau mais avançado de neoplasia não é claramente conhecido. Grandes diferenças são relatadas em diferentes estudos, variando de 0,45% até mais de 30% ao ano.[28,29] Quando DBG foi confirmada por um patologista experiente, o risco de evolução foi alto (aproximadamente 25%), justificando vigilância médica ou tratamento.[30-32]

De acordo com estes resultados, a DBG deve ser confirmada por um segundo patologista experiente e considerada uma situação de risco para evolução neoplásica. Estes pacientes com DBG confirmada, devem ser tratados ou seguidos com vigilância rigorosa.

Um recente trabalho prospectivo, comparando ablação com radiofrequência (ARF) e vigilância para DBG, mostrou significativos benefícios da erradicação, com somente 1,5% de evolução para DAG e CIM, comparado com 26,5% no grupo-controle.[8] Este estudo foi interrompido prematuramente por causa dos claros benefícios do tratamento quando comparados aos pacientes do grupo-controle. Resultados semelhantes foram igualmente relatados em 2009 com 90,5% de erradicação nos pacientes com DBG comparados com 22,5% no grupo-controle.[33] Entretanto, alguns estudos recentes apontam para o risco de recorrência da metaplasia intestinal em cerca de 5% por ano após a erradicação completa do EB com ARF, mostrando a necessidade de se manter estes pacientes sob vigilância.[34] Esta última informação torna difícil a escolha entre seguimento e tratamento para as DBG, já que os pacientes necessitam de seguimento mesmo após a completa erradicação de seus EB.

De acordo com esta literatura, não existe uma recomendação clara na estratégia para pacientes com DBG; seguimento rigoroso ou ARF são possíveis e devem ser adaptados para cada paciente em particular. Um estudo de custo/efetividade mostrou um benefício claro da ARF para DAG, mas não tão evidente para DBG, exceto em casos confirmados e estáveis.[35] Futuros estudos a este respeito são necessários para indicar a melhor estratégia nos pacientes com DBG.

CARCINOMA SUBMUCOSO LIMITADO

O tratamento do carcinoma levemente infiltrando a submucosa (sm1) é ainda controverso com estudos mostrando riscos diferentes de envolvimento de linfonodos. Alguns grandes estudos mostraram que podemos ampliar as indicações do tratamento endoscópico para lesões tipo sm1 (abaixo de 200 micrômetros) porque o risco de comprometimento de gânglios linfáticos é muito baixo, próximo de 0%.[36,37] Por outro lado, alguns estudos mostraram comprometimento de gânglios linfáticos entre 9 e 22% em adenocarcinomas sm1, recomendando cirurgia adicional.[38,39] Neste caso, pode ser muito importante avaliar os diferentes graus da lesão porque o adenocarcinoma pouco diferenciado com invasão sm1 (e em alguns m³) estão associados a maiores riscos, e cirurgia adicional pode ser necessária.[40]

Para esclarecer esta situação, tratamentos endoscópicos são suficientes para lesões com DAG e carcinomas intramucosos sem invasão linfovascular. As DBG podem ser efetivamente tratadas com ARF, mas vigilância é ainda necessário nos casos de erradicação completa. O custo/efetividade de ambas estas estratégias tem que ser claramente definidos. Por último, lesões com invasão limitada da submucosa são indicações expandidas para a ressecção endoscópica, mas uma "ressecção em bloco" é necessária para se ter um diagnóstico histopatológico preciso. Ainda necessitamos de mais estudos para avaliar com precisão o risco de metástases para nódulos linfáticos e esclarecer se estas ressecções em pacientes com sm1 podem ser consideradas curativas ou não.

A dificuldade para o médico é reconhecer tais lesões por endoscopia, antes de começar tratamentos endoscópicos arriscados e prolongados, como DSM e mucossectomias. Esta é a razão porque exames endoscópicos precisos com luz branca, após o uso de ácido acético e NBI são necessários para um diagnóstico preciso, com adequada delimitação das margens da lesão. Atenção particular deve ser dedicada a nodulações que, frequentemente, estão associadas a invasões mais profundas.[17] Atualmente, exceto nódulos e lesões ulcerativas, nenhum achado endoscópico indica claramente invasão profunda da submucosa como, por exemplo, o padrão de pits Vn nos cólons. Em pacientes com nódulos ou ulcerações, a endoscopia com ultrassom (USE) e utilizando minoprobes pode ser útil para definir a conduta e evitar procedimentos arriscados desnecessariamente.

DIFERENTES MÉTODOS DE TRATAMENTO ENDOSCÓPICO

Métodos de ressecção

O objetivo do tratamento endoscópico é a ablação da mucosa e parte da submucosa na área comprometida. A ressecção endoscópica não é somente curativa, mas também permite a avaliação histopatológica do espécimen, o que ajuda na acurácia da avaliação do estádio da lesão, avaliando o envolvimento das margens horizontal e vertical e a invasão linfática e vascular.[41-46] Mucossectomia e ressecção com dissecção endoscópica da submucosa (DES) são duas técnicas de tratamento endoscópico que evitam ressecção de órgãos, desenvolvidas para a remoção de tumores limitados à mucosa e, ocasionalmente, à submucosa no esôfago e outros locais do trato digestório.

Existem dois diferentes conceitos de mucossectomia, dependendo do tamanho e da forma da lesão. Para lesões pequenas e redondas, com menos de 20 mm de diâmetro, é geralmente possível obter-se ressecção "em bloco" com margens livres, usando-se somente a apreensão com alça de polipectomia. Este tipo de ressecção é perfeito para o paciente, pois permite a análise histopatológica, fornecendo o grau histológico, mas também a ausência de invasão profunda e o envolvimento linfovascular. Se a lesão é somente intramucosa ou limitada à submucosa superficial (sm1), uma ressecção "em bloco" com margem laterais e profundas livre de neoplasia pode ser considerada como curativa para o paciente.

Entretanto, lesões acima de 2 cm são difíceis de serem ressecadas "em bloco" com mucossectomia. Duas estratégias são possíveis: a mucossectomia em *piecemeal* (MPM) e a ressecção com dissecção da submucosa (DES). A mucossectomia, usando alça de polipectomia pode realizar ressecções em pedaços, com pelo menos dois espécimens. Esta estratégia tem duas desvantagens principais: a primeira é a impossibilidade de se conseguir uma avaliação patológica completa tendo em vista que os fragmentos estão queimados em todas as suas margens, e a segunda é o alto risco de recorrência local em decorrência das células neoplásicas residuais nestas bordas. Apesar disto, ela é uma forma de tratamento endoscópico segura e relativamente rápida. A ressecção com dissecção da submucosa (DES) permite uma ressecção "em bloco" independentemente do tamanho da lesão, à custa de aumento dos riscos e com um tempo de procedimento muito maior.

As descrições, os resultados e as estratégias destas diferentes formas de tratamento serão discutidas a seguir.

Mucossectomia

Método

Mucossectomia ou ressecção endoscópica da mucosa é uma técnica usual para o tratamento endoscópico de lesões em qualquer local do trato digestório, do esôfago ao reto. Esta técnica usa uma alça diatérmica ajustada ao redor da lesão, após uma injeção prévia de uma solução na camada submucosa. Esta injeção é necessária para elevar a mucosa e criar um espaço entre o segmento a ser ressecado e a camada muscular. Isto previne perfuração. Na Figura 12-4, mostramos a evolução de um paciente com esofagite de refluxo, EB curto e DAG nodular em um período de 10 anos, tratado com mucossectomia

Inoue et al. foi o primeiro a descrever o uso da mucossectomia para cânceres digestivos precoces, inclusive câncer esofagiano.[45] No esôfago, as mucossectomias são frequentemente realizadas com caps e ligaduras elásticas já que o músculo esofagiano é estirado por diferentes adesões diminuindo o risco de perfuração.[44] A mucossectomia pode ser realizada "em bloco" para lesões menores (< de 2 cm) ou por ressecções em segmentos (ressecção em *piecemeal*). A maioria dos endoscopistas estão familiarizados com a técnica da ligadura elástica, e este método ganhou popularidade. Ele consiste na colocação de anéis elásticos (o-*rings*) adjacentes na mucosa e posteriormente seccionar a mucosa estrangulada pelos anéis elásticos com uma alça diatérmica. Mucossectomias associadas a cap e ligadura elástica parecem ser similares quanto à profundidade da ressecção, eficácia e segurança.[44-47] Embora em algumas situações a técnica com cap possa permitir espécimens levemente maiores, a técnica assistida por ligadura elástica diminui custos e tempo (mucossectomia com anéis elásticos múltiplos). Além disto, Van Vilsteren et al. relataram perfurações significativamente mais frequentes com a técnica com cap em comparação com a técnica de multiligaduras com anéis elásticos por endoscopistas menos experientes, durante a curva de aprendizado.[48] Na Figura 12-5, mostramos etapas de uma mucossectomia.

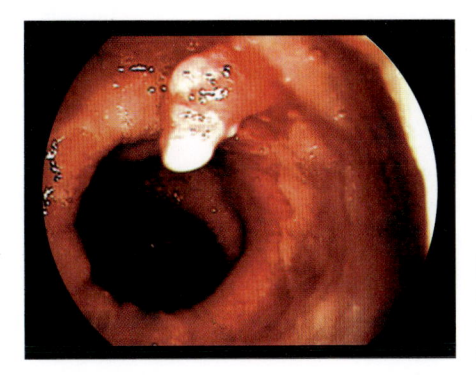

Fig. 12-4. Paciente de 55 anos que evoluiu em 10 anos de esofagite de refluxo para EB curto e DAG do tipo nodular, tratado com sucesso com mucossectomia.

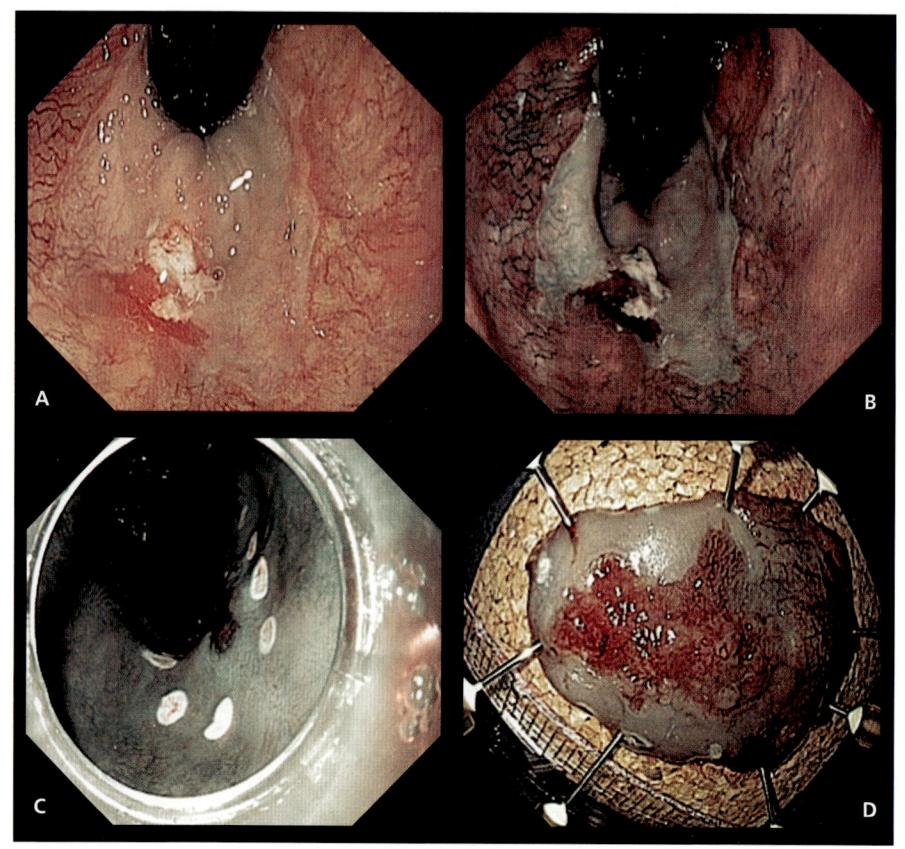

Fig. 12-5. Exemplo de mucossectomia para lesão em EB. (A) Imagem com luz branca; (B) imagem com NBI; (C) espécime após a ressecção; (D) marcação e cap antes da ressecção.

Resultados e complicações

A mucossectomia e uma técnica muito eficaz para se obter uma ressecção completa de lesões em EB, com espécimens adequados para uma análise histopatológica. Em um estudo recente envolvendo 1.000 pacientes, Pech *et al.* relataram 96,3% de resposta completa após mucossectomia para carcinomas intramucosos.[49] Entre eles, 14,5% apresentaram lesões metacrônicas no seguimento, tratadas com sucesso com novas endoscopias em 82,5% dos casos. Para DAG, a mucossectomia promove índices de remissão completa de 97-100% com sobrevida de 5 anos de 84-98%.[50-52] Lesões metacrônicas no EB após ressecção, ocorreram em 20% dos casos principalmente quando a ressecção foi realizada para lesões neoplásicas visíveis, sem nenhuma terapia ablativa no epitélio metaplásico remanescente.

Entretanto, a mucossectomia esta associada a um alto risco de estenose em casos de ressecção completa do EB.[53,54] Quando a ressecção endoscópica excede 50% da circunferência esofagiana, o risco de estenose aumenta dramaticamente acima de 50%.[55] De acordo com este risco, uma estratégia combinada usando mucossectomia para lesões visíveis e métodos destrutivos (ablativos) como a ablação com radiofrequência para o epitélio metaplásico remanescente foi desenvolvida e rapidamente tornou-se a preferida.[7,30,56] Terapias ablativas, (Coagulação com Plasma de Argônio (CPA) ou com radiofrequência (ARF) após ressecção endoscópica poderia diminuir este risco de lesões metacrônicas por causa da destruição do epitelial metaplásico residual em torno das lesões.[57-59]

■ Ressecção com dissecção endoscópica da submucosa

A dissecção endoscópica da submucosa (DES) foi desenvolvida para permitir uma ressecção "em bloco" de lesões planas maiores de 2 cm no trato digestório. O sucesso da DES para cânceres esofagianos precoces tem sido demonstrado em pequenas séries de casos reportados na literatura asiática e europeia.[60-62] Para o adenocarcinoma em EB algumas poucas experiências têm sido relatadas mostrando também sucesso deste tratamento, mas sem benefício claro sobre graus de ressecção completa com somente 38,5% de ressecções RO.[63] Além do mais, a técnica da DES é difícil e associada a complicações como perfuração e estenose.[60,64,65] Este grau de complicações foi demonstrado principalmente nas DES para carcinoma de células escamosas, onde é muito mais estudada que para adenocarcinoma e pode estar sobrestimada para as DES em EB, uma vez que estas lesões são mais próximas da cárdia (onde a musculatura é mais espessa). Mais estudos são necessários, mas, certamente, o número de ressecções RO melhorarão e a morbidade diminuirá.

O controle local do EB com ressecção endoscópica em *piecemeal* é muito bom, e lesões metacrônicas podem ser tratadas por mucossectomias repetidas ou por terapias destrutivas como, por exemplo, ARF. Atualmente, não existem evidências que sugiram que a DES seja superior à mucossectomia com posterior ablação para se conseguir remissão completa das lesões do EB, e ressecção mucosa em *piecemeal* é ainda a referência para a ressecção de lesões visíveis. Na Figura 12-6, mostramos as etapas de uma ressecção de lesão em paciente com EB com a técnica de DES.

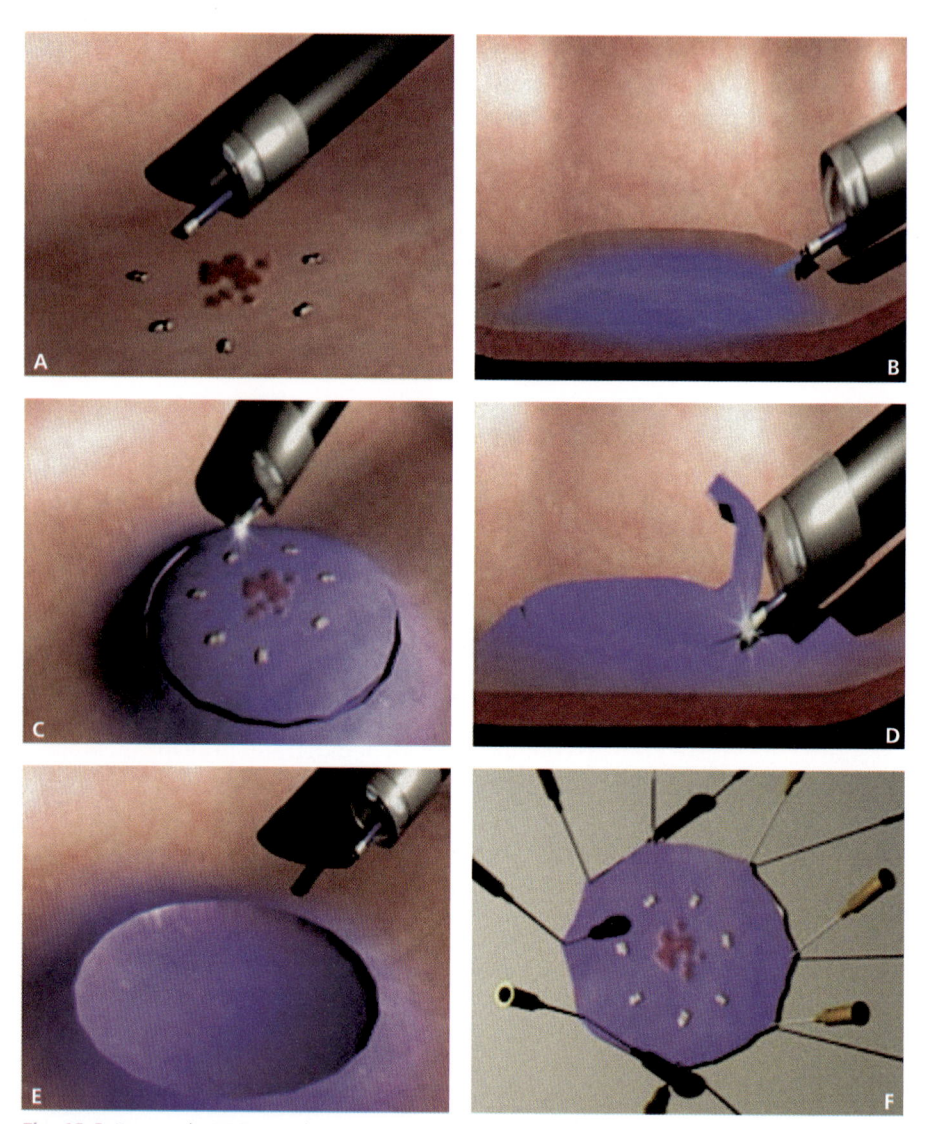

Fig. 12-6. Etapas da DES usando o instrumento NESTIS R *(water-jet system knife)*.
(**A**) Marcação da lesão; (**B**) injeção na submucosa; (**C**) secção marginal; (**D**) dissecção da submucosa; (**E**) exame do leito da ressecção; (**F**) espécime esticado.

Métodos destrutivos (ablativos)

Em oposição às técnicas de ressecção que proporcionam a aquisição de um espécimen, as terapias ablativas consistem na destruição da mucosa neoplásica sem exame histopatológico. Após esta destruição (ablação), a neomucosa se espalha no leito ulceroso. Este processo cicatricial pode progredir para uma neomucosa metaplásica (neo Barrett) ou para uma mucosa "normal", escamosa. A principal vantagem dos métodos ablativos é permitir tratar amplas áreas de mucosa de Barrett de forma relativamente rápida. A principal desvantagem é a impossibilidade de análise histopatológica da mucosa eletrocoagulada.

Várias técnicas diferentes para esta finalidade já foram testadas: ablação da mucosa usando-se *laser*, eletrocoagulação multipolar (ECMP) e foram demonstradas já há 2 décadas.[66,67] Terapia fotodinâmica (TFD) e coagulação com plasma de argônio (CPA) são terapias relativamente novas. Entretanto, baixos índices de resposta e altas taxas de complicações como estenoses e persistência de "glândulas de Barrett" subjacente ao neoepitélio ("glândulas enterradas") levaram à substituição destas técnicas acima por ablação com radiofrequência (ARF) e crioterapia.

▪ Coagulação com plasma de argônio (CPA)

Coagulação com plasma de argônio é uma técnica de ablação endoscópica sem contato do probe com o tecido, usando um fluxo de gás de argônio ionizado. A corrente produzida por um gerador é transmitida através deste jato de gás para queimar a mucosa, com coagulação do tecido em uma espessura de até 2-3 mm. Esta técnica foi estudada vários anos atrás no tratamento do EB com bons resultados iniciais na destruição da mucosa de Barrett, mas com recorrências frequentes (acima de 60% em 2 anos).[68-70] Além disto, frequentemente "glândulas de Barrett enterradas" abaixo da neomucosa escamosa (até 53%) e estenoses do esôfago perto de 10% foram relatados (Fig. 12-7).[69,70] Alguns casos de adenocarcinoma originados nestas "glândulas enterradas" também foram descritos. Estes fatos levaram a um progressivo abandono desta técnica.[71]

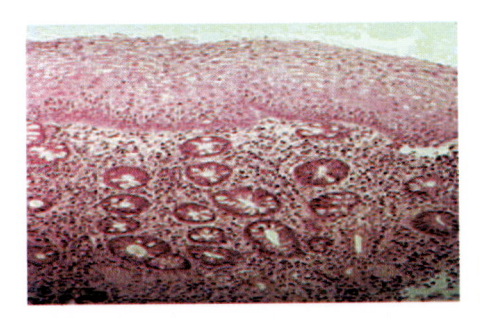

Fig. 12-7. Glândulas de Barrett "enterradas" após coagulação com Plasma de Argônio.

Recentemente, foi descrito o uso experimental da coagulação com gás de argônio associado à injeção de salina na submucosa (Hybrid APC-CPA híbrido). A intenção dos autores é proteger a camada muscular da eletrocoagulação levando a menos estenoses da luz esofagiana. Com esta finalidade, foi construído um probe flexível de 2,3 mm de diâmetro e 2,2 metros de comprimento (20132-156 Erbe R) que permite não só a injeção de salina na submucosa usando-se o ERBEJET 2, como também a eletrocoagulação com gás de argônio. Experimentos em porcos com esta técnica comparada com CPA clássico confirmaram uma injúria térmica de somente 50%, o que causaria menos estenoses. *Trial* clínicos são necessários para confirmar estes resultados em humanos.[72]

▪ Terapia fotodinâmica (TFD)

A terapia fotodinâmica utiliza a energia de um fotossensibilizador (hematoporfirina, ácido 5-aminolevulínico ou m-tetra-hidroxifenil clorina) que é concentrado no tecido neoplásico, seguido da ativação por uma luz de *laser* (posicionada em um balão ou um cilindro aberto) com uma potência e um comprimento de ondas apropriadas. A droga ativada reage com o oxigênio gerando radicais livres que induzem lesão nas membranas celulares e apoptose.[7] O maior volume de informações relativas à eficácia e os resultados a longo termo no tratamento do EB com displasia ou carcinoma intramucoso é com o uso de derivados da hematoporfirina.[73] Terapia fotodinâmica usando hematoporfirina associada a IBP foi mais efetiva que IBP isolado na erradicação do EB com DAG (77 *vs.* 39%) e com um menor índice de progressão para câncer (13 *vs.* 28%) e um tempo significante maior para esta progressão.[74] Somente 48% dos pacientes submetidos a TFD permaneceram em remissão completa comparado com 4% daqueles tratados com IBP somente.[74] Fotossensibilidade (69%), estenoses esofagianas (36%), dor torácica (20%) febre (20%) e disfagia (19%) foram os maiores efeitos colaterais que também progressivamente levaram ao abandono desta técnica.

▪ Ablação com radiofrequência (ARF)

Método

A ablação com radiofrequência (ARF) usa uma corrente elétrica alternada que induz a um campo eletromagnético.[33,75] Este campo faz com que íons carregados oscilem e colidam uns com os outros causando uma fricção molecular e uma rápida liberação de energia que resulta em uma injúria térmica controlada.[76,77] O tecido mucoso coagulado atua como um isolador, limitando a profundidade da ablação de uma maneira superficial e controlada (Fig. 12-8).[78] Existem instrumentos comercializados para a realização da ARF no esôfago com diferentes desenhos: um balão de tratamento com 360 graus chamado HALO 360 e um

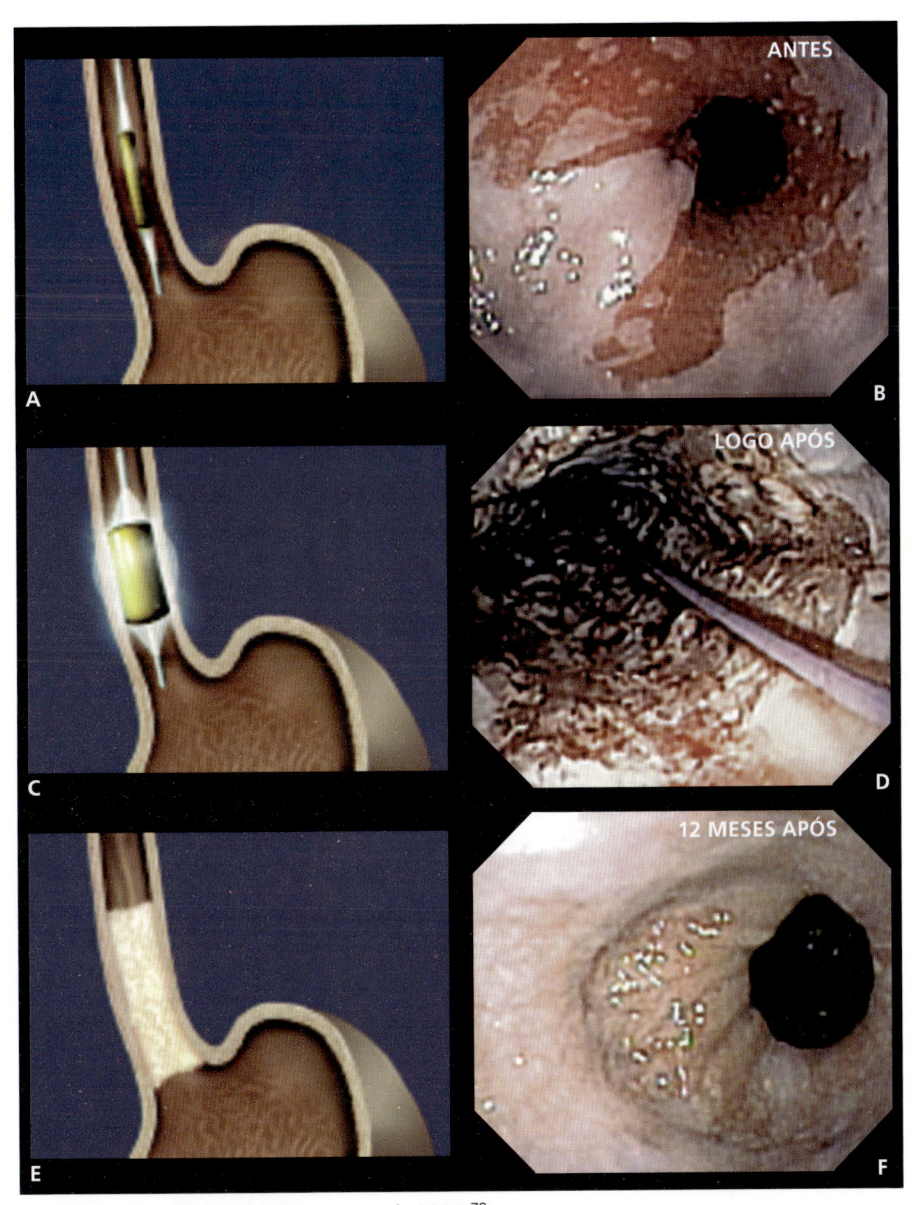

Fig. 12-8. (**A-C**) ARF. Fonte: Sharma et al., 2007.[78]

probe para tratamento localizado e focal chamado HALO 90 (BARRX Medical Inc. Sunnyvale, CA, USA) (Fig. 12-9). O procedimento corrente consiste em várias etapas: 1) avaliação do calibre esofagiano usando um balão de mensuração; 2) o uso de uma solução detergente para a remoção do muco tipo N acetyl cisteína; 3) aposição do balão ou probe no esôfago de Barrett do seu limite superior para o inferior, para possibilitar um controle preciso da aplicação proximal do probe; 4) aplicação da corrente; 5) retirada mecânica do coágulo com um cap dedicado; 6) novas aplicações da corrente etc. (Fig. 12-10). Para simplificar o procedimento, sequências simplificadas sem a fase de limpeza entre duas aplicações de corrente ou realizando-se somente uma sessão de 3 aplicações da corrente, sem remoção mecânica do coágulo entre elas, parecem ser equivalentes em termos de eficácia.[77,79]

Resultados

Em um estudo multicêntrico prospectivo em pacientes com EB displásico, remissão completa da MI (RCMI) foi vista em 77% e remissão completa da displasia (RCD) em 86%. Nos pacientes com DAG, a remissão completa da metaplasia intestinal foi vista em 74% e remissão completa da displasia em 81%. Ocorreu menor progressão da doença (3,6%) e foram observados menos cânceres (1,2%) nos pacientes do grupo com ablação.[80]

Pacientes com uma resposta inicial pobre com a ARF (menos que 50% da regressão do Barrett) estão mais propensos a ter uma resposta incompleta no final do tratamento. Pobres respondedores geralmente necessitam de pelo menos quatro sessões *versus* duas sessões nos bons respondedores. Os fatores de risco para resposta pobre são esofagite ativa, estreitamento do esôfago antes

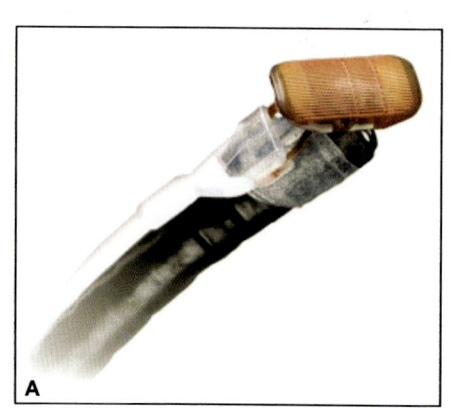

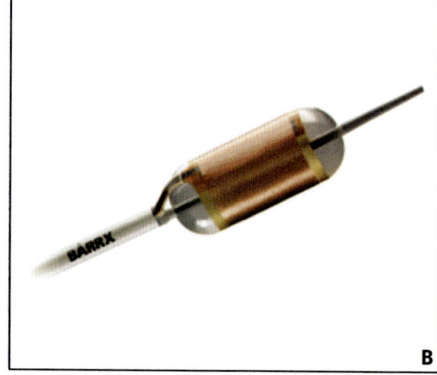

Fig. 12-9. (**A**) Halo 90; (**B**) Halo 360 para a ARF.

TRATAMENTO ENDOSCÓPICO DO ESÔFAGO DE BARRETT – INDICAÇÕES,... 275

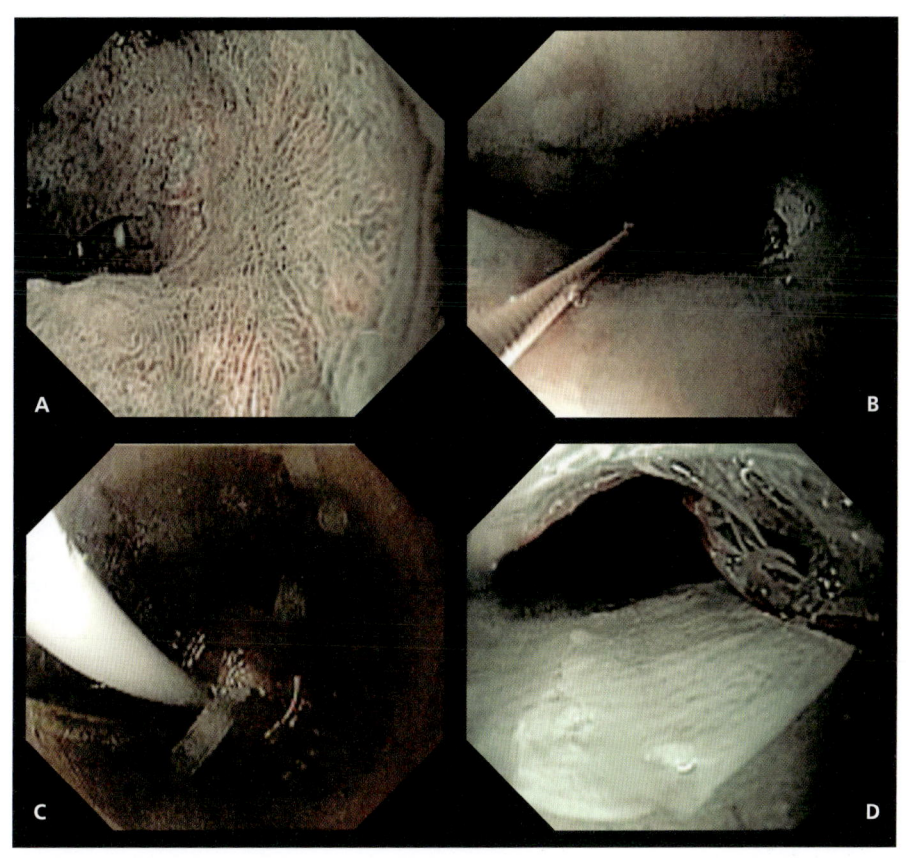

Fig. 12-10. Etapas do procedimento de ARF para EB com DAG. (**A**) Exame detalhado para excluir lesões elevadas e limpeza com N acetyl cisteína; (**B**) inserção do fio-guia; (**C**) primeira aplicação da ARF (duas aposições); (**D**) aspecto da mucosa queimada. *(Continua.)*

da ARF, anos de neoplasia prévia à ARF e cicatrizes de ressecções endoscópicas prévias.[80]

A durabilidade da resposta foi boa com 98% de erradicação para displasia e 91% para metaplasia intestinal após 3 anos.[81] Sem ARF de manutenção, a erradicação se manteve mais de 85% para displasias e de 75% para a metaplasia intestinal. Após 5 anos, 90% dos pacientes que foram submetidos à ARF para lesões neoplásicas em EB permaneceram livres de metaplasia intestinal e displasia.[82] Entre eles, 35% apresentaram metaplasia intestinal na cárdia sugerindo a necessidade para vigilância continuada. Em outro estudo, o índice de recorrência tardia de metaplasia intestinal por aproximadamente 5% ao ano, com 1,9% de progressão. Estes resultados sugerem a necessidade de se manter o paciente sob vigilância após completa erradicação do EB.

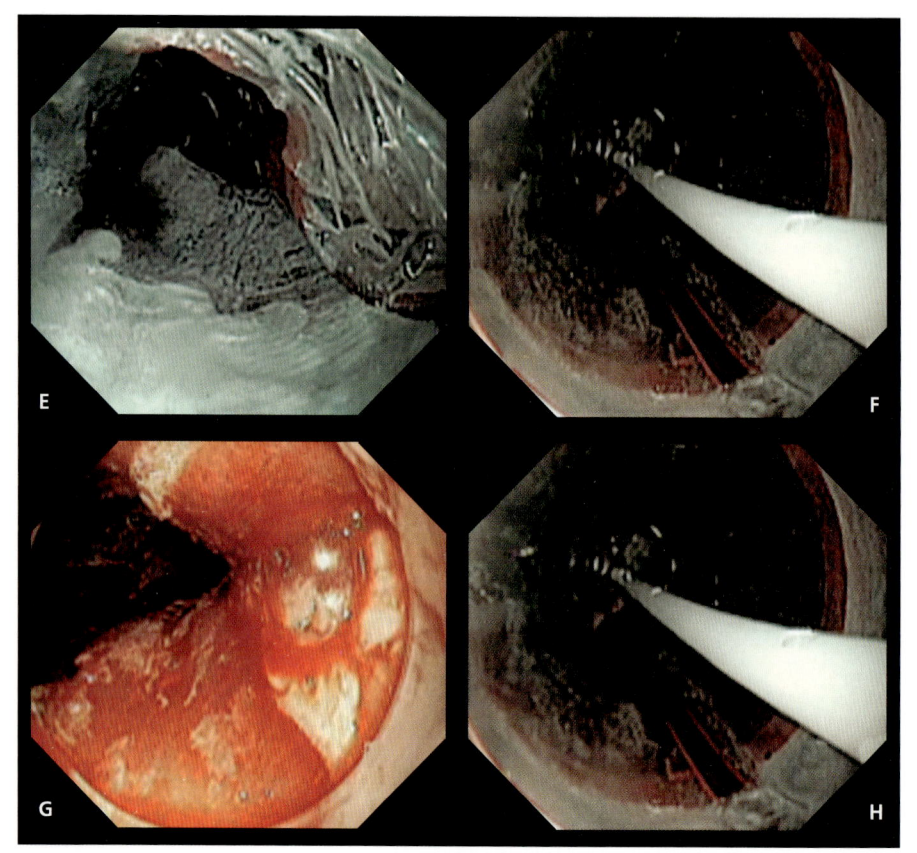

Fig. 12-10. *(Cont.)* (**E**) Reposicionamento adjacente do balão da parte de cima para a de baixo; (**F**) aplicações adjacentes para tratar toda a mucosa metaplásica do EB; (**G**) limpeza mecânica da mucosa coagulada com um cap acoplando a ponta do videoscópio; (**H**) segunda aplicação da ARF no EB previamente tratado.

Complicações

Dor torácica não cardíaca (8,9%), náuseas (7,5%), sangramento (1,6%) e leve desconforto requerendo analgésicos (44%) são complicações comuns da ARF.

Complicações graves pós-ARF como estenoses (6,4%) são raras quando comparadas com ressecções endoscópicas. Glândulas de Barrett "enterradas" e displasia (0,5-1%) são também complicações raras quando comparadas com outras formas de ablação, mas, algumas vezes, tendo potencial de malignização.[83] Em um grande trabalho prospectivo, o índice de "glândulas enterradas" no epitélio neoescamoso foi somente 0,08%, mas comprometeu 3 de 54 pacientes seguidos (5,5%).[82] Devemos ter atenção especial com a profundidade de nossas biópsias nas endoscopias de vigilância após ARF, no sentido de não deixar passar "glândulas enterradas "na camada submucosa.[84] Estas glândulas enterradas "são um argumento importante contra o uso de ARF para a erradicação do EB não neoplásico.

No futuro, novas tecnologias como tomografia coerente óptica em 3D podem ser úteis na detecção de "glândulas enterradas " melhorando o grau de acerto quando se usa somente biópsias aleatórias.[85]

Limites

Lesões nodulares

Em virtude da natureza superficial da injúria térmica e a necessidade de aposição tecidual adequada, a ARF não é apropriada para pacientes com lesões nodulares em EB. Nestes casos, os eletrodos da ARF não têm um contato homogêneo com a mucosa, resultando em um tratamento incompleto. Entretanto, a ARF pode ser bem-sucedida após ressecção com mucossectomia das lesões nodulares e visíveis.[59] Nas lesões nodulares do EB, terapia combinada usando-se mucossectomia para nódulos e ARF para os componentes planos são equivalentes a ARF somente para o EB plano e homogêneo.[86] A ARF é presentemente a melhor técnica de ablação que temos para o tratamento de DAG plana e para a erradicação da mucosa de Barrett residual após mucossectomia focal. Atualmente, esta estratégia combinada é a recomendada por muitas sociedades médicas internacionais.[7,30]

Displasia de baixo grau – DBG

Para pacientes com EB com DBG, os benefícios da ARF são claros na redução da progressão para DAG e do carcinoma intramucoso. Como discutido anteriormente nas indicações, um recente trabalho prospectivo comparando a ARF e a vigilância para a DBG mostrou significantes benefícios na erradicação, com somente 1,5% dos pacientes evoluindo para DAG e carcinoma intramucoso quando comparado com 26,5% no grupo-controle.[8] Este estudo foi interrompido prematuramente por causa dos claros benefícios do grupo tratado em relação aos controles. Resultados similares foram relatados em 2009 com 90,5% de erradicação da DBG em comparação com 22,5% no grupo-controle.[33] Entretanto alguns estudos recentes apontam para um risco de recorrência de metaplasia intestinal de aproximadamente 5% ao ano, após erradicação completa do EB com ARF, mostrando a necessidade de se manter estes pacientes sob vigilância.[34] Esta informação torna difícil a escolha entre seguimento ou tratamento dos pacientes com EB e DBG, uma vez que os pacientes necessitarão de seguimento mesmo após erradicação completa do EB.

De acordo com esta literatura não existe uma clara recomendação da melhor conduta para os pacientes com DBG; um seguimento rigoroso ou ARF são possíveis e devem ser adptados para cada paciente individualmente. Um estudo de custo/efetividade mostrou claros benefícios da ARF para DAG mas não tão claros para a DBG exceto nos casos confirmados e estáveis.[35] Estudos de custo/efetividade necessitam mostrar a melhor conduta nos pacientes com DBG.

Metaplasia intestinal

O risco de progressão dos EBs não displásicos é muito baixo. A incidência do carcinoma precoce da DAG foi de 0,63 e 3,6% ao ano, respectivamente em pacientes com DBG. Após 10 anos, 97,1% dos pacientes permaneciam livres de câncer, apontando para a necessidade de vigilância.[6] Para estes pacientes, a estratégia de tratamento sistemático com ARF provavelmente não é custo-efetivo.

■ Crioterapia

Pasricha et al. descreveram o uso da Crioterapia Endoscópica que consiste na aplicação de criogênio (CO_2 ou N_2 líquidos) no EB, com ciclos repetidos de esfriamento rápido e aquecimento lento levando à injúria celular direta, estase vascular e apoptose.[87-90] A eficácia do método depende da temperatura tecidual atingida, duração do congelamento, os graus do esfriamento e aquecimento, o número de congelamentos, os ciclos de aquecimento e o intervalo entre os ciclos. Mucossectomia para ressecção de lesões visíveis seguida por crioterapia foi estudada prospectivamente em pacientes não cirúrgicos com EB e DAG. Esta técnica de tratamento resultou em uma melhora da histologia em 90% e em 30-40% resolução completa da displasia. Semelhantemente, erradicação de 97% da DAG e de 57% da metaplasia intestinal foram relatados em um estudo de coorte retrospectivo e multicêntrico com 98 pacientes com EB e DAG aos 10,4 meses de seguimento após uma média de quatro tratamentos. Os efeitos colaterais mais comuns foram estenoses (3%), e dor torácica (2%). Glândula de Barrett enterradas foram vistas em 3%.[87,90,91] As contraindicações para a crioterapia ablativa para EB incluem lesões mucosas, coagulopatia, retenção de alimentos no esôfago. Semelhantemente à ARF, esta técnica parece promissora com boa eficácia e segurança. Estudos com um número de pacientes adequado e um longo seguimento são ainda necessários para uma melhor avaliação.

Na Figura 12-11, mostramos o probe para crioterapia.

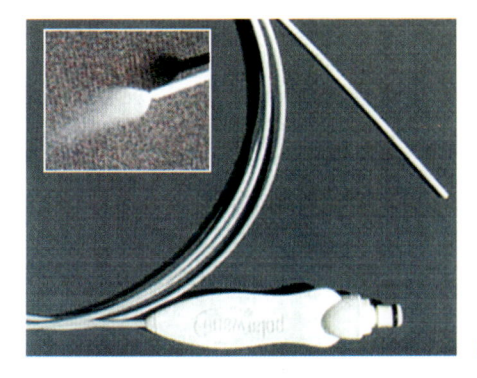

Fig. 12-11. Probe para crioterapia.

ESTRATÉGIA DE TRATAMENTO E RECOMENDAÇÕES

Lesões nodulares neoplásicas

Após um exame detalhado usando-se NBI e *spray* de ácido acético para achar lesões elevadas e para delimitar suas margens com precisão, ultrassom endoscópico (USE) pode ser usado para excluir lesões que invadam a submucosa, se suspeitadas pela endoscopia. Se julgar, pelo exame endoscópico, que a lesão só compromete a mucosa, o USE não está recomendado antes da ressecção.

Atualmente, os tratamentos endoscópicos para a DAG e para o carcinoma intramucoso são preferidos à cirurgia uma vez que tem a mesma eficácia e morbidade menor.[30]

Para as lesões mucosas visíveis, as ressecções endoscópicas são preferidas às ablações por duas razões: a ARF não é efetiva por causa da posição inadequada do probe na mucosa e também porque um estudo histopatológico é necessário para se saber precisamente o grau da profundidade de invasão da neoplasia e, então, propor outras formas de tratamento para as lesões com invasão profunda. Além disto, peças ressecadas em bloco são melhores que biópsias para o estagiamento da patologia.[30]

A mucossectomia é provavelmente a melhor escolha atual, se possível em bloco para lesões menores de 2 cm. Para lesões maiores, ressecção com dissecção endoscópica de submucosa (DES) é uma opção, mas mucossectomia em *piecemeal* porporciona uma boa erradicação com riscos menores e é recomendada atualmente. Mucossectomias com cap ou com ligadura elástica são consideradas técnicas adequadas igualmente efetivas.[7]

Após a ressecção endoscópica de lesões visíveis, a ARF é recomendada no restante do EB para reduzir a possibilidade de lesões metacrônicas.[30]

Mesmo quando se consegue erradicação completa do EB, persiste um risco de recorrência de aproximadamente 5% ao ano. Por isso o paciente deve permanecer em vigilância com biópsias sistemáticas na junção esofagogástrica e no esôfago, onde previamente se localizava a metaplasia intestinal.

Displasia de alto grau plana

A referência atual são as terapias ablativas, e entre elas ARF é a técnica que mais foi avaliada, com melhores eficácia e segurança.[7] A erradicação completa do EB é recomendada seguida por vigilância periódica. Parece que a realização da ablação em centros com grandes volumes de pacientes, provavelmente é mais efetiva.

Displasia de baixo grau plana

Inicialmente, o diagnóstico da DBG deve ser confirmado por um segundo patologista experiente neste assunto, em ordem de se organizar uma vigilância efetiva para pacientes selecionados com alto risco.[7] Mesmo quando a ARF der ótimos resultados na erradicação do EB, a sua recorrência e a possibilidade de "glândulas enterradas" são argumentos para se manter o paciente em vigilância. Entretanto, esta estratégia não mostrou custo/eficácia em avaliações anteriores, e novos estudos são necessários para se demonstrar os benefícios do tratamento *versus* a vigilância para a DBG.

Metaplasia intestinal

O risco de progressão da metaplasia intestinal não displásica do EB para lesões mais avançadas é muito baixo, e a recomendação atual é somente a vigilância endoscópica com biópsias.

Após a erradicação completa

A vigilância é necessária para se detectar recorrência mesmo após uma erradicação completa. Biópsias sistemáticas na nova junção gastroesofágica e em toda a extensão onde previamente existia a metaplasia colunar de Barrett são recomendadas.[7] Biópsias aleatórias para pesquisa de "glândulas enterradas" podem ser úteis mesmo sendo este um achado raro.

REFERÊNCIAS BIBLIOGRÁFICAS

1. Kara MA, Ennahachi M, Fockens P et al. Detection and classification of the mucosal and vascular patterns (mucosal morphology) in Barrett's esophagus by using narrow band imaging. *Gastrointest Endosc* 2006;64:155-66.
2. Sharma P, Bansal A, Mathur S et al. The utility of a novel narrow band imaging endoscopy system in patients with Barrett's esophagus. *Gastrointest Endosc* 2006;64:167-75.
3. Anagnostopoulos GK, Yao K, Kaye P et al. Novel endoscopic observation in Barrett's oesophagus using high resolution magnification endoscopy and narrow band imaging. *Aliment Pharmacol Ther* 2007;26:501-7.
4. Baldaque-Silva F, Marques M, Lunet N et al. Endoscopic assessment and grading of Barrett's esophagus using magnification endoscopy and narrow band imaging: impact of structured learning and experience on the accuracy of the Amsterdam classification system. *Scand J Gastroenterol* 2013;48:160-67.
5. Verbeek RE, van Oijen MG, ten Kate FJ et al. Consistency of a high-grade dysplasia diagnosis in Barrett's oesophagus: a Dutch nationwide cohort study. *Dig Liver Dis* 2014;46:318-22.
6. Wani S, Falk GW, Post J et al. Risk factors for progression of low-grade dysplasia in patients with Barrett's esophagus. *Gastroenterology* 2011;141:1179-86, 1186.e1.
7. Fitzgerald RC, di Pietro M, Ragunath K et al. British Society of Gastroenterology. British Society of Gastroenterology guidelines on the diagnosis and management of Barrett's oesophagus. *Gut* 2014;63:7-42.
8. Phoa KN, van Vilsteren FG, Weusten BL et al. Radiofrequency ablation vs endoscopic surveillance for patients with Barrett esophagus and low-grade dysplasia: a randomized clinical trial. *JAMA* 2014;311:1209-17.
9. Komanduri S, Swanson G, Keefer L et al. Use of a new jumbo forceps improves tissue acquisition of Barrett's esophagus surveillance biopsies. *Gastrointest Endosc* 2009;70:1072-78.e1.
10. Pohl H, Wrobel K, Bojarski C et al. Risk factors in the development of esophageal adenocarcinoma. *Am J Gastroenterol* 2013;108:200-7.
11. Rastogi A, Puli S, El-Serag HB et al. Incidence of esophageal adenocarcinoma in patients with Barrett's esophagus and high-grade dysplasia: a meta-analysis. *Gastrointest Endosc* 2008;67:394-98.
12. Thomas T, Ayaru L, Lee EY et al. Length of Barrett's segment predicts success of extensive endomucosal resection for eradication of Barrett's esophagus with early neoplasia. *Surg Endosc* 2011;25:3627-35.
13. Dunbar KB, Spechler SJ. The risk of lymph node metastases in patients with high grade dysplasia or intramucosal carcinoma in Barrett's esophagus: a systematic review. *Am J Gastroenterol* 2012;107:850-63.
14. Feith M, Stein HJ, Siewert JR. Pattern of lymphatic spread of Barrett's cancer. *World J Surg* 2003;27:1052-57.
15. Konda VJ, Ross AS, Ferguson MK et al. Is the risk of concomitant invasive esophageal cancer in high-grade dysplasia in Barrett's esophagus overestimated? *Clin Gastroenterol Hepatol* 2008;6:159-64.
16. Rice TW, Zuccaro G, Adelstein DJ et al. Esophageal carcinoma: depth of tumor invasion is predictive of regional lymph node status. *Ann Thorac Surg* 1998;65:787-92.
17. Tharavej C, Hagen JA, Peters JH et al. Predictive factors of coexisting cancer in Barrett's high-grade dysplasia. *Surg Endosc* 2006;20:439-43.

18 Pech O, Behrens A, May A et al. Long-term results and risk factor analysis for recurrence after curative endoscopic therapy in 349 patients with high-grade intraepithelial neoplasia and mucosal adenocarcinoma in Barrett's oesophagus. *Gut* 2008;57:1200-6.
19 Prasad GA, Wu TT, Wigle DA et al. Endoscopic and surgical treatment of mucosal (T1a) esophageal adenocarcinoma in Barrett's esophagus. *Gastroenterology* 2009;137:815-23.
20 Prasad GA, Wang KK, Buttar NS et al. Long-term survival following endoscopic and surgical treatment of high-grade dysplasia in Barrett's esophagus. *Gastroenterology* 2007;132:1226-33.
21 Van Sandick JW, van Lanschot JJ, ten Kate FJ et al. Pathology of early invasive adenocarcinoma of the esophagus or esophagogastric junction: implications for therapeutic decision making. *Cancer* 2000;88:2429-37.
22 Curvers WL, ten Kate FJ, Krishnadath KK et al. Low-grade dysplasia in Barrett's esophagus: overdiagnosed and underestimated. *Am J Gastroenterol* 2010;105:1523-30.
23 Pech O, Bollschweiler E, Manner H et al. Comparison between endoscopic and surgical resection of mucosal esophageal adenocarcinoma in Barrett's esophagus at two high-volume centers. *Ann Surg* 2011;254:67-72.
24 Stolte M, Kirtil T, Oellig F et al. The pattern of invasion of early carcinomas in Barrett's esophagus is dependent on the depth of infiltration. *Pathol Res Pract* 2010;206:300-4.
25 Zuccaro G, Rice TW, Vargo JJ et al. Endoscopic ultrasound errors in esophageal cancer. *Am J Gastroenterol* 2005;100:601-6.
26 Liu L, Hofstetter WL, Rashid A et al. Significance of the depth of tumor invasion and lymph node metastasis in superficially invasive (T1) esophageal adenocarcinoma. *Am J Surg Pathol* 2005;29:1079-85.
27 Stein HJ, Feith M, Mueller J et al. Limited resection for early adenocarcinoma in Barrett's esophagus. *Ann Surg* 2000;232:733-42.
28 Singh S, Manickam P, Amin AV et al. Incidence of esophageal adenocarcinoma in Barrett's esophagus with low-grade dysplasia: a systematic review and meta-analysis. *Gastrointest Endosc* 2014;79:897-909.e4; quiz 983.e1, 983.e3.
29 Sikkema M, Looman CW, Steyerberg EW et al. Predictors for neoplastic progression in patients with Barrett's Esophagus: a prospective cohort study. *Am J Gastroenterol* 2011;106:1231-38.
30 Bennett C, Vakil N, Bergman J et al. Consensus statements for management of Barrett's dysplasia and early-stage esophageal adenocarcinoma, based on a Delphi process. *Gastroenterology* 2012;143:336-46.
31 Shaheen NJ, Richter JE. Barrett's oesophagus. *Lancet* 2009;373:850-61.
32 Fleischer DE, Overholt BF, Sharma VK et al. Endoscopic radiofrequency ablation for Barrett's esophagus: 5-year outcomes from a prospective multicenter trial. *Endoscopy* 2010;42:781-89.
33 Shaheen NJ, Sharma P, Overholt BF et al. Radiofrequency ablation in Barrett's esophagus with dysplasia. *N Engl J Med* 2009;360:2277-88.
34 Orman ES, Kim HP, Bulsiewicz WJ et al. Intestinal metaplasia recurs infrequently in patients successfully treated for Barrett's esophagus with radiofrequency ablation. *Am J Gastroenterol* 2013;108:187-95.
35 Hur C, Choi SE, Rubenstein JH et al. The cost-effectiveness of radiofrequency ablation for Barrett's esophagus. *Gastroenterology* 2012;143:567-75.

36 Ancona E, Rampado S, Cassaro M et al. Prediction of lymph node status in superficial esophageal carcinoma. *Ann Surg Oncol* 2008;15:3278-88.
37 Buskens CJ, Westerterp M, Lagarde SM et al. Prediction of appropriateness of local endoscopic treatment for high-grade dysplasia and early adenocarcinoma by EUS and histopathologic features. *Gastrointest Endosc* 2004;60:703-10.
38 Hölscher AH, Vallböhmer D, Bollschweiler E. Early Barrett's carcinoma of the esophagus. *Ann Thorac Cardiovasc Surg* 2008;14:347-54.
39 Bollschweiler E, Baldus SE, Schröder W et al. High rate of lymph-node metastasis in submucosal esophageal squamous-cell carcinomas and adenocarcinomas. *Endoscopy* 2006;38:149-56.
40 Sakaguchi Y, Ono S, Fujishiro M et al. Invasion of poorly differentiated adenocarcinoma to the deep muscularis mucosae may be an indicator of lymph node metastasis in Barrett's esophageal cancer. *Dig Endosc* 2013;25(Suppl 2):168-72.
41 Ciocirlan M, Lapalus MG, Hervieu V et al. Endoscopic mucosal resection for squamous premalignant and early malignant lesions of the esophagus. *Endoscopy* 2007;39:24-29.
42 ASGE Technology Committee, Kantsevoy SV, Adler DG et al. Endoscopic mucosal resection and endoscopic submucosal dissection. *Gastrointest Endosc* 2008;68:11-18.
43 Conio M, Ponchon T, Blanchi S et al. Endoscopic mucosal resection. *Am J Gastroenterol* 2006;101:653-63.
44 May A, Gossner L, Behrens A et al. A prospective randomized trial of two different endoscopic resection techniques for early stage cancer of the esophagus. *Gastrointest Endosc* 2003;58:167-75.
45 Inoue H, Endo M, Takeshita K et al. A new simplified technique of endoscopic esophageal mucosal resection using a cap-fitted panendoscope (EMRC). *Surg Endosc* 1992;6:264-65.
46 Fleischer DE, Wang GQ, Dawsey S et al. Tissue band ligation followed by snare resection (band and snare): a new technique for tissue acquisition in the esophagus. *Gastrointest Endosc* 1996;44:68-72.
47 Abrams JA, Fedi P, Vakiani E et al. Depth of resection using two different endoscopic mucosal resection techniques. *Endoscopy* 2008;40:395-99.
48 Van Vilsteren FG, Pouw RE, Herrero LA et al. Learning to perform endoscopic resection of esophageal neoplasia is associated with significant complications even within a structured training program. *Endoscopy* 2012;44:4-12.
49 Pech O, May A, Manner H et al. Long-term efficacy and safety of endoscopic resection for patients with mucosal adenocarcinoma of the esophagus. *Gastroenterology* 2014;146:652-60.e1.
50 Larghi A, Lightdale CJ, Ross AS et al. Long-term follow-up of complete Barrett's eradication endoscopic mucosal resection (CBE-EMR) for the treatment of high grade dysplasia and intramucosal carcinoma. *Endoscopy* 2007;39:1086-91.
51 Chennat J, Konda VJ, Ross AS et al. Complete Barrett's eradication endoscopic mucosal resection: an effective treatment modality for high-grade dysplasia and intramucosal carcinoma—an American single-center experience. *Am J Gastroenterol* 2009;104:2684-92.
52 Alvarez Herrero L, Pouw RE, van Vilsteren FGI et al. Safety and efficacy of multiband mucosectomy in 1060 resections in Barrett's esophagus. *Endoscopy* 2011;43:177-83.

53 Chadwick G, Groene O, Markar SR et al. Systematic review comparing radiofrequency ablation and complete endoscopic resection in treating dysplastic Barrett's esophagus: a critical assessment of histologic outcomes and adverse events. *Gastrointest Endosc* 2014;79:718-31.e3.

54 Van Vilsteren FG, Pouw RE, Seewald S et al. Stepwise radical endoscopic resection versus radiofrequency ablation for Barrett's oesophagus with high-grade dysplasia or early cancer: a multicentre randomised trial. *Gut* 2011;60:765-73.

55 Lewis JJ, Rubenstein JH, Singal AG et al. Factors associated with esophageal stricture formation after endoscopic mucosal resection for neoplastic Barrett's esophagus. *Gastrointest Endosc* 2011;74:753-60.

56 Wang KK, Sampliner RE, Practice Parameters Committee of the American College of Gastroenterology. Updated guidelines 2008 for the diagnosis, surveillance and therapy of Barrett's esophagus. *Am J Gastroenterol* 2008;103:788-97.

57 Manner H, Rabenstein T, Pech O et al. Ablation of residual Barrett's epithelium after endoscopic resection: a randomized long-term follow-up study of argon plasma coagulation vs. surveillance (APE study). *Endoscopy* 2014;46:6-12.

58 Gondrie JJ, Pouw RE, Sondermeijer CMT et al. Stepwise circumferential and focal ablation of Barrett's esophagus with high-grade dysplasia: results of the first prospective series of 11 patients. *Endoscopy* 2008;40:359-69.

59 Pouw RE, Wirths K, Eisendrath P et al. Efficacy of radiofrequency ablation combined with endoscopic resection for barrett's esophagus with early neoplasia. *Clin Gastroenterol Hepatol* 2010;8:23-29.

60 Oyama T, Tomori A, Hotta K et al. Endoscopic submucosal dissection of early esophageal cancer. *Clin Gastroenterol Hepatol* 2005;3:S67-70.

61 Pioche M, Mais L, Guillaud O et al. Endoscopic submucosal tunnel dissection for large esophageal neoplastic lesions. *Endoscopy* 2013;45:1032-34.

62 Neuhaus H, Terheggen G, Rutz EM et al. Endoscopic submucosal dissection plus radiofrequency ablation of neoplastic Barrett's esophagus. *Endoscopy* 2012;44:1105-13.

63 Neuhaus H, Terheggen G, Rutz EM et al. Endoscopic submucosal dissection plus radiofrequency ablation of neoplastic Barrett's esophagus. *Endoscopy* 2012;44:1105-13.

64 Ono S, Fujishiro M, Niimi K et al. Long-term outcomes of endoscopic submucosal dissection for superficial esophageal squamous cell neoplasms. *Gastrointest Endosc* 2009;70:860-66.

65 Takahashi H, Arimura Y, Masao H et al. Endoscopic submucosal dissection is superior to conventional endoscopic resection as a curative treatment for early squamous cell carcinoma of the esophagus (with video). *Gastrointest Endosc* 2010;72:255-64, 264.e1-2.

66 Sampliner RE, Fennerty B, Garewal HS. Reversal of Barrett's esophagus with acid suppression and multipolar electrocoagulation: preliminary results. *Gastrointest Endosc* 1996;44:532-35.

67 Dulai GS, Jensen DM, Cortina G et al. Randomized trial of argon plasma coagulation vs. multipolar electrocoagulation for ablation of Barrett's esophagus. *Gastrointest Endosc* 2005;61:232-40.

68 Kahaleh M, Van Laethem J-L, Nagy N et al. Long-term follow-up and factors predictive of recurrence in Barrett's esophagus treated by argon plasma coagulation and acid suppression. *Endoscopy* 2002;34:950-55.

69 Schulz H, Miehlke S, Antos D et al. Ablation of Barrett's epithelium by endoscopic argon plasma coagulation in combination with high-dose omeprazole. *Gastrointest Endosc* 2000;51:659-63.

70 Van Laethem JL, Jagodzinski R, Peny MO et al. Argon plasma coagulation in the treatment of Barrett's high-grade dysplasia and in situ adenocarcinoma. *Endoscopy* 2001;33:257-61.

71 Ragunath K, Krasner N, Raman VS et al. Endoscopic ablation of dysplastic Barrett's oesophagus comparing argon plasma coagulation and photodynamic therapy: a randomized prospective trial assessing efficacy and cost-effectiveness. *Scand J Gastroenterol* 2005;40:750-58.

72 Manner H, Neugebauer A, Scharpf M et al. The tissue effect or argon-plasma coagulation with prior submucosal injection (Hybrid-APC) versus stardart APC: a randomized ex-vivo study. *United European Gastroenterology Journal* 2014;2:383-390.

73 Overholt BF, Lightdale CJ, Wang KK et al. Photodynamic therapy with porfimer sodium for ablation of high-grade dysplasia in Barrett's esophagus: international, partially blinded, randomized phase III trial. *Gastrointest Endosc* 2005;62:488-98.

74 Pech O, Gossner L, May A et al. Long-term results of photodynamic therapy with 5-aminolevulinic acid for superficial Barrett's cancer and high-grade intraepithelial neoplasia. *Gastrointest Endosc* 2005;62:24-30.

75 Pouw RE, Sharma VK, Bergman JJ et al. Radiofrequency ablation for total Barrett's eradication: a description of the endoscopic technique, its clinical results and future prospects. *Endoscopy* 2008;40:1033-40.

76 Pouw RE, Gondrie JJ, Rygiel AM et al. Properties of the neosquamous epithelium after radiofrequency ablation of Barrett's esophagus containing neoplasia. *Am J Gastroenterol* 2009;104:1366-73.

77 Van Vilsteren FG, Phoa KN, Alvarez Herrero L et al. A simplified regimen for focal radiofrequency ablation of Barrett's mucosa: a randomized multicenter trial comparing two ablation regimens. *Gastrointest Endosc* 2013;78:30-38.

78 Sharma VK, Wang KK, Overholt BF et al. Balloon-based, circumferential, endoscopic radiofrequency ablation of Barrett's esophagus: 1-year follow-up of 100 patients. *Gastrointest Endosc* 2007;65:185-95.

79 Van Vilsteren FG, Phoa KN, Alvarez Herrero L et al. Circumferential balloon-based radiofrequency ablation of Barrett's esophagus with dysplasia can be simplified, yet efficacy maintained, by omitting the cleaning phase. *Clin Gastroenterol Hepatol* 2013;11:491-98.e1.

80 Van Vilsteren FG, Alvarez Herrero L, Pouw RE et al. Predictive factors for initial treatment response after circumferential radiofrequency ablation for Barrett's esophagus with early neoplasia: a prospective multicenter study. Endoscopy 2013;45:516-25.

81 Shaheen NJ, Overholt BF, Sampliner RE et al. Durability of radiofrequency ablation in Barrett's esophagus with dysplasia. *Gastroenterology* 2011;141:460-68.

82 Phoa KN, Pouw RE, van Vilsteren FG et al. Remission of Barrett's esophagus with early neoplasia 5 years after radiofrequency ablation with endoscopic resection: a Netherlands cohort study. *Gastroenterology* 2013;145:96-104.

83 Gray NA, Odze RD, Spechler SJ. Buried metaplasia after endoscopic ablation of Barrett's esophagus: a systematic review. *Am J Gastroenterol* 2011;106:1899-908; quiz 909.

84 Shaheen NJ, Peery AF, Overholt BF et al. Dysplasia Investigators. Biopsy depth after radiofrequency ablation of dysplastic Barrett's esophagus. *Gastrointest Endosc* 2010;72:490-496.e1.
85 Zhou C, Tsai T-H, Lee H-C et al. Characterization of buried glands before and after radiofrequency ablation by using 3-dimensional optical coherence tomography (with videos). *Gastrointest Endosc* 2012;76:32-40.
86 Kim HP, Bulsiewicz WJ, Cotton CC et al. Focal endoscopic mucosal resection before radiofrequency ablation is equally effective and safe compared with radiofrequency ablation alone for the eradication of Barrett's esophagus with advanced neoplasia. *Gastrointest Endosc* 2012;76:733-39.
87 Dumot JA, Vargo JJ, Falk GW et al. An open-label, prospective trial of cryospray ablation for Barrett's esophagus high-grade dysplasia and early esophageal cancer in high-risk patients. *Gastrointest Endosc* 2009;70:635-44.
88 Johnston CM, Schoenfeld LP, Mysore JV et al. Endoscopic spray cryotherapy: a new technique for mucosal ablation in the esophagus. *Gastrointest Endosc* 1999;50:86-92.
89 Raju GS, Ahmed I, Xiao SY et al. Graded esophageal mucosal ablation with cryotherapy, and the protective effects of submucosal saline. *Endoscopy* 2005;37:523-26.
90 Shaheen NJ, Greenwald BD, Peery AF et al. Safety and efficacy of endoscopic spray cryotherapy for Barrett's esophagus with high-grade dysplasia. *Gastrointest Endosc* 2010;71:680-85.
91 Greenwald BD, Dumot JA, Abrams JA et al. Endoscopic spray cryotherapy for esophageal cancer: safety and efficacy. *Gastrointest Endosc* 2010;71:686-89.

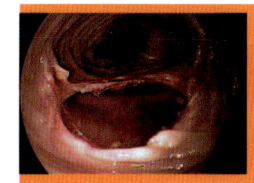

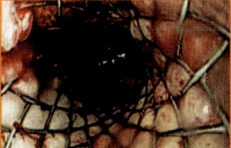

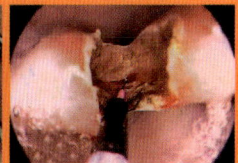

ÍNDICE REMISSIVO

Entradas acompanhadas por *f* ou *q* em itálico indicam Figuras e Quadros, respectivamente.

A

Acalasia
 botox na, 64
 da cárdia, 71-85
  diagnóstico, 73
  dilatação pneumática, 71-85
   vs. cardiomiotomia laparoscópica, 71-85
  diretrizes terapêuticas, 85
  etiopatogenia, 72
   considerações sobre, 72
  fatores de risco, 85
  tratamento, 75
   esofagectomia na acalasia avançada, 84
   farmacológico, 75
   miotomia laparoscópica de Heller, 80, 83
   POEM, 84
 subtipos de, 65*f*
ADC (Adenocarcinoma), 259
Anel
 de Schatzki, 35*f*
  associado à hérnia hiatal, 35*f*
  e à esofagite erosiva grau A, 35*f*
Aparelho
 harmonic scalpel, 180*f*
  para secção do septo, 180*f*
ARF (Ablação com Radiofrequência), 269, 271, 273*f*
 complicações, 276
 etapas da, 275*f*
  para EB, 275*f*
   com DAG, 275*f*

 limites, 277
  DBG, 277
  lesões nodulares, 277
  MI, 278
 método, 272
 resultados, 274
Artéria
 subclávia direita, 127*f*
  originando-se no arco aórtico, 127*f*
Atm (Pressão Atmosférica), 6

B

Balão
 posicionado no EEI, 79*f*
 Rigiflex, 76f, 77q, 78*f*
  dilatação pneumática com sistema de, 77*q*
  técnica para, 77*q*
  posicionamento do, 78*f*
   no EEI, 78*f*
BDSs (*Biodegradable Stent*), 214, 224
Biópsia
 pinça de, 11*f*
  para estimar o diâmetro, 11*f*
   de estenoses, 11*f*
Botox
 nas doenças do esôfago, 61-68
  nas DOF, 62
  nos distúrbios motores, 64
   acalasia, 64
   EED, 66
   hipercontráteis, 67

287

C

Câncer
  precoce, 193-208
    do esôfago, 193-208
      tratamento endoscópico do, 193-208
Carcinoma
  submucoso, 265
    limitado, 265
Cárdia
  acalasia da, 71-85
    diagnóstico, 73
    dilatação pneumática, 71-85
      vs. cardiomiotomia laparoscópica, 71-85
    diretrizes terapêuticas, 85
    etiopatogenia, 72
      considerações sobre, 72
    fatores de risco, 85
    tratamento, 75
      dilatação pneumática, 75, 83
      esofagectomia na acalasia avançada, 84
      farmacológico, 75
      miotomia laparoscópica de Heller, 80, 83
      POEM, 84
CCE (Carcinoma de Células Escamosas)
  do esôfago, 193
    precoce, 194
      diagnóstico do, 194
CE(s) (Corpo(s) Estranho(s))
  impactação de, 130q
    no esôfago, 130q
      manejo de pacientes com. 130q
  no trato digestório alto, 125-156
    anatomia, 126
    bezoar, 152
    complicações, 154
    EEO, 151
    epidemiologia, 126
    exames de imagem, 131q
    formas de tratamento, 134
      endoscópico, 136
      medicamentos, 134
    iatrogênicos, 152
    incidência, 126
    mais comuns, 129q
    momento da endoscopia, 131
    quadro clínico, 129
    situações específicas, 146
    impactação de bolo alimentar, 146
    ingestão, 147, 148, 151
      de baterias, 148
      de imãs, 151
      de moedas, 147
      objetos pontudos cortantes, 150
      e longos, 150
  retirada de, 134q
    métodos para, 134q
CIM (Câncer Intramucoso), 263
Clips, 243
  metálicos, 255f
    fechamento com, 255f
      da incisão da mucosa, 25f
CPA (Coagulação com Plasma de Argônio), 269, 271
  glândulas de Barrett após, 271f
CRE *(Controlled Radial Expansion)*, 9
  dilatador tipo, 9f
  balonado, 9f
Crioterapia, 278
  probe para, 279f

D

DAG (Displasia de Alto Grau), 259, 260f
  EB com, 275f
    ARF para, 275f
      etapas da, 275f
  plana, 280
    estratégias de tratamento, 280
DBG (Displasia de Baixo Grau), 259, 260f, 264, 277
  plana, 280
    estratégias de tratamento, 280
DES (Dissecção Endoscópica de Submucosa), 193-208, 259, 266, 279
  acessórios para, 201
  equipamentos para, 201
  espécime, 205
    preparo do, 205
    recuperação do, 205
  etapas da, 270f
  lesão ressecada por, 195f
    em monobloco, 195f
  ressecção com, 269
  resultados da, 207
    na neoplasia de esôfago, 207
      superficial, 207q
  técnicas de, 202

ÍNDICE REMISSIVO 289

Dilatação(ões)
  do EEI, 76f
    para tratamento da acalasia, 76f
      acessórios para, 76f
  endoscópica, 4
    das EEB, 4
  esofágicas, 7, 8
    aspectos técnicos das, 8
    preparo dos pacientes para, 7
  pneumática, 71-85
    com sistema de balão Rigiflex, 77q
      técnica para, 77q
    comparada com miotomia
      laparoscópica, 80, 83
      de Heller, 80, 83
    vs. cardiomiotomia laparoscópica, 71-85
    na acalasia da cárdia, 71-85
Dilatador(es)
  balonados, 6f, 9f, 11, 30
    técnicas de uso de, 11
    tipo CRE, 9f
    tratamento por, 30
      das EACs, 30
  mecânicos, 5f, 29
    tratamento por, 29
      das EACs, 29
  tipos de, 4
  tratamento, 12
    complicações do, 12
Dispositivo(s)
  endoscópico(s), 92, 110
    novos, 110
Dissecção
  do músculo, 253
  do EEI, 253
Distúrbio(s) Motor(es)
  do esôfago, 64
    botox nos, 64
      acalasia, 64
      EED, 66
      hipercontráteis, 67
Divertículo
  faringoesofagiano, 161-189
  de pulsão, 161-189
Diverticulotomia
  com aparelhos flexíveis, 185
    complicações da, 185
  de Zenker, 179q, 182f, 186f
    boa deglutição após, 186f

    com o uso de cap, 179q
    ou *overtube*, 179q
    tesoura hemostática SB na, 182f
      usada por Ramchadani *et al.*, 182f
  endoscópica, 176f
    figuras esquemáticas da, 176f
    visão após 30 dias, 185f
Divulsão
  das fibras musculares, 81f
    longitudinais, 81f
    do esôfago, 81f
DMSO (Dimetil-Sulfoxida), 92
Doença(s)
  benignas do esôfago, 49-58
    próteses nas, 49-58
      biodegradáveis, 54
      metálicas, 51
      plásticas, 52
  do esôfago, 61-68
    botox nas, 61-68
    nas DOF, 62
    nos distúrbios motores, 64
DOF (Disfagia Orofaríngea)
  botox nas, 62
  causas de, 62q
DRGE (Doença do Refluxo Gastroesofágico), 1, 67
  associado à eosinofilia acentuada, 36f
    com estenose anular distal, 36f
  tratamento endoscópico da, 89-119
    análise clínica das diferentes técnicas, 97
      discussão, 97
      gastroplicatura com NDO Plicator®, 107
      implante de prótese de hidrogel, 98
      indução de fibrose no EIE, 97
      injeção de substâncias no EIE, 100
      sutura endoluminar, 105
    contraindicações, 91
    indicações, 91
    novos dispositivos endoscópicos, 110
    revisão sistemática do, 117
    técnicas endoscópicas, 91
DZ (Divertículo de Zenker), 161-189
  cirurgia para, 170f
    aberta, 170f
    transcervical, 170f
  conduta atual, 182
  crescimento do, 163f

diagnóstico, 166
diverticulotomia, 185
  com aparelhos flexíveis, 185
    complicações da, 185
  fisiopatologia do, 165f
  no raio X, 166f, 167f
    contrastado, 167f
    simples, 166f
  pequeno, 63f
  primeiro desenho publicado, 162f
  sinais, 165
  sintomas, 165
  TC de, 167f
  tratamento, 169, 176, 188q
    cirúrgico, 169
      aberto, 169
      peroral, 169, 176
        com videoscópios flexíveis, 176
    overtube de Erasme para, 188q
  visão endoscópica do, 168f

E

EA (Estenose Actínica), 24
EAC (Estenose de Anastomoses Cirúrgicas)
  tratamento das, 29, 30, 31
    por dilatadores, 29, 30
      balonados, 30
      mecânicos, 29
    por estenotomia, 30
    por injeções intralesionais, 30
      de corticoide, 30
    por próteses esofágicas, 31
EB (Esôfago de Barrett)
  classificação para, 261f
    de Praga, 261f
  com DAG, 275f
    ARF para, 275f
      etapas da, 275f
  diferentes aspectos do, 262f
  lesões no, 260
    diagnóstico endoscópico das, 260
    tratamento endoscópico do, 259-280
      carcinoma submucoso, 265
        limitado, 265
      complicações, 259-280
      DBG, 264
      estratégia de, 279
        após erradicação completa, 280

        DAG plana, 280
        DBG plana, 280
        lesões nodulares neoplásicas, 279
        metaplasia intestinal, 280
      indicações, 259-280
        controversas, 264
        estabelecidas, 262
      métodos, 259-280
        ablativos, 271
        de ressecção, 266
        destrutivos, 271
      recomendações, 279
        após erradicação completa, 280
        DAG plana, 280
        DBG plana, 280
        lesões nodulares neoplásicas, 279
        metaplasia intestinal, 280
      resultados, 259-280
EBD (Epidermólise Bolhosa Distrófica), 38
ECMP (Eletrocoagulação Multipolar), 271
EDA (Endoscopia Digestiva Alta), 3
EEB (Estenoses Esofagianas Benignas)
  tratamento endoscópico das, 1-39
    avaliação pré-abordagem, 2
    da estenose cáustica, 21
    de estenoses refratárias, 13
      incisioterapia, 14
      injeções intralesionais, 13
      próteses esofágicas, 14
    dilatação endoscópica das, 4
    dilatações esofágicas, 7, 8
      aspectos técnicos das, 8
      preparo dos pacientes para, 7
    dilatador, 12
      complicações do, 12
    doenças bolhosas, 37
      tratamento da estenose por, 37
    EA, 24
    EAC, 29
    EEo, 31
      estenoses secundárias à, 31
    EP, 19
    membranas do esôfago cervical, 16
    passagem de fio-guia, 11
      em situações especiais, 11
    técnicas do uso, 11
      de dilatadores balonados, 11
    terapias endoscópicas, 25
      estenoses secundárias a, 25
    tipos de dilatadores, 4

EED (Espasmo Esofagiano Difuso)
   botox no, 66
EEI (Esfíncter Esofagiano Inferior), 64
   músculo do, 253
      dissecção do, 253
EEo (Esofagite Eosinofílica), 1
   em adulto, 34*f*
   estenoses secundárias à, 31
EES (Esfíncter Esofagiano Superior), 62, 164, 169
   relaxamento incompleto do, 63*f*
EGJ (Distensibilidade da Junção Esofagogástrica), 115
EIE (Esfíncter Inferior do Esôfago), 72
   balão posicionado no, 79*f*
   indução de fibrose no, 97
      técnica de, 97
   injeção de substâncias no, 100
      técnicas de, 100
   posicionamento no, 78*f*
      do balão Rigiflex, 78*f*
EMR (*Endoscopic Mucosal Resection*), 25
Endo *sponge*, 244
Endoscopia
   momento da, 131
   situações da, 131*q*
   utilização da, 131*q*
Enteryx®, 92
   injeção de, 102
EP (Estenose Péptica), 19, 20*f*
   associada à esofagite erosiva, 19*f*
   grau D, 19*f*
   refratária, 55*f*
Epidermólise
   bolhosa, 37f, 38
      com estenose tratada, 37*f*
         por dilatações balonadas, 37*f*
      estenose por, 38
         tratamento da, 38
Equipamento
   de inserção, 111*f*
Erradicação
   completa, 280
      estratégia após, 280
      de tratamento, 280
ESD (*Endoscopic Submucosal Dissection*), 25
   espéculo rígido para, 171*f*
   de Weerda, 171*f*
ESD® (Dispositivo de Sutura Endoscópica), 107

Esofagectomia
   na acalasia avançada, 84
Esofagite
   dissecante superficial, 37*f*
      pênfigo vulgar com, 37*f*
   erosiva, 35*f*
      grau A, 35*f*
         anel de Schatzki associado à, 35*f*
Esôfago
   botox nas doenças do, 61-68
      nas DOF, 62
      nos distúrbios motores, 64
         acalasia, 64
         EED, 66
         hipercontráteis, 67
   câncer precoce do, 193-208
      tratamento endoscópico do, 193-208
         DES, 193-208
         diagnóstico do CCE, 194
         incidência no Brasil, 194
         indicações, 198
         mucossectomia, 193-208
         neoplasia superficial de, 196
            classificação da, 196
            estadiamento da, 196
   CCE do, 193
   cervical, 16, 245
      lesões no, 245
      membranas do, 16
   conduta na perfuração do, 231-247
      causas de, 232*q*
      espontânea, 231-247
         diagnóstico, 234, 236
         etiologia, 232
         prognóstico, 234
         tratamento, 239
      iatrogênica, 231-247
         diagnóstico, 234, 236
         etiologia, 232
         prognóstico, 234
         tratamento, 239
      por CE, 234
      por cirurgia, 233
      pós-trauma, 234
   distal, 81f, 102f, 246
      divulsão das fibras musculares do, 81*f*
         longitudinais, 81*f*
      imagem endoscópica do, 102*f*
      lesões no, 246
   doenças benignas do, 49-58

próteses nas, 49-58
  biodegradáveis, 54
  metálicas, 51
  plásticas, 52
doenças malignas do, 211-226
  prótese(s) endoscópica(s) nas, 211-226
    características dos *stents*, 214
    diagnóstico, 212
    histórico, 212
    pontos importantes, 223
    seguimento do paciente após inserção da, 220
    técnica de inserção, 216
    tipos de *stents*, 214
    tratamento, 212
imagem endoscópica do, 195*f*
  após cromoscopia, 195*f*
    com lugol, 195*f*
torácico, 245
  lesões de, 245
Espéculo
  rígido, 171f, 173*f*
    de Weerda, 171f, 173*f*
      bom posicionamento do, 173*f*
      para ESD, 171*f*
Estenose(s), 26*f*
  anular, 36*f*
    distal, 36*f*
  cáustica, 21, 23*f*
    complexa, 23*f*
    tratamento da, 21
  de anastomose esofagogástrica, 33*f*
  diâmetro de, 11*f*
    pinça de biópsia para estimar o, 11*f*
  por doenças bolhosas, 37
    tratamento das, 37
      epidermólise bolhosa, 38
      pênfigo vulgar, 38
  refratárias, 13
    tratamento endoscópico de, 13
      incisioterapia, 14
      injeções intralesionais, 13
      próteses esofágicas, 14
  secundárias, 25
    a terapias endoscópicas, 25
  simples anular, 27*f*
    pós-LE, 27*f*
  tratada por dilatações balonadas, 37*f*
    epidermólise bolhosa com, 37*f*

Estenotomia
  tratamento por, 30
    das EACs, 30
ET (Escleroterapia), 1, 25

F

Fibra(s)
  musculares longitudinais, 81*f*
    do esôfago, 81*f*
      divulsão das, 81*f*
Fio-Guia
  de Savary-Gilliard, 76f, 78*f*
    posicionamento do, 78*f*
      no antro, 78*f*
  passagem de, 11
    em situações especiais, 11
Friederich Von Zenker, 162*f*

G

Gastroplicatura
  com NDO Plicator®, 107
Glândula(s)
  de Barrett, 271*f*
    após CPA, 271*f*

H

Heller
  miotomia laparoscópica de, 80, 83
Hérnia
  hiatal, 35*f*
    anel de Schatzki associado à, 35*f*
Hidrogel
  aplicação do, 99*f*
    sequência esquemática da, 99*f*
  prótese de, 98
    implante de, 98
    técnica de, 98
Histopatologia
  do músculo cricofaríngeo, 165

I

IBP (Inibidores de Bomba de Prótons), 2, 4, 89
Incisioterapia, 14
Injeção(ões)
  de polímero, 92, 93f, 102
    com formação de anel de retenção, 93*f*

aspecto final após, 94f
sequência radiológica da, 93f
Enteryx®, 92, 102
de substâncias, 100
no EIE, 100
técnica de, 100
intralesionais, 13, 30
de corticoides, 30
tratamento das EACs por, 30

J

JEG (Junção Esofagogástrica), 90
Junção
faringoesofagiana, 163f
anatomia da, 163f
triângulo de Killian, 163f

K

Killian
triângulo de, 163f

L

LE (Ligadura Elástica), 1, 25
Lesão(ões)
no EB, 260, 262
diagnóstico endoscópico das, 260
tratamento endoscópico de, 262
indicações de, 262
nodulares, 277, 279
neoplásicas, 279
estratégia de tratamento, 279

M

Manômetro, 76f
Membrana(s)
cervicais, 18f
abordagem de, 18f
uso do cão para, 18f
do esôfago cervical, 16
MI (Metaplasia Intestinal), 259, 278
estratégias de tratamento, 280
Miotomia
laparoscópica, 80, 82q, 83
de Heller, 80, 83
dilatação pneumática comparada a, 83

remissão dos sintomas após, 82q
realização da, 254f
MPM (Mucossectomia em *piecemeal*), 266
Mucossectomia, 193-208
complicações, 268
endoscópica, 198
princípios técnicos da, 198
método, 267
no esôfago, 200
resultados da, 200
para lesão, 268f
em EB, 268f
resultados, 268
Músculo
cricofaríngeo, 165f
histopatologia do, 165
MUSE™
procedimento, 112-114f
passo a passo do, 112-114f
imagens endoscópicas do, 112-114f

N

NDO Plicator® (Dispositivo Endoscópico de Plicadura), 92, 94f
em retroflexão, 96f
gastroplicatura com, 107
Neoplasia
de esôfago, 196
superficial, 196
classificação da, 196
estadiamento da, 196
esofagiana, 198
superficial, 198
tratamento endoscópico de, 198

O

OTW *(Over-The-Wire)*, 6

P

PDT *(Photo Dynamic Therapy)*, 25
Pênfigo
vulgar, 37f, 38
com esofagite dissecante, 37f
superficial, 37f
estenose por, 38
tratamento da, 38
Plicatura

disparo da, 116*f*
  fechamento para, 116*f*
  posicionamento para, 116*f*
  endoscópica, 94*f*
    técnica de, 94*f*
      esquema da aplicação da, 94*f*
PMMA (Polimetilmetacrilato), 100
Pneumomediastino
  após laceração esofagiana, 155*f*
    na retirada de bolo alimentar, 155*f*
      impactado, 155*f*
POEM (*Peroral Endoscopic Miotomy*/Miotomia Endoscópica Peroral), 64, 84, 249-256
  esofagia após, 256*f*
  indicações, 250
  instrumental, 251
  pós-operatório, 255
  preparo do paciente, 251
  resultados, 255
  técnica, 252
    dissecção do músculo, 253
      do EEI, 253
    túnel submucoso, 252, 254
      criação do, 252
      fechamento do, 254
Polímero
  injeção de, 92, 93f, 102
    com formação de anel de retenção, 93*f*
      aspecto final após, 94*f*
      sequência radiológica da, 93*f*
    Enteryx®, 92, 102
Praga
  classificação de, 261*f*
    para EB, 261*f*
Probe
  para crioterapia, 279*f*
Prótese(s)
  autoexpansível, 56f, 241
    biodegradável, 56*f*
      PLLA-Stent, 56*f*
  com sementes radioativas, 225
  de hidrogel, 98
    implante de, 98
    técnica de, 98
  descobertas, 223
    versus recobertas, 223
  em neoadjuvância, 224
  esofágicas, 14, 31
    tratamento por, 31
      das EACs, 31

inserção da, 216, 220
  seguimento do paciente após, 220
    complicações, 221
    sucesso, 220
  técnica de, 216
    controle pós-liberação, 220
    dilatação tumoral, 218
    escolha da prótese, 220
    estudar o tumor, 216
    liberação da prótese, 220
    marcação das extremidades do tumor, 219
    passagem do fio-guia, 217
mecanismos antimigração, 225
na cárdia, 223
nas doenças benignas do esôfago, 49-58
  biodegradáveis, 54, 55*f*
    autoexpansível de polydioxanone, 54*f*
    características das, 54
  metálicas, 51
    parcialmente recobertas, 51
    totalmente recobertas, 51, 52*q*
    totalmente revestidas, 52*f*
  plásticas, 52
    autoexpansível, 52f, 53*f*
    expansível, 53*q*
no esôfago, 223
  cervical, 223
  distal, 223
  pós-QT, 224
  pós-RT, 224
  tipos de, 215*f*
Psi (*Pound Force per Square Inch*–Libra por Polegada Quadrada), 6
Pulsão
  divertículo de, 161-189
    faringoesofagiano, 161-189

Q

QT (Quimioterapia)
  próteses após, 224
QVSRDRGE (Qualidade de Vida e Saúde Relacionada com a DRGE), 104

R

RCD (Remissão Completa da Displasia), 274

RCMI (Remissão Completa da Metaplasia Intestinal), 274
Ressecção
  métodos de, 266
    mucosectomia, 267
RGE (Refluxo Gastroesofágico), 90
Rigiflex
  balão, 76f, 77q, 78*f*
    dilatação pneumática com sistema de, 77q
    técnica para, 77q
    posicionamento do, 78*f*
      no EEI, 78*f*
RT (Radioterapia), 24
  próteses após, 224
RTEIE (Relaxamento Transitório do Esfíncter Inferior do Esôfago), 89

S

Savary-Gilliard
  fio-guia de, 76f, 78*f*
    posicionamento do, 78*f*
      no antro, 78*f*
Schatzki
  anel de, 35*f*
    associado à hérnia hiatal, 35*f*
    e à esofagite erosiva grau A, 35*f*
SEMS *(Self-Expanding-Metalic-Stents)*, 16, 221f, 242*f*
  após liberação, 222*f*
  versus SEPS, 223
SEPS (Prótese Autoexpansiva Plástica) Polyflex, 53*f*
SEPS *(Self-Expandable Plastic Stents)*, 242q
  SEMS *versus*, 223
Septo
  exposição do, 184*f*
    com *overtube*, 184*f*
  secção do, 180f, 181*f*
    aparelho harmonic scalpel para, 180*f*
    hook knife para, 181*f*
      usada por Repici, 181*f*
    needleknife com ponta em L para, 180*f*
      com eletrocautério monopolar, 180*f*
Septotomia
  endoscópica, 176*f*
    figuras esquemáticas da, 176*f*
SPV (Síndrome de Plummer-Vinson), 17

Stretta®
  radiofrequência, 92
  liberação da, 92*f*
Sutura
  endoluminar, 105
  técnicas de, 105

T

TEC (Transição Escamocolunar), 21
TEG (Transição Esofagogástrica), 252
  visão ao nível da, 254*f*
    do túnel submucoso, 254*f*
TFD (Terapia Fotodinâmica), 271, 272
TIF (Fundoplicatura Transoral sem Incisão), 115
TLESRs (Relaxamento Transitório do Esfíncter Inferior do Esôfago), 115
Triângulo
  de Killian, 163*f*
TTS *(Trough-The-Scope)*, 6
Túnel
  submucoso, 252, 253f, 254
    criação do, 252, 253*f*
    fechamento do, 254
  visão do, 254*f*
    ao nível da TEG, 254*f*

U

USE (Endoscopia com Ultrassom), 265, 279

V

VFD (Estudo Videofluoroscópico da Deglutição), 62
Videoscópio(s)
  flexíveis, 176
    tratamento peroral com 176
      do DZ, 176

W

Weerda
  espéculo rígido de, 171f, 173*f*
    bom posicionamento do, 173*f*
    para ESD, 171*f*